Springer
Berlin
Heidelberg
New York
Barcelona
Budapest
Hongkong
London
Mailand
Paris
Santa Clara
Singapur
Tokio

Lothar Kinzl   Florian Gebhard

Trauma-Taschenbuch

Mit Beiträgen von
K. H. Orend, R. De Petriconi und L. Staib

Unter Mitarbeit von:
G. Bauer, I. Hoellen, M. Schulte, W. Strecker, G. Hehl,
G. Suger und H. Wiedeck

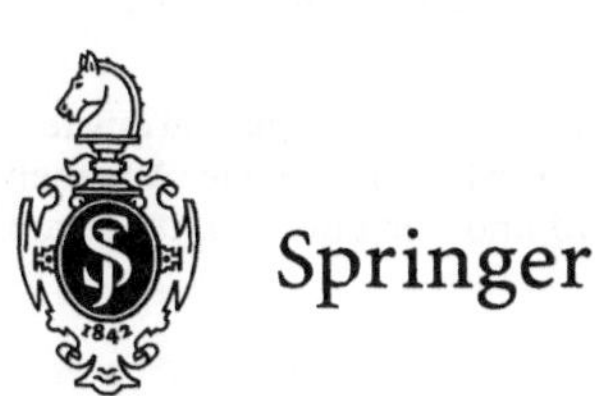 Springer

Professor Dr. LOTHAR KINZL
Dr. FLORIAN GEBHARD
Universität Ulm, Chirurgische Universitätsklinik
und Poliklinik, Abt. für Unfallchirurgie, Hand-,
Plastische- und Wiederherstellungschirurgie
Steinhövelstr. 9, D-89075 Ulm

Die Deutsche Bibliothek – CIP-Einheitsaufnahme

Kinzl, Lothar:
Trauma-Taschenbuch / Lothar Kinzl ; Florian Gebhard. Mit
Beitr. von K. H. Orend ... Unter Mitarb. von: G. Bauer ... –
Berlin ; Heidelberg ; New York ; Barcelona ; Budapest ;
Hongkong ; London ; Mailand ; Paris ; Santa Clara ; Singapur ;
Tokio : Springer, 1996
  ISBN 3-540-61001-4
NE: Gebhard, Florian:

ISBN-13:978-3-540-61001-4   e-ISBN-13:978-3-642-60400-3
DOI:10.1007/978-3-642-60400-3
ISBN 978-3-540-61001-4 Springer-Verlag Berlin Heidelberg New York

Herstellung: PRO EDIT GmbH, D-69126 Heidelberg
Satz: Mitterweger Werksatz GmbH, D-68723 Plankstadt

SPIN: 10502127   24/3135-5 4 3 2 1 0 – Gedruckt auf säurefreiem Papier

Vorwort

Das Trauma-Taschenbuch ist eine Gemeinschaftsarbeit oberärztlicher Mitarbeiter der Ulmer Chirurgischen Universitätsklinik und soll Studierenden wie Assistenten in Weiterbildung alltagstauglicher Leitfaden für eine umfassende Verletztenversorgung sein.

Die direkt umsetzbaren Informationsinhalte wurden bewußt schlagwortartig formuliert und lassen sich aufgrund der textlichen Strukturierung unverzüglich abrufen.

Dabei erschien es uns sinnvoll, eine Gliederung vorzunehmen, die sich konzentriert einmal auf allgemeine Aspekte der Traumatisiertenversorgung sowie in einem zweiten Teil mit der Therapie spezieller Organverletzungen beschäftigt.

Die Möglichkeit zur Wissenserweiterung ist dem Leser unter Nutzung der aktuellen Literaturangaben jederzeit gegeben. Den Anforderungen des GSG wurde Rechnung getragen durch Aufnahme der wichtigsten ICD 9 Schlüssel.

Unser Dank gilt dem Springer-Verlag für die zügige Umsetzung unserer Textvorlagen sowie insbesondere meiner Chefsekretärin, Frau Talpa, ohne deren aufopfernde Schreibarbeit die Fertigstellung dieses Taschenbuches nicht möglich gewesen wäre.

Ulm, im September 1996

L. Kinzl
F. Gebhard

Inhaltsverzeichnis

**DIAGNOSTISCHE UND
THERAPEUTISCHE NOTFALLMASSNAHMEN**

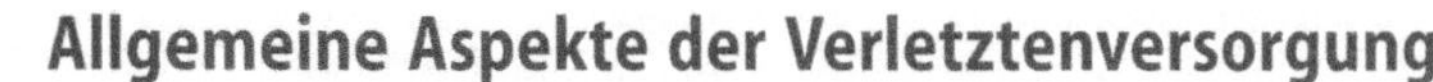

Allgemeine Aspekte der Verletztenversorgung

1. Epidemiologie

Häufigkeit

Unfallverletzungen stellen ein gravierendes gesundheitspolitisches Problem dar. In unserem Lande verunfallen jährlich ca. 50.000 Menschen tödlich. Ein Drittel der Bevölkerung erleidet Verletzungen. 1995 wurden bei 440.000 Verkehrsunfällen in Deutschland 433 000 Menschen verletzt, 8 000 verstarben an den Unfallfolgen.

Das Durchschnittsalter der tödlich Verletzten beträgt 34,4 Jahre, was einen Verlust von 1,3 Mill. Lebensjahren pro Jahr bedeutet. So belastet beispielsweise ein an einer Kopfverletzung Verstorbener den Sozialstaat mit 9,3 Mill. DM. (Behandlungskosten/Produktionsausfall)

Kosten

35–40 % der chirurgischen Betten in Deutschland werden durch Unfallpatienten belegt. Die mittlere Dauer der Intensivpflege Polytraumatisierter beträgt 10,1 Tage. Nach Berechnungen der gesetzlichen Unfallversicherung beträgt der Gesamtaufwand pro Jahr für Unfallverletzte **18 Mrd. DM.**

Obwohl Polytraumatisierte weniger als 11 % aller Verletzten ausmachen, verursachen sie mehr als 1/3 der Gesamtkosten.

Verteilung der Unfallverletzten in der Bevölkerung

Männer sind 2 1/2mal häufiger betroffen als Frauen.

An erster Stelle stehen Verkehrsunfälle, gefolgt von Arbeits- und Freizeitunfällen.

Bei mehr als 1/5 aller Unfallverletzten spielt übermäßiger Alkohol- oder Drogengenuß eine auslösende Rolle.

Literatur

Moore, E. E., K. L. Mattox, D. V. Feliciano: Trauma. Appleton & Lange, Norwalk 1991.

2. Rettungssysteme

Entwicklung

Seit Anfang der 70er Jahre kontinierliche flächendeckende Versorgung unseres Landes mit leistungsfähigen Rettungsmitteln.

Rettungskette

- Meldewesen, NAW, Luftrettung
- Präklinische Versorgung (Notarzt, Rettungssanitäter)
- Sichtung und Verteilung
- Klinische Versorgung (Trauma-Zentren)
- Rehabilitation

Verletzungen mit Todesfolge

Innerhalb von **Minuten** sterben Patienten mit schweren Verletzungen an Herz, Aorta und dem Hirnstamm. Nur in geringer Anzahl gelingt es durch medizinische Maßnahmen ein Überleben zu erreichen.

Während der ersten beiden **Stunden** sind Massenblutungen an den parenchymatösen Organen oder subdurale Blutungen häufigste Ursache für das Ableben der Verletzten. Durch chirurgische Soforteingriffe kann einer Vielzahl dieser Patienten geholfen werden.

Der 3. Letalitätsgipfel findet sich 2–3 **Wochen** nach dem Unfallereignis und wird durch Sepsis und Multiorganversagen charakterisiert. Diese Patientengruppe profitiert von den Möglichkeiten und Erfahrungen spezieller Traumazentren.

Infrastruktur

In der Bundesrepublik Deutschland besteht ein flächendeckendes Rettungssystem aus boden-, luft- und wassergebundenen Rettungsmitteln.

Ein bundesweites Alarmierungssystem kann von jedem Bürger aktiviert werden. Die Notfallmeldung läuft bei Rettungsleitstellen ein, die durch qualifiziertes Fachpersonal und Meldebildkataloge eine Alarmierung des geeigneten Rettungsmittels veranlassen.

Die stationäre Versorgung von Unfallverletzten erfolgt in Krankenhäusern mit unterschiedlichen Leistungsspektren.

Ihnen allen obliegt eine generelle primäre Versorgungspflicht!

Die Entscheidung über das primär vom Rettungsteam ausgewählte Krankenhaus unterliegt sowohl dem Kriterium der schnellstmöglichen Erreichbarkeit, als auch dem der dort zu erwartenden diagnostischen und therapeutischen Möglichkeiten.

Eignungskriterien für ein Krankenhaus zur Behandlung von Unfallverletzten

- 24-Stunden-Dienst für Chirurgie,
- Anaesthesie, Radiologie
- Labor incl. „Blutkonservendienst".
- Leitung der Unfallversorgung durch einen unfallchirurgisch qualifizierten Chirurgen.
- Teilnahme am Rettungsdienst.

Maximalversorgung

Unfallchirurgische Abteilung einer Universitätsklinik mit entsprechender Qualifikation in Krankenversorgung, Forschung, Lehre, Aus- und Weiterbildung oder selbständige Abteilung für Unfall- und Wiederherstellungschirurgie an einem Maximalversorgungskrankenhaus mit den Möglichkeiten zur hochspezialisierten Gesamtversorgung mit

- interdisziplinärem 24Stunden-Dienst von Fachärzten,
- Zentrale Notaufnahme mit Schockraum,
- Not-OPs,
- Intensivstation,
- Unfallchirurgische Leitung der Unfallversorgung und Mitbeteiligung an der präklinischen Unfallrettung.

Schwerpunktversorgung

Schwerpunktkrankenhäuser mit entsprechender Qualifikation in Krankenversorgung, Aus- und Weiterbildung.

- Selbständige Abteilung für Unfallchirugie.
- Schwerpunktversorgung mit interdisziplinärem 24-Stunden Bereitschaftsdienst.
- Zentrale Notaufnahme mit Schockraum,
- Not-OPs,
- Intensivstation.

Grund- und Regelversorgung

Als Voraussetzung gelten die Erfordernisse zur Erlangung der § 6 Zulassung (Berufsgenossenschaften) zur Behandlung Schwer-Unfallverletzter. Auch an nicht strukturierten chirurgischen Abteilungen Notwendigkeit einer ausgewiesenen Leitungsposition für Unfallchirurgie.

Die **Unfallnachsorge** und die Betreuung von Patienten mit Erkrankungen des Stütz- und Bewegungsapparates beinhaltet

- die stationäre und ambulante Nachbetreuung (in Ambulanzen, ambulanten Reha-Zentren, Poliklinik und Praxen niedergelassener Unfallchirurgen),
- die Anschlußheilbehandlung in Rehabilitationskliniken,
- das überwachte BG-Heilverfahren sowie
- die fachbezogene Begutachtung.

Notaufnahme (Schockraumbehandlung)

Zur Erstellung und Sicherung einer gleichmäßigen Qualität der Erstbehandlung von Unfallverletzten ist zu fordern eine Mindestausstattung und ein Mindestmaß an organisatorischen Voraussetzungen, abgestuft entsprechend des vorgegebenen Leistungsspektrums.

Zu berücksichtigen sind:

- Zentrale Notaufnahme mit 24 Stunden-Aufnahmebereitschaft für Unfallpatienten, d.h.
  t

- Schock-Trauma-Team mit definierter Hierarchie, Mindestanzahl des beteiligten Personals und Ausbildungsniveaus.
- Kooperationspläne mit diversen medizinischen Spezialabteilungen.
- Kooperationspläne und -nachweis mit auswärtigen Spezialisten.
- Systematische und Algorythmen-unterstützte Versorgung von Unfallverletzten, d.h. verbindliche Stufenversorgung.
- Einheitliche Nomenklatur (Reanimationsphase, etc.).
- Definition des „stabilen" zur Diagnostik/OP-fähigen Patienten
- Training (Kamera, Zeitablauf, Monitor)
- Dokumentation incl. präklinischer Erstversorgung.

Literatur

American College of Surgeons: Hospital and prehospital resources for optimal care of the injured patient. Bulletin WHO 10 (1986) 29.

Muhr, G., M. Kayser: Mehrfachverletzungen – Rettungssysteme, Bergung und Erstversorgung. Chirurg 58 (1987) 625.

3. Verletzungsmechanismen

Definition

Eine Verletzung ist charakterisiert durch Desintegration der Gewebsstruktur und Störung des physiologischen Gleichgewichtes.

Ursache hierfür ist die Umsetzung einer von außen einwirkenden physikalischen bzw. chemischen Energie.

Unfallmechanismus.
Der Unfallmechanismus läßt sich charakterisieren sowohl durch die verursachenden Kräfte, als auch durch deren Wirkung auf den Organismus.

Das Verständnis des Unfallmechanismus und die Kenntnis der organspezifischen Verletzungsfolgen ermöglicht eine prognostische Abschätzung des weiteren Verlaufes.

Beeinflussende Faktoren sind **Alter** und **Allgemeinzustand** des Patienten, Vorerkrankungen sowie die für jeden Verletzten **genetisch determinierte** Immun- bzw. Abwehrlage.

Stumpfes Trauma

Allgemein
Die stumpfe Verletzung wird verursacht durch eine Kombination von physikalischen Kräften einschließlich Beschleunigung, Deceleration, Scherkräften, Quetschung und Kompression.

Das stumpfe Trauma ist oft in seinen Folgen gravierender, u.U. sogar vital gefährdender als perforierende Verletzungen.

In der Regel wird die Kontusionsverletzung (*Trauma load!*) primär in ihrer Bedeutung für den betroffenen Verunfallten von unerfahrenen Untersuchern unterschätzt.

Mechanismus
Stumpfe Gewalteinwirkungen treten gehäuft auf bei Straßenverkehrsverletzungen, wobei Milz, Leber, Lunge und Haut die zumeist betroffenen Organe darstellen. Durch Decelerationsverletzungen (Verzögerungstrauma) bei Sturz aus großer Höhe oder Zusammenstößen mit Geschwindigkeiten über 50 km/h ereignen sich die häufigsten Schädigungen am Aortenbogen, dem retroperitoneal gelegenen Duodenum, dem Herzen sowie der Mesenterialwurzel.

Das *Verletzungsrisiko* steigt bei aus Fahrzeugen geschleuderten Insassen um 300 %, die Mortalität erhöhte sich bis um 50 %.

Motorradfahrer weisen ein extremes Verletzungsrisiko auf, da das Motorrad, im Gegensatz zum Auto, keine schützende Energieaufnahme bei einem Unfall gewährleistet.

Motorradhelme senken die Anzahl der tödlichen Kopfverletzungen um mehr als 40 %.

Als Fußgänger verletzt werden überwiegend Kinder, alte Menschen sowie Intoxikierte (Alkohol, Drogen).

Alte Patienten haben im Vergleich zu jüngeren bei gleichem Verletzungsmuster eine höhere Morbidität und Mortalität, verursacht durch eingeschränkte Organreserven, altersspezifische Umbauvorgänge (z.B. Osteoporose) sowie internistische Begleiterkrankungen.

Absturzverletzungen betreffen die Wirbelsäule sowie die unteren Extremitäten mit entsprechenden Frakturen (typische Verletzungskette: Wirbelfraktur am thorakolumbalen Übergang/Oberschenkel-/Tibiakopf-/Calcaneusfraktur).

Perforierende Verletzungen

Allgemein
Eine Perforationsverletzung entsteht in Folge kontinuierlicher Energieabgabe eines mehr oder weniger scharfkantigen Gegenstandes beim Gewebsdurchtritt.

Perforationsverletzungen sind meist leicht erkennbar, nicht immer aber sofort in ihren Konsequenzen überschaubar.

Betroffen sind neben der Haut, Darm, Leber, Nerven und Gefäße sowie der Thorax.

Mechanismus

Stich- und Schußverletzungen sind die häufigsten Ursachen und oft Ausdruck krimineller Handlungen.

Bei der *Schußverletzung* handelt es sich in der Regel um Verletzungen durch Geschosse mit niedrigen Mündungsgeschwindigkeiten (low velocity missiles < 300 m/sec.). Sie verursachen geringere Gewebsschädigungen als militärische Hochgeschwindigkeitsgeschosse, die durch großvolumige Ausschußmarken erkennbar sind (Abb. S. 477)

Stichverletzungen entstehen durch Messer, Glas, Schraubenzieher oder andere spitze Gegenstände.

Die jeweiligen Verletzungsfolgen können durch die Lokalisation der Einstichstelle meist abgeschätzt bzw. müssen durch operative Intervention abgeklärt werden.

Sonderformen

Explosionsverletzungen

Sie entstehen durch Entzündung explosiver Stoffe, die sich innerhalb von Sekunden in Gasvolumina umsetzen.

Diese *Kombinationsverletzungen* werden durch verschiedene Mechanismen ausgelöst. So können beispielsweise stabile Bruchstücke nach der Explosion wie Hochgeschwindigkeitsgeschosse reagieren und zu penetrierenden/perforierenden Wunden führen. Die Druckwelle schädigt Lungenparenchym (*blast injury*) und Trommelfelle.

Je näher sich der betroffene Verletzte am Explosionsherd befindet, desto ausgeprägter werden thermische Schädigungen sein, vereinzelt kann es sogar zum Aufriß der Körperhöhlen (z.B. Eventeration) oder traumatischen Amputationen ganzer Skelettabschnitte kommen.

Thermisches Trauma

Es umfaßt Verbrennung, Verbrühung, Verätzung durch chemische Agenzien, elektrische Energie und Erfrierungen.

Häufig erleiden Patienten mit thermischen Traumen mechanische Begleitverletzungen.

Literatur

Moore, E.E., K. L. Mattox, D. V. Feliciano: Trauma. Appleton & Langer, Norwalk 1991.

4. Trauma Scores

Allgemein

Ein Trauma-Score ermöglicht die vergleichende Einschätzung der Schwere von Einzel- bzw. Gesamtverletzungen und läßt bedingte Rückschlüsse auf die Prognose des Heilungsverlaufes zu.

Derzeit existieren unterschiedliche Trauma-Scores.

Die gebräuchlichsten Systeme evaluieren physiologische Parameter, welche rasch zugängig und ohne wesentliche technische Hilfsmaßnahmen anwendbar sind.

Von klinischer Bedeutung sind:

Glasgow-Coma-Scale (GCS)
zur Einschätzung der Bewußtseinslage sowie als generelle Orientierung zum Verletzungsschweregrad des zentralen Nervensystems.

Der Gesamtscore wird ermittelt, indem die höchsten Punktzahlen aus den einzelnen Bewertungsgruppen addiert werden (Tabelle S. 14)

- Augenmotorik 1–4 Punkte
- verbale Antwort 1–5 Punkte
- motorische Reaktion 1–6 Punkte

Kriterium		Punkte
Augenöffnen	spontan	4
	auf Anruf	3
	auf Schmerz	2
	keine Reaktion	1
Antwort	orientiert	5
	konfus	4
	unverständliche Worte	3
	Stöhnen	2
	keine Reaktion	1
Motorische Reaktion	befolgt Aufforderung	6
	lokalisiert Schmerz	5
	Wegziehen auf Schmerz	4
	Beugen auf Schmerz	3
	Strecken auf Schmerz	2
	keine Reaktion	1

Der Glasgow Coma Scale (GCS) beschreibt nicht den Neurostatus, sondern gibt die Bewußtseinslage wieder. Ein Patient mit einem GCS < 9 ist bewußtlos.

15–13 Punkte normal
10–13 Punkte gestörte Funktion
< 10 Punkte Intubationsnotwendigkeit

Revised Trauma Score (RTS)
Außer dem GCS werden berücksichtigt die kardiovaskuläre sowie respiratorische Situation.

Der Gesamtscore wird ermittelt durch Addition der Einzelwerte (Tabelle S. 15)
- Atmung 0–4 Punkte
- Blutdruck 0–4 Punkte
- Glasgow-Coma-Scale (Umrechnungstabelle) 0–4 Punkte

Revised Trauma Score (RTS)
Basiert auf dem GCS, dem systolischen Blutdruck und der Atemfrequenz

Kriterium		Punkte
Atemfrequenz (Atemzüge pro Minute)	10–29	4
	>29	3
	1–5	1
	6–9	2
	0	0
Systolischer Blutdruck	>89	4
	76–89	3
	50–75	2
	<50	1
	0	0
GCS Umrechnung	13–15	4
	9–12	3
	6–8	2
	4–5	1

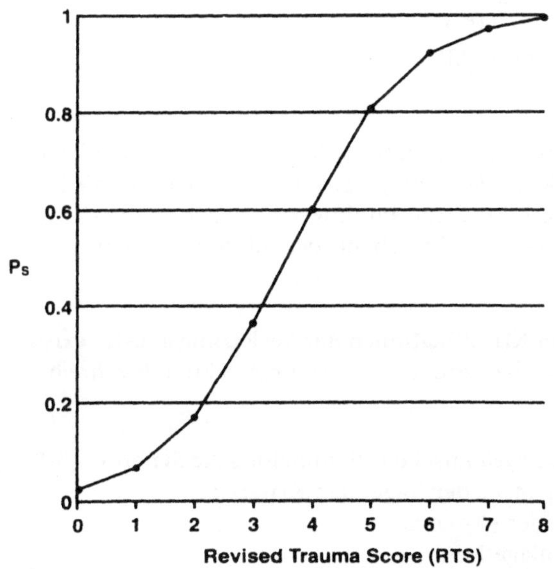

Zuordnung RTS-Wert und Überlebenswahrscheinlichkeit (Ps)

Der Abbreviated Injury Scale (AIS) ist ein Score-System, das auf der Summation der Einzelverletzungsscores beruht.

In jeder Verletzungsgruppe wird eine numerische Schwereklassifikation von 1–6 vorgenommen.

Da der AIS eine Schweregradeinteilung der einzelnen Organsysteme vorsieht, ist ein zusammenfassender Score erforderlich.

Hierzu wurde der **Injury Severity Score (ISS)** inauguriert.

Der ISS schätzt die Gesamtverletzung auf der Basis des AIS ein.

Der ISS wird folgendermaßen berechnet:

Jeder Patient mit einem AIS-Wert von 6 hat einen ISS-Wert von 75. Die ISS-Werte von Patienten mit Einzel-AIS-Werten unter 6 werden ermittelt, indem die drei höchsten AIS-Scores für verschiedene Verletzungsregionen quadriert und addiert werden.

Beispiel:

- Abdomen: Milzruptur: AIS 2
- Thorax: Rippenfrakturen: AIS 2
- Extremitäten: Femurfraktur: AIS 3
- Gesamt-ISS: $2^2 + 2^2 + 3^3 = 17$

Der Polytrauma-Schlüssel (PTS, MHH 1989) ist ein fast ausschließlich nur in Europa gebräuchlicher Verletzungsschlüssel, der den verschiedenen Verletzungsregionen unterschiedliche Punktwerte zuordnet. Die Gesamtzahl des Polytraumaschlüssels ergibt sich aus der Addition der Einzelwerte (Tabelle S. 17).

Neben den deskriptiven Klassifikationen der Verletzungsmuster existieren Verlaufsscores, welche die systemischen Traumareaktion beschreiben.

SIRS
So wird beispielsweise das Systemische Inflammatorische Syndrom (SIRS) definiert durch zwei oder mehr der folgenden Kriterien:
- Temperatur $> 38,8$ C oder $< 36,0$ C
- Herzfrequenz > 90 Schläge/Min.
- Atemfrequenz > 20 Atemzüge/Min. sowie
- $PaCO_2 < 32$ mmHg
- Leukozytose $> 12\,000/mm^3$ oder Leukopenie < 4000 mm^3
- $> 10\%$ juvenile Granulozyten.

Polytraumaschlüssel 1989

SHT 1°	2
SHT 2°	4
SHT 3°	12
Mittelgesichtsfraktur	1
Schwere Mittelgesichtsfraktur	2

Abdomen

Milzruptur	5
Leberruptur	8
Ausgedehnte Leberruptur	10
Pankreasverletzung	8
Magen-, Darm-, Nieren-	5
Mesenterialverletzung	

Extremitäten

Oberschenkeltrümmerfraktur	8
Hüftluxationsfraktur	6
Oberschenkelfraktur	6
Oberarm, Schulter	4
Unterschenkelfraktur	2
Patella-, OSG-Fraktur,	1
Kniebandruptur, Unterarm- und	
Ellenbogenfraktur	1
Gefäßverletzung	
Oberschenkel	5
Oberarm	4
Unterschenkel, Unterarm	2
2° und 3° offene Fraktur	3
Weichteilverletzung	1

p_aO_2/F_iO_2

< 50	22
50–99	12
100–149	8
150–199	5
200–249	3
250–299	2
300–349	1
≥ 350	0

Thorax

Sternum, Rippenfrakturen (1–3)	1
Rippenserienfraktur	4
Rippenserienfraktur bds.	10
Pneumothorax	2
Hämatothorax	1
Lungenkontusion	3
Lungenkontusion bds.	5
Aortenruptur	16

Becken

Beckenfraktur (einfach)	2
Beckenfraktur (kombiniert)	5
Urogenitalverletzung	12
Wirbelfraktur	2
Querschnittslähmung	8

Alter

≤ 10 Jahre	0
10–19 Jahre	0
20–29 Jahre	0
30–39 Jahre	0
40–49 Jahre	1
50–54 Jahre	1
55–59 Jahre	2
60–64 Jahre	3
65–69 Jahre	5
70–74 Jahre	8
≥ 75 Jahre	17

Base Excess

≥ –16	26
– 14 bis – 15,9	20
– 12 bis – 13,9	14
– 10 bis – 11,9	9
– 8 bis – 9,9	5
– 6 bis – 7,9	3
– 4 bis – 5,9	1
≤ – 3,9	0

Goris/Apache I/II
Für die nach der Akutphase erforderliche **Verlaufsbeobachtung** der Organfunktion haben sich der Goris- und Apache I und II-Score bewährt.
Wegen ihres Umfanges und der erforderlichen Parameter sind sie im Rahmen einer primären Einschätzung von Verletzungsmustern nicht praktikabel.

Literatur

Oestern, H. J., K. Kabus: Vergleich verschiedener Traumascoresysteme. Eine Übersicht. Unfallchirurg 97 (1994) 177.
Oestern, H. J., H. Tscherne, J. Sturm, M. Nehrlich: Klassifizierung der Verletzungsschwere. Unfallchirurg 88 (1985) 465.
Sturm, J.A., F. R. Lewis Jr., O. Trentz, H. J. Oestern, G. Hempelmann, H. Tscherne: Cardiopulmonary Parameters and Prognosis after Severe Multiple Trauma. J. Trauma 19 (1979) 305.

Notizen

Initialbehandlung nach Mehrfachverletzung (Polytrauma)

1. Präklinische Phase

Allgemein

Bestehen Zeichen der *Lebensbedrohung*, so haben die Maßnahmen des ABC
- A (Atemwege)
- B (Beatmung)
- C (Circulation)
der Verletztenversorgung Priorität!

Atemwege
- Lebenrettende Maßnahmen nie ohne Einschätzung der Gesamtsituation (*Gefahren für den Retter!*)
  Nach Anruf, Schütteln, Palpation, evtl. Auskultation vergewissert man sich über Bewußtseinszustand, Atmung und Kreislauffunktion des Verletzten.
- Bei Verdacht auf *HWS-Verletzung* Lageveränderungen vermeiden, ggf. unter bimanueller, sanfter Extension bzw. Schienung in Zervikalstütze lagern.
- Freilegung und Freihaltung der *Atemwege* sind oft schon durch Ausräumung des Mundes bzw. die Anwendung einfacher Handgriffe (Esmarch) sowie eine stabile Seitenlagerung (Cave Begleitverletzungen!) erreichbar.

- Die endotracheale *Intubation* wird zwingend bei Apnoe, respiratorischer Insuffizienz, sowie Patienten mit ausgeprägtem neurologischem Defizit (z.B. hohes Querschnittsyndrom).
  Bei Schädelhirnverletzungen ermöglicht die moderate Hyperventilation eine $PaCO_2$-Absenkung bzw. intrakraniellen Druckabbau.
- *Notfallintubation*
  Vor jeder Intubation venöser Zugang!
  Zuerst prüfen ob Atemwege frei sind.
  Medikamente:
  Opiate
  Fentanyl 0.1 mg
  Hypnotika (alternativ)
  Ketamin 0,5–2 mg/kg KG
  Etomidate 0,2–0,3 mg/kg KG
  Thiopental 3–5 mg/kg
  Muskelrelaxans (cave!)
  Succinylcholin 1.5 mg/kg
  Nach jeder Intubation beidseitig Auskultation!

Beatmung

Beatmung ist einzuleiten, wenn weder Atembewegungen beobachtet, Atemgeräusche gehört bzw. Expirationsluft verspürt wird.

- Akute *respiratorische Insuffizienz* besteht bei
  Tachypnoe über 40/Min.,
  Erschöpfung des Patienten,
  PaO_2 trotz O_2-Zufuhr unter 60 mmHg (altersabhängig),
  $PaCO_2$ über 50 mmHg,
  zunehmender Bewußtseinseintrübung sowie
  einem Glasgow-Coma-Scale von weniger als 9.
- Bei *Obstruktion* der oberen Luftwege, verursacht beispielsweise durch direkte Verletzungen oder Verbrennungen, kann notfallmäßig die Tracheotomie erforderlich werden.
- Alle hämodynamisch instabilen Patienten mit direktem *Thoraxtrauma* und unilateral aufgehobenem Atemgeräusch erhalten auf dieser Thoraxseite eine Thoraxdrainage!
- Bei kreislaufstabilen Thoraxverletzten wird erst anhand einer Röntgen-Thoraxübersicht über die Notwendigkeit (Pneumo-Hämatothorax) einer Drainage entschieden.

Circulation

- Ein ausreichendes zirkulierendes Blutvolumen als dritte Voraussetzung für eine suffiziente Gewebsoxygenation ist durch Volumensubstitution und/oder kardiopulmonale Reanimation anzustreben.
- *Herzstillstand* wird diagnostiziert aufgrund des fehlenden Carotispulses. Monitoring (EKG)

> Der pulslose Patient schreit nach kardiopulmonaler Reanimation (CPR)!

Technik

- Patient muß in Rückenlage auf einer harten Unterlage liegen
- Präcordialer Faustschlag
- Freimachen der Atemwege
- So verfügbarer Defibrilation (bis 2/3 aller Kreislaufstillstände durch Kammerflimmern verursacht!)
- Mund-zu-Mund- oder Maskenbeatmung
- Intubation,
- externe Herzmassage wenn kein effektiver Puls besteht.
  Bei der *Ein-Mann-CPR* erfolgen auf zwei Atemstöße 15 Thoraxmassagen,
  bei der *Zwei-Mann-Reanimation* beträgt das Verhältnis Beatmung/ Herzmassage 1:5 (optimale Zirkulation bei mehr als 60 Thoraxkompressionen/min.).
- Kinder 70/min. / Säuglinge 90–100/min. (Daumen/Zwei-Finger-Methode)
- Sobald der Patient intubiert ist, können Thoraxmassage und Beatmung asynchron erfolgen (12/min., Kinder 20/min.)
- *Kontraindikationen* zur CPR:
  - Sternum- und Rippenserienfrakturen,
  - BWS-Frakturen,
  - massiver Hämatothorax → *offene Herzmassage.*
- Die intravenöse Volumenzufuhr hat über großkalibrige Zugänge an mindestens zwei Extremitäten zu erfolgen.
  Zentrale Venenkatheter (Subclavia, Vena jugularis) werden bei kollabierten peripheren Venen notwendig.

- Initiale Volumensubstitution mit bis zu 2 l Ringerlactat.
  Aktuellster Therapieansatz „*Small volume resucitation*" mit NaCl 7,5 %/ 6 % Dextran 70.
- Kann mit Ringerlactat und Kolloiden (Haes) der Volumenverlust nicht aufgefangen werden oder sinkt der Hämatokrit unter 25 %, wird die Transfusion unvermeidbar.
- Die Behandlung der metabolischen Azidose beruht in erster Linie auf Gewebsreperfusion.
  Fällt der pH im arteriellen Blut massiv ab, so ist mit Natriumbikarbonat zu neutralisieren:
  Blind: 1 mmol/kg KG, sonst jedoch
  0,2 × kg KG × mval Bikarbonatdefizit (BE) im Serum.

Ist die Natriumzufuhr kontraindiziert oder unter CPR-Bedingungen ein rascher Effekt notwendig, muß Tris-Puffer (THAM) gegeben werden.

Ergänzende Maßnahmen
- Die Entlastung des Magens erfolgt über eine *Magensonde*, die gleichzeitig die Aspirationsgefahr vermindert.
- Zu beachten ist die Überprüfung und *Dokumentation* der neurovaskulären wie muskuloskelettalen Funktion an Extremitäten bzw. Körperstamm vor der Intubation.
- Sofort- bzw. Reanimationsmaßnahmen bieten die einzige Chance, das Leben eines Polytraumatisierten zu retten.

Auch wenn diese Maßnahmen im einzelnen notfallmäßig und schnell durchzuführen sind, so gilt ihre gesamtheitliche Anwendung nach trainierter Systematik (*Check-Liste*) als unabdingbar.

Notizen

2. Schock

Schock kennzeichnet ein akutes Mißverhältnis zwischen Sauerstoffangebot und Sauerstoffbedarf, bedingt durch eine Mangelperfusion lebenswichtiger Organe. Funktionelle wie strukturelle Gewebsveränderungen, die unbehandelt zum Tode führen, sind die Folge.

Pathogenese

Hypovolämie bzw. Zentralisation des Kreislaufes verursachen bei reduziertem Herzzeitvolumen eine Verminderung der nutritiven kapillären Organdurchblutung. Die hämodynamische Störung der Makro- und Mikrozirkulation führt letztlich zu einem Mißverhältnis zwischen Sauerstoffangebot und -bedarf.

Obwohl primär eine prä- und postkapilläre Vasokonstriktion vorherrscht, kommt es sehr schnell hypoxiebedingt zur Dilatation der Kapillaren, aus denen bei zunehmender Permeabilität Flüssigkeit in das Interstitium abströmt.

Der intravasale Flüssigkeitsverlust bewirkt einen Hämatokritanstieg mit Steigerung der Blutplasmaviskosität.

Als unmittelbare Folge der verminderten Strömungsgeschwindigkeit treten in der postkapillären Strombahn (Venolen) Erythrozytenaggregate auf.

Der intrazelluläre O_2-Mangel induziert einen anaeroben Stoffwechsel, wobei der Glukoseabbau nur bis zur Reduktion der Brenztraubensäure zu Milchsäure abläuft. Die Glykogenreserven der Leber werden entspeichert, Laktat reichert sich in den Geweben an, ebenso die Ketonkörper (Fettstoffwechsel) sowie Polypeptide. Der intrazelluläre Kaliumverlust geht mit einer vermehrten Aufnahme von Wasser und Natrium einher.

Globale Zirkulationsstörung, lokale Hypoxie sowie zunehmende Azidose stören die Blutgerinnung (Verbrauchskoagulopathie) und steigern die Fibrinolyse.

Klassifikation

Obwohl funktionelle wie auch morphologische Störungen aller Schockformen in ihrer „Endstrecke" nahezu identisch sind, lassen sich hinsichtlich ihrer Entstehung unterschiedliche Formen abgrenzen.

Der **hypovolämische (hämorrhagische) Schock** ist das Resultat eines akuten Verlustes an Blutplasma oder extrazellulärer Flüssigkeit (z.B. Transsudation bei Verbrennung), was zur Verminderung des zirkulierenden (Stromzeit-) Volumens führt und besonders ausgeprägt ist bei direkter Verletzung großer Gefäße.

Eine zusätzliche Gewebstraumatisierung führt zum **traumatischen Schock** mit Freisetzung von Entzündungsmediatoren, gerinnungsaktiven Substanzen sowie Enzymen, die ihrerseits die mehr oder weniger stark ausgeprägte Traumareaktion im Sinne eines *„host defense response"* stimulieren.

Der **kardiogene Schock** kann sowohl myokardial (Infarkt) als auch extramyokardial (Arrhythmien, Perikardtamponade) bedingt sein und ist charakterisiert durch verminderte Auswurfleistung bei gleichzeitig bestehendem großen venösen Angebot.

Der **neurogene Schock** manifestiert sich durch relative Hypovolämie, ausgelöst durch eine zentrale Fehlsteuerung des Tonus der arteriellen wie venösen Gefäße (SHT/Spinalanaesthesie).

Septischer Schock bedeutet hämodynamische Entgleisung mit vermindertem Gefäßwiderstand, ansteigendem venösen Volumenanteil und zunehmendem arterio-venösen Shunting auf dem Boden einer generalisierten, evtl. entgleisenden Ganzkörper-Entzündungsreaktion (*Whole body inflammation*).
Zwei klinische Verlaufsformen lassen sich abgrenzen:

Hyperdynamische Phase (High cardiac output syndrom).

Bei erhöhtem ZVD, aber erniedrigtem peripheren Strömungswiderstand besteht ein fast normales Herzzeitvolumen.

Die O_2-Abgabe an das Gewebe und die Sauerstoffverwertung sind gestört, was durch die erniedrigte av-Sauerstoffdifferenz zum Ausdruck kommt (av-shunts).

Eine disseminierte intravenöse Koagulopathie bildet sich aus.

Sobald der hyperdyname Kompensationsversuch des Organismus zur Verbesserung der Gewebsoxygenation versagt, schließt sich an die

Hypodyname Phase.

Sie ist gekennzeichnet durch massiven Volumenverlust in das Interstitium, die Körperhöhlen sowie das Darmlumen.

Die klinische Symptomatologie entspricht der des hypovolämischen Schocks mit Tachykardie, Hypotonie und erniedrigtem HZV, tiefem ZVD sowie erhöhtem peripherem Widerstand.

Die Akren sind kalt und zyanotisch, die Urinausscheidung ist minimal bzw. sistiert.

Ausgelöst wird der massive transkapilläre Volumenverlust wahrscheinlich durch zirkulierende Endotoxine nach dem Zusammenbruch der Mukosebarriere (Translokation)!

Klinik/Diagnostik

Charakteristisch ist der gesteigerte Sympathikotonus bei eingeschränkter Organdurchblutung (Ausnahme hyperdynamischer Phase des Sepsis).
Zu erfassen sind:
- Hypotension
- Tachycardie
- Oligurie/Anurie
- Akren blass, kalt, schweißig
- Tachypnoe
- Durst
- Bewußtseinseintrübung/motorische Unruhe
- Apathie
  Schockindex (RR syst./Puls: 0,5 normal / 0.8–1,1 beginnender Schock / 1,1–1,5 manifester Schock)

- Volumenverlust abschätzen
- Monitoring (EKG, Puls, RR, Pulsoximetrie, arterielle BGA, ZVD, Hb/Hk)
- Gerinnungsscreening (Quick, PTT, Thrombinzeit)
- Serumelektrolyte
- Urinproduktion

Therapeutische Maßnahmen

Unabhängig von der Schockform gilt es, die Atmung/O_2-Zufuhr sicherzustellen sowie den Kreislauf wiederherzustellen bzw. aufrechtzuerhalten.

Im einzelnen ist allgemein durchzuführen:
- Gefäßzugänge (großlumig)
- Blutentnahme (Kreuzblut, Diagnostik, Hb/Hk)
- Flüssigkeitszufuhr (Bolusinfusion von 2 I Ringerlactat!)
- Monitoring
- Transnasale Magensonde
- Blasenkatheter
- Arterielle Druckmessung

Hypovolämischer/hämorrhagischer Schock

Volumentherapie mit kristalloiden/kolloidalen Lösungen, evtl. „small volume resuscitation" mit der Gabe von hypertonen NaCl-Lösungen (NaCl 7.5 %/6 % Dextran70 → Rückfluß interstitieller Flüssigkeit!).

Beatmung/Intubation

Insbesondere bei schwerem SHT führt die Intubation zu einer Sicherung der Atmung mit Optimierung des Sauerstoffangebotes.

Nach auskultatorischer Kontrolle der Tubuslage Anschluß an einen Ambubeutel bzw. Respirator:
- Atemminutenvolumen   100 ml/kg KG
- Zugvolumen   10–15 ml/kg KG
- Frequenz   8–12mal/Min.
- Nach 20 Min. Blutgasanalyse.
- Medikamente für die Dauerbeatmung:
  Fentanyl (0.5–0.1 mg i.v.)
  Dormicum (0.1–0.15 mg/kg i.v.)

Traumatischer Schock

Schnellstmögliche Verminderung der „Traumaaggression" (*antigenic load* = Hypoxie, Hypotonie, Schmerz, Streß) mit dem Ziel, proinflammatorisch wirksame Mediatoren von Zellzerfalls- bzw. Membranabbauprodukten (wie Sauerstoffradikale, Granylozytenproteasen, Arachidonsäurederivate sowie Zytokine) zu reduzieren.

- Schmerzausschaltung,
- frühestmögliche Blutstillung/Debridement,
- Operative Versorgung

Alle operativen Interventionen folgen einem Stufenplan.

Lebenserhaltende *Sofortmaßnahmen* sind
- Kontrolle von Massenblutungen nach innen wie nach außen
- Entlasten
  pathologischer Druckverhältnisse im Thorax (Spannungspneumothorax, Hämatothorax)
  perakuter Epiduralhämatome und
  Perikardtamponade

Als verzögerte *Primäreingriffe* haben zu gelten, die

- Installation von Hirndrucksonden,
- operationspflichtige thorakale/abdominelle Blutungen,
- manifeste und progrediente Rückenmarkskompression mit neurologischem Defizit,
- Verletzung großer Stammgefäße,
- stark blutende Wunden, besonders im Bereich des Gesichtsschädels,
- offene Frakturen, offene Gelenkverletzungen, Wunden mit freiliegenden Sehnen, Nerven und Gefäßen,
- Kompartmentsyndrome,
- grobe Skelettinstabilitäten an den Extremitäten bzw. dem Körperstamm.

Daran anschließend erfolgt die *definitive operative Versorgungsphase* (5.–12. Tag nach dem Unfall).
Hierunter fallen
- alle plastischen Deckungsmaßnahmen,
- Verfahrenswechsel
- Gelenkrekonstruktionen
- periphere Osteosynthesen und
- und frontobasale sowie maxillofaciale Wiederherstellungen.

Während des 2. bis 4. Tages nach dem Trauma befinden sich Polytraumatisierte in einer Erschöpfungsphase mit aufgebrauchten Defensivsystemen, welche es *verbietet,* während dieser Zeitspanne größere belastende Eingriffe durchzuführen!

Kardiogener Schock

Letztlich handelt es sich hierbei um ein myokardiales Pumpversagen mit abfallendem HZV, verursacht durch

- myocardiale Ischämie,
- Spannungspneumothorax,
- Herzbeuteltamponade,
- Klappenabrisse sowie
- Lungenembolie

Die *Herzbeuteltamponade* erfordert die Druckentlastung sowie Versorgung des verletzten Myokards über eine Sternotomie.

Bei der *Myokardkontusion* empfiehlt sich medikamentöses Vorgehen mit Katecholaminen und Antiarrhythmika, wobei die Volumensubstitution zurückhaltend gefahren werden muß.

Ein *Spannungspneumothorax* ist notfallmäßig durch das Einlegen einer Thoraxdrainage (4.ICR/28er Charriere) zu beheben.

Neurogener Schock

Er manifestiert sich durch eine relative Hypovolämie, bedingt durch Vasodilatation bei Ausfall der neurovegetativen Steuerung und ist zu finden bei Patienten mit Rückenmarksläsionen, seltener schwerstem Schädelhirntrauma oder als Komplikation nach Spinalanaesthesie.

Während bei isoliertem spinalen Schock die primäre Therapie mit vasoaktiven Substanzen zur Verminderung der peripheren Vasodilatation durchzuführen ist, muß bei Kombination mit einem traumatischen Schock sowohl Volumensubstitution als auch Vasopression erfolgen.

Septischer Schock

Morbidität sowie Mortalität Polytraumatisierter können in der posttraumatischen Phase durch Infektionen gravierend belastet werden und bei gegebener energetischer wie immunologischer Erschöpfung eine letal endende Sepsis mit Schock und Multiorganversagen (*MOV*) auslösen.

Die Verwendung des Begriffes **Sepsis** setzt voraus, daß zumindest zwei der folgenden klinischen Parameter gegeben sind (*SIRS-Definition*):

- Temperatur $> 38°$ oder $< 36°C$,
- Puls > 90 Schläge/Min.,
- Atemfrequenz > 20 Züge/Min.,
- $PaCO_2 > 32$ mmHg,
- Leukozyten $> 12\,000$, $< 4\,000$ oder $> 10\,\%$ unreife Granylozyten,

Entscheidend für die Diagnose ist die *Verlaufsbeurteilung*:
- Thrombozytenabfall von $> 50\,\%$ innerhalb von 24 Std.,
- Gerinnungsstörung mit *Abfall* der Thrombinzeit und/oder Erniedrigung des Antithrombin III-Spiegels (Verbrauchskoagulopathie).
- Bakteriämie in 30–40 %,
- Endotoxine im Serum in 30 % positiv.
- Desorientiertheit, Hypotension, Oligurie, Lactacidose.

Wegen der hohen Letalität des septischen Schocks/MOV und der beschränkten Therapiemöglichkeiten ist die Prävention entscheidend!
- Frühzeitige Intubation/Beatmung,
- aggressive Volumentherapie,
- Katecholamine,
- Antibiose (einmalige Prophylaxe – dann Therapie nach Antibiogramm!),
- enterale Ernährung,
- bedachtes operatives Management (Blutungskontrolle/Debridement).

> Die Therapie der Sepsis basiert auf einer schnellen und exakten klinischen evtl. auch bakteriologischen Diagnosestellung, der raschen chirurgischen Sanierung möglicher Sepsisherde sowie einer gezielten systemischen Antibiose (z.B. Beta-Lactam-Antibiotika + Aminoglykoside o.ä.).

Literatur

Ertel, W., O. Trentz: Polytrauma und Multiorgan-Dysfunktionssyndrom (MODS). Definition – Pathophysiologie – Therapie. Zbl. Chir. 119 (1994) 159.
Lawin, P.: Praxis der Intensivbehandlung Thieme (1994)

Notizen

3. Klinische Phase

Allgemein

Die klinische Behandlung von Mehrfachverletzten/Polytraumatisierten stellt ein komplexes Problem dar, weil die Einzelverletzungen in der Regel einen synergistischen Effekt aufweisen.

Diagnostische und therapeutische Maßnahmen sind gleichzeitig durchzuführen, wobei Behandlungsprioritäten festzustellen sind.

Kardiopulmonale Überprüfung
(vgl. Präklinische Phase)

- *RR:* Abnehmender systolischer Druck ist ein frühes Zeichen für Hypovolämie (Schockindex)

> Faustregel:
> Tastbare A.radialis –   systolischer Druck > 80 mmHg
> Tastbare A.carotis/femoralis – systolischer Druck > 70 mmHg

- *Puls:* Erfassung von Rhythmusstörungen und Frequenzveränderungen (Schockindex).
- *Atmung:* Die suffiziente Atmung kann zunächst durch Beobachtung der Thoraxexkursionen abgeschätzt werden.
  Beeinträchtigung der Atmung kann entstehen durch Spannungspneumothorax, offenen Pneumothorax und instabilen Brustkorb mit Lungenkontusion bei Rippenserienfrakturen beidseits.
- *Temperatur:* Erfassung von Unterkühlung.

Eingehende körperliche Untersuchung

Nach Kreislaufstabilisierung des Patienten ist eine orientierende vollständige Untersuchung nach Checkliste durchzuführen.

Kopf:
Abtasten der knöchernen Silhouette des Kopfes zum Ausschluß von Frakturen, Untersuchung des behaarten Kopfes nach perforierenden Verletzungen.

- Augen: Pupillengröße und Form, konjunktivale Einblutungen, Bulbusverletzungen, Nystagmus, evtl. Visusüberprüfung.
- Ohren: Hämatotympanon, Perforation, Blut-/Liquoraustritte aus dem Gehörgang.
- Nase: Nasenbeinfraktur, Septumdislokation, Liquorrhoe.
- Mund: Schleimhaut-/Zungenverletzungen, Kieferluxationen, Zahnschädigungen, Fremdkörper.
- Maxillo-fazial: Die vitale Gefährdung von Verletzten mit Mittelgesichtszertrümmerungen liegt in der Verlegung der Atemwege und massiven Blutungen (A.maxillaris).

Abtasten der Zahnreihe des Oberkiefers nach Stufen,
Überprüfung der Stabilität des Unterkiefers.
Patienten mit Mittelgesichtsfrakturen sollten weder nasal intubiert werden, noch sollte das Einlegen einer Magensonde über diesen Zugang erfolgen.

Halswirbelsäule/Nacken:
Es ist zu achten auf
- Halsvenenstauung
- Trachealverlagerung
- Blutungen
- penetrierende Wunden und
- Hämatome.

Die Palpation deckt
- Deformitäten
- Frakturen
- Krepitation und
- Schwellungen auf.

Ein Stridor läßt sich meist ohne Auskultation erkennen.

Bei Patienten mit schweren Kopf- oder Mittelgesichtsverletzungen muß zunächst immer von einer Mitverletzung der Halswirbelsäule ausgegangen werden.

> Das Nichtvorliegen von neurologischen Ausfällen schließt eine Halswirbelsäulenverletzung nie aus.

Die Ruhigstellung der Halswirbelsäule wird erreicht durch schonende Extension und nachfolgendes Anlegen einer Zervikalstütze (Stiff neck).

Thorax:

Zu erfassen sind

- die Atemexkursionen (symmetrisch paradox)
- Deformitäten, Instabilitäten
- perforierende Wunden (Soggeräusch!)
- Kontusionsmarken und Hämatome.

Durch Abtasten der Rippen und der Clavicula lassen sich Frakturen erkennen.

Ein aufgehobenes Atemgeräusch bei hypersonorem Klopfschall läßt auf einen Pneumothorax rückschließen, ein abgeschwächtes auf Ergußbildung.

Abdomen:

Die palpatorische wie sonographische Untersuchung ist in Form einer Verlaufsbeobachtung unabdingbar.

40 % der Patienten mit Hämoperitoneum sind zunächst klinisch unauffällig!

Zu erfassen sind

- Kontusionsmarken,
- Hämatome,
- Blutungen
- sowie perforierende Verletzungen, die generell sorgfältig im Operationssaal zu explorieren sind.

Die Palpation deckt Resistenzen und Abwehrspannungen auf, über den Funktionszustand des Darmes gibt die Auskultation indirekt Auskunft.

Rektum/Perineum:
Bei allen Traumapatienten muß die Perinealregion untersucht werden.
Neben äußeren Verletzungszeichen können Scrotal- und Perinealhämatome imponieren.

Der Sphinktertonus ist durch digitale Untersuchung zu überprüfen und kann bei Fehlen auf Rückenmarksschädigungen hinweisen.
Blut am rectal palpierenden Finger kann Hinweiszeichen sein für Darmverletzungen.

Im weiteren ist die Prostata zu palpieren, nach Blutaustritten aus der Urethra zu fahnden sowie Vaginalwandverletzungen abzuklären.

Becken:
Im Rahmen der Abdominal- und Perinealuntersuchung wird die Stabilität des Beckens durch Querkompression überprüft.
Äußere Verletzungsmarken sind zu berücksichtigen.
Ein Blasenkatheter sollte gelegt werden.

Bei Verdacht auf Harnröhren- oder Blasenläsion (Blutaustritt aus Harnröhre!) muß primär ein i.v.-Pyelogramm sowie eine retrograde Urethrographie angefertigt werden!

Rücken:
Nach perforierenden Verletzungen ist zu fahnden.

Die Palpation der Dornfortsätze kann Hinweise auf dislozierte Wirbelfrakturen eröffnen.

Verletzungsbeweisend für Wirbelfrakturen sind erst Röntgenaufnahmen, die jeweils in zwei Ebenen anzufertigen sind (schnellstmögliche Beurteilung heute durch Spiral-CT möglich).

Wirbelsäulenverletzte werden in Vakuummatratzen transportiert bzw. in der Schaufeltrage umgelagert.

Extremitäten:
Bei Verletzungen sind Deformitäten, Hämatome und offene Wunden leicht erkennbar.

- Schwellung
- Krepitation
- abnorme Beweglichkeit bzw.
- aufgehobene Funktion

sind sichere Frakturhinweiszeichen.

Der neurovaskuläre Status ist fortlaufend zu dokumentieren.
Die Sofortmaßnahme umfaßt Grobreposition, evtl. Verband sowie Retention durch Schienung (Luftkammer/Vakuumschienen).
   Schmerztherapie nach abgeschlossener Abdominaldiagnostik (z.B. mit Dipidolor 7.5–15 mg i.v.) sowie Tetanus-Prophylaxe.
Bei Verdacht auf Gefäßschädigung Doppleruntersuchung.

Neurologie:
Zu erfassen sind
* *Glasgow-Coma-Scale* (GCS),
* sensible und motorische Prüfung sowie
* Abklärung von bestehenden Paresen/Paralysen.

Gefäße:
Kursorische Abklärung der Extremitätenpulse (evtl. Doppler) sowie Erfassung der kapillären Wiederauffüllzeit.
Zeichen der *Gefäßverletzung* sind Schmerz, Blässe, Blutung, Hämatom (Größenzunahme!), Pulsverlust sowie Gefühlsstörungen:
5P-Regel:
* Pain
* Pallor
* Pulselessness
* Paresthesia
* Prostration

Vor der Behandlung von Gefäßverletzungen ist die Angiographie wünschenswert.

Kompartmentsyndrome sind auszuschließen, wobei alle diagnostischen Auffälligkeiten im Rahmen einer Verlaufsbeobachtung zu dokumentieren sind.
Kompartmentsyndrome lassen sich durch kontinuierliche Druckmessungen erkennen und sind bei entsprechenden Druckwerten bzw. klinischen Ausfällen durch Fasciotomie notfallmäßig zu behandeln.

Literatur

Clowes Jr., G. H. A.: Trauma, Sepsis, and Shock – The Physiological Basis of Therapy. Dekker, New York 1988.
Clowley, R. A., A. Conn, C. M. Dunham: Trauma Care – Surgical Management. Lippincott, Philadelphia 1987.
Gill, W., W. B. Long: Shock Trauma Manual. Williams & Wilkins, Baltimore 1979.
Nast-Kolb, D., C. Waydhas, K. G. Kanz, L. Schweiberer: Algorithmus für das Schockraummanagement beim Polytrauma. Unfallchirurg 97 (1994) 292.

Notizen

Notizen

4. Standarddiagnostik

Vor Einleitung lebensrettender Maßnahmen ist die Durchführung eines Minimums an diagnostisch/technischen Untersuchungen zwingend erforderlich.

Initialdiagnostik

Funktions-/Laboruntersuchungen
(vgl. auch Kap. Schock)

Röntgen
- Thoraxübersicht
- seitliche Halswirbelsäule sowie
- a.p. Beckenübersicht
  gelten als Standard.

Weitere Röntgenaufnahmen sind je nach betroffener Körperregion und Unfallmechanismus notwendig (Tab. S. 47, 50, 51)

Zeitsparend ist heute, so vorhanden, die Ganzkörperuntersuchung im Spiral-CT.

Sonographie
Mit ihr lassen sich nachweisen
- abdominelle Flüssigkeitsansammlungen
- Perikardergüsse oder
- Einblutungen im Thoraxraum.

Peritoneallavage
Durchzuführen wenn Sonographie nicht vorhanden oder beurteilbar.
Sie sollte erst nach Entleerung der Blase (Blasenkatheter) erfolgen.

Technik:
Stichincision 3 QF unterhalb des Nabels in der Mittellinie, Hochzug der Bauchdecke durch Backhausklemme, dann Einführen des Punktionstrokars, nach Kathetereinbringung Instillation von 500 ml NaCl.
Im Anschluß daran Hämatokritbestimmung der Spülflüssigkeit bzw. „Leseprobe!"

Röntgenkontrastuntersuchung
Bei Hämaturie oder Verdacht auf Blasen- bzw. Urethraverletzung Durchführung von
- Ausscheidungsurogramm
- Cystographie oder
- retrograder Urethrographie.

Dopplersonographie
Stets bei Verdacht auf Gefäßverletzung, jedoch nicht im Zentralisationsstadium eines Schocks sinnvoll.

Angiographie
Darstellung und Ausschluß von Gefäßverletzungen.
Mit Hilfe der *interventionellen Angiographie* können Blutstillungen bei Organ-/Beckenverletzungen vorgenommen werden.

Kernspintomographie (MRI)
Bei Traumapatienten wegen bisher noch langer Untersuchungsdauer nicht indiziert.

Röntgendiagnostik beim Polytrauma

Untersuchung	Indikation
Halswirbelsäule (2E)	bewußtlose Patienten Decelerationsverletzung Verletzung im Kopfbereich
Thorax	Alle Patienten
Abdomen	Perforierende Verletzungen stumpfes Bauchtrauma
Schädel (2E)	siehe HWS
Wirbelsäule (2E) (BWS und LWS)	bewußtlose Patienten Decelerationsverletzung Sturzverletzung Neurologie lokaler Schmerz, Achsabweichung
Becken	Deformität Hämatom/Gurtmarke
Extremitäten	Schmerzen Schwellung, Hämatom Krepitation Achsabweichung
Computertomographie	
– Schädel	Bewußtlosigkeit Hirndruckzeichen
– Mittelgesicht	Blutung aus Mund/Nase/Ohren
– Thorax/Abdomen (orientierende Schichten oder Spiral-CT)	perforierende Verletzungen kein Ultraschall möglich
Kontrastmitteluntersuchungen	
– Ausscheidungsurogramm	Mikro/Makrohämaturie
Cyst-/Urethrographie	Blutaustritt am meatus urethrae Perineal-/Skrotalhämatom schwierige Katheterisierung
– Angiographie	Gefäßverletzungen Extremitätenischämie

Spezielle Röntgenuntersuchungen

Thorax:

Aussagen über
- Pneumothorax,
- Hämatothorax,
- Lungenkontusion/Aspiration,
- Gefäßverletzung (Aorta, siehe unten),
- Rippenfrakturen.

Röntgen Thorax
Kriterien für eine Ruptur der thorakalen Aorta

- Aufweitung der oberen Thoraxapertur
- Aufweitung des Mediastinums (> 8 cm)
- Abknicken des linken Hauptstammbronchus $> 40°$
- Abweichung der Magensonde aus der Mittellinie
- Deviation der Aorta
- Konturverlust des Aortenknopfes
- Verschwinden des Aortopulmonalen Fensters
- Apicales pleurales, kappenförmiges Hämatom
- Fraktur der ersten oder zweiten Rippe
- Ausgedehnter Hämatothorax
- Ausgedehnte Rippenserienfraktur
- Dislozierte Fraktur der thorakalen Wirbelsäule
- Perforationsverletzung des Mediastinums
- Verschwinden des paraspinalen „Streifens" im Mediastinum

HWS:

Seitliches Röntgenbild erfaßt 90 % aller relevanten Verletzungen (vgl. Tabelle S. 49).
- a.p.-Projektion (Asymmetrie der Bogenwurzel bzw. erweiterte Abstände).

- *Schrägaufnahmen:* Einengung der Foramina, Dislokationen an Facettengelenken.
- *Densaufnahmen:* Frakturerkennung bei a.p.-Aufnahmen mit geöffnetem Mund.
- *Funktionsaufnahmen:* Aufdeckung discoligamentärer Instabilitäten.

Röntgen Halswirbelsäule
Beurteilung der seitlichen Aufnahme
Es müssen immer 7 Wirbelkörper abgebildet sein!

Abschnitt	Kriterien
obere Halswirbelsäule (C1–C2)	Abstand Atlasbogen – Dens Erwachsene < 2.5 mm Kinder < 4.5 mm
Untere Halswirbelsäule (C3–C7)	*Weichteilschatten* Trachea-Vorderkante C6 Erwachsene < 22 mm Kinder < 14 mm
	Alignment Subluxation (< 3 mm) normal bei Kindern bis 10 J. zwischen C2–C3 und C3–C4 **nicht** normal bei Erwachsenen
	Zwischenwirbelraum symmetrisch komprimiert bei Flexionstrauma aufgeweitet bei Distraktionstrauma
	Abstand der Dornfortsätze sollte von C3 bis C7 abnehmen

Becken:

Routinemäßige Übersichtsaufnahmen sind auch bei stumpfen Abdominalverletzungen durchzuführen sowie bei dem Vorhandensein von Gurtmarken.

Wirbelsäule:

Röntgenaufnahmen in 2 Ebenen von der Halswirbelsäule, des thorakalen, lumbalen und sakralen Abschnittes sind bei Patienten mit entsprechender Symptomatik anzufordern bzw. immer dann, wenn es sich um bewußtlose

Patienten handelt, bei denen der Verletzungsmechanismus auf eine Schädigung der Wirbelsäule hinweist.

Extremitäten:

Übersichtsaufnahmen der Extremitäten sind dann anzuordnen, wenn die klinische Untersuchung sichere Frakturzeichen aufweist.

Im Rahmen der Röntgendiagnostik sind großformatige Übersichtsaufnahmen der betroffenen Skelettabschnitte, einschließlich angrenzender Gelenke notwendig.

Häufige Verletzungskombinationen

A – Stumpfe Verletzungen

Diagnostizierte Verletzung	Ausschluß von Begleitverletzung
Fraktur os parietale	Epidurales Hämatom
Mittelgesichtsfraktur	Fraktur HWS
	HWS Hyperextensionstrauma
Fraktur 1. und 2. Rippe,	Herzmuskelkontusion, -ruptur
Sternumfraktur	Läsion der aorta descendens
Flexionsfraktur des Sternum	Kompressionsfraktur der thorakalen
	Wirbelsäule
Skapulafraktur	ipsilaterale Rippenfraktur
	Thoraxkontusion
Fraktur Rippen 6–12 rechts	Leberruptur
Fraktur Rippen 6–12 links	Milzruptur
Beckenfraktur	Blasenruptur
	Urethraverletzung
Schulterluxation	Läsion n. axillaris
Fraktur Humerusschaft	Läsion n. radialis
Suprakondyläre Humerusfraktur	Intimaeinriß oder Thrombose der a. brachialis
Distale Radiusfraktur	Kompression des n. medianus
Hüftluxation nach dorsal	Läsion des n. ischiadicus
Suprakondyläre Femurfraktur	Intimaeinriß oder Thrombose der a. poplitea
Luxation Kniegelenk	Intimaeinriß oder Thrombose der a. poplitea
Fraktur Fibulaköpfchen	Läsion n. fibularis

B – Perforierende Verletzungen

Diagnostizierte Verletzung	Ausschluß von Begleitverletzung
Hals	Jugularvenen, A. carotis
	Trachea
Tracheaperforation	Ösophagus
Thorax	Lunge, Herz
	Zwechfell
Lunge	
– Thorakotomie erforderlich	Herz
– Laparotomie erforderlich	Leber, Milz, Magen
A. subclavia	Lunge
	Vv. subclavia und jugularis
Thorakoabdominale Perforation	
– Starr	Milz, Leber, Colon
– Schußverletzung	Leber, Magen, Colon
Abdominale Perforation	
– Starr	Leber, Dünndarm, Zwerchfell
– Schußverletzung	Dünndarm, Colon, Leber
Leber	Zwerchfell, Magen
	Gefäße
Duodenum	Pankreas, Leber
	v. cava inferior
Rektum	Harnblase
	Dünndarm, Colon
Aorta abdominalis	Leber, Pankreas
	Dünndarm
A. axillaris	Plexus brachialis, a. brachialis
A. brachialis	N. medianus, v. brachialis
A. femoralis	v. femoralis
A. poplitea	v. poplitea

Literatur

Henneman, P. L., J. A. Marx, E. E. Moore, S. V. Cantrill, L. A. Ammons: Diagnostic peritoneal lavage: Accuracy in predicting necessary laparotomy following blunt and penetrating trauma. J. Trauma 30 (1990) 1345.

Röthlin, M. A., R. Näf, M. Amgwerd, D. Candinas, T. Frick, O. Trentz: Ultrasound in blunt abdominal and thoracic trauma. J. Trauma 39 (1993) 488.

Tscherne, H., P. Kalbe, C. J. Kant: Der schwerverletzte Patient – Prioritäten und Management. Kongreßbericht der 5. deutsch-österreichisch-schweizerischen Unfalltagung. Hefte z. Unfallheilk. 200 (1988) 394.

Notizen

Organverletzungen

1. Thermische Schädigung

Verbrennungen

Pathophysiologie:

Die thermische Schädigung von Haut und Schleimhäuten führt zu lokalen und systemisch komplexen Veränderungen.

Die Ausschüttung von Mediatoren führt zu

a) **Lokal**
- Erhöhung der Kapillarpermeabilität
- Übertritt höhermolekularer Eiweiße und Wasser ins Interstitium
- Flüssigkeits- und Elektrolytverlust über die Oberfläche (bis 3000 ml/m²/ Tag)
- Verlängerung der Diffusionsstrecke
- Ausweitung des zerstörten Gewebsareals.

b) **Systemisch**
- Generalisierter Erhöhung der Kapillarpermeabilität (12–24 Std. nach Trauma)
- systemischer Hypoproteinaemie und Abfall des kolloidosmotischen Druckes
- Hämatokritanstieg und Mikrozirkulationsstörung
- Störung der Nierenfunktion (Oligurie/Anurie)
- gastrointestinaler Atonie, Endotoxinaemie
- pulmonaler Störung (toxischer oder thermischer Inhalationsschaden)
- Störung der zellulären und humoralen Immunantwort.

Die Tiefe und Schwere der Verbrennung ist abhängig von Art und Ort der schädigenden Einwirkung.

Neben der thermischen Schädigung durch Dampf und Flammen sind **Stromverletzung** sowie die Schädigung durch **Chemikalien** abzugrenzen.

Klassifikation des lokalen Schadens

a) Ausdehnung:
Angabe der Ausdehnung in Prozent Körperoberfläche (KOF),
Neunerregel nach Wallace (Abb. S. 57)
Modifikation der Neunerregel bei Kindern (Abb. S. 57)

> **Faustregel:**
> Die Handfläche des Patienten entspricht 1 % KOF.

b) Grad der Verbrennung:

I.gradig	– Erythem, epidermale Blasenbildung (Stratum corneum/germinativum), schmerzhaft.
IIa	– nässende, hellrote Verbrennungswunden, schmerzend, mit beginnender Blasenbildung
IIb	– ausgedehnte Blasenbildung mit teilweise nekrotischen Anteilen (Epidermis vom Corium abgehoben!)
III.gradig	– Nekrose, weißlich-graufleckige Wundoberfläche, in der Tiefe, durchscheinende thrombosierte Gefäße, Schmerzfreiheit bei Berührung.

Das Alter des Patienten ist ein prognostisches Kriterium im Zusammenhang mit den Prozent verbrannter Körperoberfläche.

Verbrennung	1 bis 4 Jahre	5 bis 9 Jahre	10 bis 14 Jahre	15 Jahre	Erwachsene	1°*)	2°*)	3°*)
Kopf	17 %	13 %	11 %	9 %	7 %			
Hals	2 %	2 %	2 %	2 %	2 %			
Rumpf (vorn)	13	13	13	13	13			
Rumpf (hinten)	13	13	13	13	13			
R. Gesäßhälfte	2 1/2	2 1/2	2 1/2	2 1/2	2 1/2			
L. Gesäßhälfte	2 1/2	2 1/2	2 1/2	2 1/2	2 1/2			
Genitalien	1	1	1	1	1			
R. Oberarm	4	4	4	4	4			
L. Oberarm	4	4	4	4	4			
R. Unterarm	3	3	3	3	3			
L. Unterarm	3	3	3	3	3			
R. Hand	2 1/2	2 1/2	2 1/2	2 1/2	2 1/2			
L. Hand	2 1/2	2 1/2	2 1/2	2 1/2	2 1/2			
R. Oberschenkel	6 1/2	8	8 1/2	9	9 1/2			
L. Oberschenkel	6 1/2	8	8 1/2	9	9 1/2			
R. Unterschenkel	5	5 1/2	6	6 1/2	7			
L. Unterschenkel	5	5 1/2	6	6 1/2	7			
R. Fuß	3 1/2	3 1/2	3 1/2	3 1/2	3 1/2			
L. Fuß	3 1/2	3 1/2	3 1/2	3 1/2	3 1/2			
Summe:								
Gesamtverbrennung (% KOF)								

Einteilung der Verbrennungskrankheit:

- *Leichte Verbrennung:*

  I.gradige Verbrennung
  II.gradige Verbrennung unter 15 % KOF beim Erwachsenen
  II.gradige Verbrennung unter 5 % beim Kind
  III.gradige Verbrennung unter 2 % KOF

- *Mittelschwere Verbrennung:*

  II.gradige Verbrennung von 15–25 % KOF beim Erwachsenen
  II.gradige Verbrennung von 10–20 % KOF beim Kind
  III.gradige Verbrennung unter 10 % KOF

- *Schwere Verbrennung:*

  I.gradige Verbrennung über 25 % KOF beim Erwachsenen
  II.gradige Verbrennung über 20 % KOF beim Kind
  III.gradige Verbrennung über 10 % KOF
  sowie Verbrennungen von Hand, Gesicht, Augen, Ohren, Füßen oder Perineum.
  Patienten mit Inhalationstrauma, elektrischen Verletzungen, Begleitverletzungen und Vorerkrankungen.

Therapie:

Präklinisch:
- Löschen des Feuers und Entfernen der Kleidung,
- Kaltwasserbehandlung (Cave: Unterkühlung bei ausgedehnter Verbrennung!)
- Bei Gesichtsverbrennung an Inhalationsschaden denken! (Evtl. CO-Vergiftung!)
- Freihalten der Atemwege, Intubation bei Ateminsuffizienz erforderlich.
- Großvolumige Zugänge (wenn möglich nur in nicht verbrannten Hautarealen).
- Initiale Infusionstherapie mit ausschließlich Ringerlactat (bei schweren Verbrennungen mindestens 1 Liter intial).

Klinisch:

- Sicherung der Atemwege, ggf. Intubation.
- Sichern der Zugänge, ggf. Legen zusätzlicher großvolumiger venöser Zugänge (evtl. venae sectio!).
- Körperliche Untersuchung und Abschätzen der verbrannten Körperoberfläche (Neunerregel).
- Gewichtsregistrierung des Patienten bei Aufnahme (entscheidend für die weitere Behandlung).

Infusionstherapie nach Schema (24 Stunden)

> Parklandformel:
> 4 ml × kgKg × % verbrannte Oberfläche (2. und 3. gradig), davon 50 % in den ersten 8 Stunden, den Rest in den übrigen 16 Stunden der verbleibenden 24 Stunden.

Cave: Initial keine Kolloide oder Eiweiß, da Übertritt ins Interstitium und iatrogene Förderung des interstitiellen Ödems.

> Modifikation der Formel bei Kindern:
> % verbrannte KOF × kg Körpergewicht × 1,5 = ml/Stunde.

Überwachung der Infusionstherapie anhand der **Urinausscheidung** (Dauerkatheter): > 30–50 ml/Stunde (bei Kindern: 1 ml/kg/Stunde).

Nach Ablauf der ersten 24 Stunden massive Eiweißsubstitution zur Wiederherstellung des kolloidosmotischen Druckes im Serum. Systemische Elektrolytbilanzierung und Ausschwemmung der initialen Plusbilanz (Aufnahmegewicht!).

Anzustreben: Hämatokrit 30–35 %.

Aufnahmekriterien für die stationäre Behandlung:

- Patienten mit mehr als 20 % 2.gradig verbrannter Oberfläche
- Patienten mit mehr als 10 % 3.gradig verbrannter Oberfläche
- Patienten mit Beteiligung von Gesicht, Hals, Händen, Füßen, Anogenitalregion, Achsel und Leiste
- Patienten mit mechanischen Begleitverletzungen
- Patienten mit Inhalationsschäden

- Patienten mit präexistenten Erkrankungen oder Alter < 8 Jahren bzw. > 60 Jahren,
  evtl. Kontaktaufnahme mit Verbrennungszentrum
  Zentrale Vermittlung: Tel. 0 40/28 82-39 98 u. 39 99

Lokaltherapie:
- Reinigung der verbrannten Areale mit steriler Kochsalzlösung und chirurgischer Seifenlösung.
- Abtragung der Blasen und Rasur der verbrannten Areale.
- Abstriche aller Körperregionen für den mikrobiologischen Aufnahmebefund
- *Escharatomie* (notfallmäßige Spaltung irreversibel thermisch geschädigter Haut). Sie ist indiziert bei
  - zirkulären Verbrennungen und peripheren Durchblutungsstörungen
  - Behinderung der Thoraxexkursionen durch zirkuläre Verbrennungen.
  - Gefäßverletzungen (Verbrennung und Ischämie erhöhen den Reperfusionsschaden!)
  - Stromverletzungen und
  - Frakturen (evtl. zusätzliche Kompartmentspaltung).

Im allgemeinen ist für die Durchführung der Escharatomie weder Narkose noch Lokalanaesthesie erforderlich, da nur die asensible, 3.gradig verbrannte Wunde inzidiert wird.

An den Extremitäten wird die Inzision lateral oder medial der Mittellinie durchgeführt, bogenförmig im Bereich der Gelenke.

Die Escharatomie im Bereich des Thorax wird beidseits lateral vorgenommen. Notwendige Fasziotomien sind in Narkose durchzuführen.

Topische Therapie: (Infektionsprophylaxe)
Lokale Applikation von:
- **Flammazine** (Silbersulfadiazine) ist das gebräuchlichste topische antimikrobielle Medikament der Verbrennungstherapie.
  Flammazine ist schmerzlos und einfach zu applizieren. Es besitzt ein breites, antibakterielles Wirkungsspektrum, wirkt aber nur bakteriostatisch und erfordert regelmäßige Verbandswechsel.
- **PVP-Jodlösung:** Regelmäßig und einfach zu applizieren als Salbe oder Flüssigkeit. PVP-Lösung führt zu einer Gerbung der verbrannten Areale. Beim Auftragen kann es zu Brennen und Schmerzen kommen. PVP-Jodlösung sollte nicht im Bereich von Gesicht und Händen angewandt werden.

Oft wird die spätere Excision der gegerbten Areale erforderlich.
- Die **Dreiphasengerbung** mit Tannin und Silbernitrat wird heute kaum mehr angewandt, da weniger vorteilhaft für den Heilungsverlauf von Verbrennungswunden.

Operatives Vorgehen:

Die **Frühnekrosektomie** wird in Abhängigkeit vom Allgemeinzustand ab dem 3. Tage durchgeführt, vermeidet eine unkontrollierte Infektausweitung unter der Nekrose und dient der raschen Reepithelialisierung der geschädigten Oberfläche.

Exzision von Brandverletzungen der Tiefe IIb und tiefer

Beachte: Operation bis maximal 20 % Körperoberfläche und bis maximal 4 Stunden OP-Dauer (Blutverlust, Auskühlung), ggf. mehrere operative Abschnitte.

Technik:

* **Tangential:** Schichtweises Abtragen von avitalem Gewebe bis vitales Gewebe am Wundgrund (Blutung) auftaucht.
  - Nachteil: Hoher Blutverlust
               Belassen von Restnekrosen
  - Vorteil: Erlangung günstiger kosmetischer Endergebnisse.

* **Excision bis auf die Faszie:**
  Sichere und direkte Entfernung allen nekrotischen Gewebes.
  - Nachteil: Schlechteres kosmetisches Ergebnis
  - Vorteil: Geringerer Blutverlust

Nach der Exzison bis auf die Faszie erfolgt bei sauberen Verhältnissen sofort die Mesh graft-Deckung.

Bei unsicheren Weichteilverhältnissen bzw. beim Verbleib von Restnekrosen wird eine temporäre Deckung der Wunde mit Kunsthaut, z.B. Coldex® oder Xenotransplantaten (lyophilisierte Schweinehaut o.ä.) durchgeführt.

Vollhauttransplantate sind im Gesicht, den Händen sowie den Füßen erforderlich.

Bei der plastischen Deckung von Verbrennungen im Gesicht sind die definierten „ästhetischen Zonen" zu berücksichtigen und durch entsprechend große Transplantateinheiten zu bedecken.

Therapie der Begleitverletzungen:
Verbrennungen sind oft mit weiteren Verletzungen vergesellschaftet (**thermomechanische Kombinationsverletzungen!**).
Notwendige operative Maßnahmen sind nach Möglichkeit primär durchzuführen, da zu diesem Zeitpunkt das geringste Infektrisiko besteht.
Stabilisierung von Frakturen (durchaus intern!)
Thorakotomien und erforderliche **Laparotomien** durch verbranntes Gewebe, kein Hautverschluß, sondern nur Fasziennaht (abschließend temporärer Hautersatz).

Parenterale Ernährung

Nach abgeschlossener Ausschwemmphase (Aufnahmegewicht!) gerät der Verbrennungsverletzte in ein Stadium erhöhten Grundumsatzes.
Als **tägliche Energiemenge** für Schwerverbrannte sind ca. 2000–2200 Kalorien/m^2 KOF anzusetzen.

Stromverletzung

Stromverletzungen sind charakterisiert durch Verbrennung der Haut als auch Schädigung der Muskulatur (Zelldestruktion → Myoglobin!)
In der Regel sind Strommarken an der Körperoberfläche gering im Vergleich zu der subfaszial gelegenen Gewebsschädigung.
Strombedingte kardiale Rhythmusstörungen treten initial auf und können für Stunden andauern.

Therapie:
Beim Stromverbrannten ist auf eine adäquate Flüssigkeitszufuhr zu achten:

Urinausscheidung 50–100 ml/Stunde.

Bei positivem Myoglobin oder Hämoglobin im Urin ist eine Steigerung auf 100–150 ml/Stunde anzustreben (ggf. Gabe von Natriumbikarbonat zur Alkalisierung des Urins).

Die **topische Therapie** entspricht der bei Verbrennungen.

Frühzeitige **Escharatomien** bzw. **Kompartmentspaltungen**.

Im Rahmen der Nekrosenabtragung ab dem 3. Tag ist in der Regel auch ein Debridement zerstörter Muskulatur erforderlich.

Cave: Muskelnekrosen sind zu erwarten auf der gesamten Strecke zwischen Eintritts- und Austrittsstelle des Stromes, welche weit entfernt an diagonal liegenden Körperabschnitten auftreten können.

Chemische Verletzungen

Bei der Schädigung durch **chemische Substanzen** ist die Tiefe und Schwere der entstehenden Koagulations-Kolliquationsnekrose abhängig von der Konzentration des Agens (Säure/Lauge).

Hauptproblem der chemischen Verbrennung ist das Fortschreiten der thermischen bzw. chemischen Schädigung so lange das Agens sich in der Haut befindet. Initiale Neutralisierung des chemischen Agens durch Wasser bzw. spezielle neutralisierende Substanzen.

Giftnotrufzentrale Telefon:
14050 Berlin
Universitätsklinikum Rudolf Virchow
Standort Charlottenburg
Reanimationszentrum
Spandauer Damm 130
Tel.: Vorwahl: 0 30
        Zentrale: 30 35-0
        Durchwahl: 30 35-34 66/30 35-22 15/30 35-34 36
81675 München
Giftnotruf München
(Toxikologische Abteilung der II. Medizinischen Klinik
rechts der Isar der TU)
Ismaninger Straße 22
Tel.: Vorwahl: 0 89
        Durchwahl: 41 40-22 11

Rehabilitation

Behandlungsziel ist zu sehen in der Schaffung einer belastungsfähigen Hautoberfläche bei voller Funktion der Gelenke.

Bereits die Lagerung der Patienten muß Kontrakturen verhindern, spätestens am 3. Tage der stationären Behandlung sind die befallenen Gelenke krankengymnastisch zu mobilisieren.

Nach erfolgter plastischer Deckung der verbrannten Hautareale ist eine Kompressionsbandagenbehandlung (Jobst) zur Keloidbildungsprophylaxe erforderlich. Langfristig empfiehlt sich bei Kontrakturen Z-Plastiken, Nachexzisionen und Nachdeckungen vorzunehmen.

An den Händen sowie den Zehen können nach ausgedehnten Verbrennungen Arthrodesen erforderlich werden.

Kälteschaden

Ätiologie

Der Kälteschaden wird entweder durch direkten Kontakt vermittelt oder aber durch ungünstige Umgebungsbedingungen (Luftfeuchtigkeit, Windgeschwindigkeit). Alkohol, Alter und Bewegungsmangel sowie vorbestehende Gefäßerkrankungen erhöhen das Risiko und die Ausdehnung von Kälteschäden.

Klassifikation der Erfrierungen

Die Gewebsnekrosen nach Erfrierungen sind verursacht durch mechanische Schädigung aufgrund von Eiskristallbildung, Dehydratation der Zellen und Störung der Mikrozirkulation.

> Die Ausdehnung erfrorenen Gewebes kann sich erst im Laufe der Zeit, d.h. Wochen später manifestieren
> (Im Januar erfroren, im Juni amputiert!).

- **I.gradige Erfrierung:** Hyperämie und Ödem ohne Nekrosen.
- **II.gradige Erfrierung:** Hyperämie, Blasenbildung und Teilnekrose der Hautoberfläche.
- **III.gradige Erfrierung:** Nekrose der Haut und unterschiedliche Nekrose des Subkutangewebes.

- **IV.gradige Erfrierung:** Vollständige Nekrose von Haut und Subkutangewebe bis auf den Knochen.

Ein Absinken der Kerntemperatur unter 35 °C wird als **„generalisierte Hypothermie"** bezeichnet.

Behandlung:
Erfrierungen sind so schnell wie möglich zu behandeln, wobei der Patient systemisch aufzuwärmen ist.
- Analgetika
- Aufwärmen
- Steriles Abdecken

> **Cave:** Immer zentrale Aufwärmung zuerst (Rasche Umverteilung von kaltem Blut aus der Peripherie kann zu kardialen Störungen, ggf. zu Asystolien führen.!)

Der unterkühlte Patient muß immobilisiert werden, die Erwärmung des Körperkerns kann erfolgen mittels warmer Infusionslösungen oder durch warmes Bad bei aus dem Wasser herausgehaltenen Extremitäten.

Stadienabhängiges Vorgehen

- **Mäßige Hypothermie** (32–35 °C): Immobilisierung des Patienten, Einpacken in warme Decken, orale Gabe warmer Flüssigkeit.
- **Schwere Hypothermie** (28–32 °C): Immobilisierung des Patienten, intravenöse Applikation warmer Infusionslösungen.
- **Excessive Hypothermie** (< 28 °C): Bei Kerntemperatur unter 28 °C sowie bei Herzstillstand vor oder während der Wiedererwärmungsbehandlung:
  - Kardiopulmonaler Bypass (Maschine)
  - Peritonealdialyse bzw.
  - mediastinale Lavage mit warmen Infusionslösungen.

Literatur

Lorenz, S., P. R. Zellner: Die Infektion beim Brandverletzten. Steinkopff, Darmstadt 1993.
Herndon, D. N., R. R. Barrow, R. L. Rutan et al.: A comparison of conservative versus early excision. Ann. Surg. 209 (1989) 547.

Zellweger, G.: Behandlung der Verbrennungen, praktische Hinweise für Diagnose, Therapie, Rehabilitation Köln, Deutscher Ärzte-Verlag 1981.

ICD 9:

Verbrennung	949.0
Stromverletzung	949.0
Verätzung	949.0
Erfrierung	991.3
Inhalationsschaden	941.0
Verbrennung	
Gesicht	941.0
Rumpf	942.0
Arm	943.0
Bein	945.0
Hand	944.0

Notizen

Notizen

2. Neurotrauma

Allgemein

Das Neurotrauma (Gehirn/Rückenmark) ist häufig. Fast die Hälfte aller Unfalltoten weisen Schädelverletzungen auf.

Neben einer direkten substantiellen Läsion der neurogenen Strukturen können sekundäre Mechanismen, wie Schwellung (Hirnödem) oder Blutung (epi-, subdural, intracerebral) indirekt schädigen.

Verletzungsformen

Weichteilverletzung

Schädelfrakturen
    Kalottenfraktur (offen, geschlossen)
    Basisfraktur (offen, geschlossen)

Hirnverletzungen
    Diffuse Hirnverletzung
        Commotio
        Diffuse axonale Verletzung
    Fokale Hirnverletzung
        Contusio cerebri
        Intrakranielle Hämatome
        Epidurales Hämatom
        Subdurales Hämatom
        Intrazerebrales Hämatom
    Perforierendes Schädel-Hirn-Trauma
        Pfählungsverletzung
        Schußverletzung

Ein isoliertes Schädelhirntrauma führt nie zur ausgeprägten Hypovolämie; diese wird stets durch Begleitverletzungen ausgelöst (Ausnahme:
Hirnstammläsion, spinaler Schock).

Klinische Untersuchung

- ABC der Reanimation (Intubation bei GCS < 8!).
- Überprüfung der Bewußtseinslage (GCS).
- Pupillenreagibilität und -weite.
- Überprüfung der Hirnnerven (Tab. S. 71).
- Überprüfung der Sensomotorik (beim wachen Patienten unproble-
  matisch durch Aufforderung, bei Bewußtseinsgetrübten/-losen →
  Schmerzreiz, Reflexstatus)

Klassifikation der Komastadien nach Frowein

Koma I	Bewußtlosigkeit ohne weitere neurologische Funktionsstörung
Koma II	Bewußtlosigkeit, neurologische Funktionsstörung (Paresen und oder Pupillenstörungen, Augenmotilität, Atmung intakt)
Koma III	Bewußtlosigkeit, Funktionsstörung des Hirnstammes in Form des Mittelhirnsyndromes (Pupillenstörungen, Beuge- und oder Strecksynergismen)
Koma IV	Bewußtlosigkeit, Funktionsstörung des Hirnstammes in Form des Bulbärhirnsyndromes (Muskeltonus schlaff, Pupillen weit, keine Lichtreaktion, keine Reaktion auf Schmerzreize)

Klassifikation des SHT:

GCS	13–15:	leichtes SHT
GCS	9–12:	mittleres SHT
GCS	< 9:	schweres SHT

Eine Rückenmarksverletzung ist so lange anzunehmen, bis das Gegen-
teil bewiesen ist.

Bei alkoholisierten oder intoxikierten Verletzten erweist sich die Beurteilung der Bewußtseinslage so wie die des peripheren sensomotorischen
Defizits als äußerst schwierig.

Untersuchung Hirnnerven

Hirnnerv	Funktion	Prüfung
I N. olfactorius	Geruchssinn	Anamnestische Angabe
II N. opticus	Leitung optischer Reize	Fingerperimetrie; Leseprobe, Lichtreaktion
III N. oculomotorius	Augenmuskulatur außer M. obliquus sup. und M.rectus lat. Pupillenfunktion	Lichtreaktion, Augenmotilitätsprüfung
IV N. trochlearis	M. obliquus sup.	Bulbus nach unten innen bewegen
V N. trigeminus	Sensibilität Gesicht, Kaumuskeln	Berührungsempfindung Muskelprüfung
VI N. abducens	M. rectus lat.	Bulbus nach lat. bewegen
VII N. facialis	mimische Gesichtsmuskulatur	Pfeifen, Stirn runzeln
VIII N. vestibulocochlearis	Gehör, Gleichgewicht	Hörprüfung, Romberg, Nystagmus
IX N. glossopharyngeus	motorische und sensible	Würgereiz, Gaumen-
X N. vagus	Innervation weicher Gaumen	segelhebung
XI N. accessorius	M. sternocleidomastoideus	Kopfwendung
XII N. hypoglossus	Zungenmuskulatur	Zungenmotilität

Segmentale Versorgungsgebiete wichtiger Nervenwurzeln

Nervenwurzel	Kennmuskel	Kennreflex	Hautdermatom
C 4	Zwerchfell		
C 5	M. deltoideus		Schulterkappe
C 6	M. biceps brachii	BSR	rad. Unterarm, Daumen
C 7	M. triceps brachii	TSR	Volarseite Unterarm D II, D III
C 8	M. abductor dig. min.	(Trömner)	Ulnarseite Unterarm D IV, D V
Th 4			Mamillen
Th 10			Bauchnabel
L 2,3	M. psoas		Oberschenkelvorder- und Innenseite
L 4	M. quadriceps fem.	PSR	Oberschenkelvorderseite
L 5	Fußheber	(TPR)	Unterschenkel lat., Großzehe
S 1	Fußsenker	ASR	Unterschenkel dorsolat., Kleinzehe

Sichtbare Hinweiszeichen

- Brillenhämatom
- ausgedehntes Decollement sowie perforierende Wunden
- palpable Schädelfrakturen
- Otorhoe/Rhinorhoe (Blut/Liquor).

Priapismus, fehlender Sphinktertonus und/oder *Zwerchfellatmung* sind Hinweiszeichen für *Rückenmarksschädigung*.

Akuttherapie des Schädelhirntraumas (Senkung des intracraniellen Druckes)

- Adäquate Oxygenation ($pO_2 > 90$ mmHg)
- Mäßige Hyperventilation (pCO_2 25–30 mmHg)
- Lagerung → bei stabilem Blutdruck Oberkörperhochlagerung um ca. 20–30°
- Flüssigkeitsrestrikton (Vorsicht bei Verwendung hyperosmolarer Lösungen!)
- Ausgleich der Hypervolämie mit Humanalbumin, ggf. Blut (kein PPL, da hypoonkotisch/hypoosmolar!)

Intensivmedizinische Maßnahmen

- Kreislaufüberwachung ggf. durch Pulmonaliskatheter
- Großzügiger Einsatz von Vasoaktiva und Katecholaminen (Dopamin bis 8 mg/kg KG)
- Osmotherapie (Mannitol bis maximal 2 g/kg KG)
- Diuretika (z.B. Furosemid)
- Barbiturat zur Senkung der zerebralen Durchblutung (Pentothal-Perfusor 1–10 mg/kgKG/h bis ICP < 20 mmHg)

Hirndrucksonde (ICP)

Indikation

- Intubierter Patient mit pathologischem CT (Oedem!/Hämatom).

- Neurologisch nicht beurteilbarer Verletzter oder kontinuierliche Verlaufsverschlechterung.
- Polytraumatisierter mit SHT ohne Möglichkeit der Abklärung durch CT.

a) Epidurale Hirndruckmessung

Vorteil: Infektgefahr gering, technisch einfach durchführbar.
Nachteil: Methodische Meßfehler.

Implantationstechnik:
Großzügige Rasur,
Inzision 2 QF lateral der Mittellinie, beginnend an der Stirnhaargrenze parallel zur Mittellinie ca. 3 cm in Richtung Occiput (immer vor der Kreuznaht!),
Implantation auf der Seite der größten intracraniellen Läsion (soweit bekannt).
Abschieben des Periostes,
Bohrloch mit einem 11 mm Trepan,
Abrunden scharfer Knochenkanten und Ablösen der Dura um 1,5 cm in Richtung Sondenvorschub (weicher Dissektor),
Überprüfung der Sonde auf Dichtigkeit, Nullabgleich und Einführen mit der Membranseite durawärts,
Ableitung durch die Wunde,
Fixation des Kabels in dieser Position,
Hautnähte.

Komplikationen:
Falsche Bohrlochlage (z.B. Stirnhöhle),
zu geringe Duraablösung und falsche Fixierung des Kabels, dadurch Kabelbruch,
Undichtigkeit der Sonde,
Verkippung der Sonde und artifizielle Druckerhöhung durch Duravorspannung.

b) Ventrikeldrainage

Vorteil: Drucksenkende Liquorentnahme.
Nachteil: Technisch schwieriger, Infektgefahr!

Implantationstechnik:

Gedachte Linie durch die Mitte der Pupille parallel zur Sutura sagittalis auf dieser Linie ca. 15 mm vor der Kreuznaht → Bohrloch.

Punktion in Richtung auf den ipsilateralen Kantus maximal 7 cm tief.

Komplikation

Falsche Stichrichtung → Blutung!

Chirurgische Therapie

Indikationen:

Epidurales Hämatom:	Intracerebrales Hämatom:	Subdurales Hämatom:
Neurologische Herdsymptome Dicke über 1 cm Einklemmungs- erscheinungen	Strenge Indikationsstellung! Mittelhirnsyndrom ICP über 30–45 mmHG	Neurologische Herdsymptome Dicke über 1 cm Einklemmungs- erscheinungen

Schädelfraktur:

Undislozierte einfache Brüche werden konservativ behandelt.

Offene, imprimierte (Corticalisdicke) und dislozierte Frakturen bedürfen der operativen Revision (Debridement, Anhebung).

Epidurales Hämatom:

Meist vergesellschaftet mit Schädelfrakturen und einer Läsion der A.meningea media (selten des Sinus cavernosus → pulsierender Exophthalmus → Auskultation!).

Je nach Blutungsqualität neurologische Symptomatik (evtl. freies Intervall!).

Diagnostische Absicherung durch CT.

In der Regel (Hämatomdicke > 1 cm im CT) operative Ausräumung.

Subdurales Hämatom:

verursacht durch traumatische Abrisse der Brückenvenen, oft begleitet von Hirnsubstanzschäden (hohe Mortalität, insbesondere bei alten Patienten).

Neurologische Hirndruckzeichen entwickeln sich oft langsam aber stetig. Beweis und OP-Indikation durch CT.

Hirnkontusion/intrazerebrale Blutung:

Schädigungsausmaß im wesentlichen nur durch CT erfaßbar (Verlaufsbeobachtung!)

> Ein CT ist kein CT!

In der Regel konservativ abwartendes Vorgehen.
Bei dramatischer Befundausweitung neurochirurgische Intervention.

Hirnödem:

Generalisierte Schwellung des Hirngewebes aufgrund cytotoxischer und vasogener Mechanismen, die zu intrakranieller Drucksteigerung führen.
Medikamentöse Therapie (s. intensivmedizinische Maßnahmen SHT).

Rückenmarksverletzung:

Meist kombiniert mit Wirbelfrakturen.
Ca. 1/3 der Halswirbelsäulenverletzungen ist vergesellschaftet mit Rückenmarks- oder Nervenwurzelschädigungen
Thorakal und insbesondere lumbal abnehmende Inzidenz neurologischer Komplikationen.

Radiologische Diagnostik:

Bei bewußtlosen Patienten Darstellung der gesamten Wirbelsäule in zwei Ebenen, insbesondere der Übergangsregionen
(Spiral-CT derzeit überlegendste bildgebende Verfahrenstechnik).

Behandlung:

- Torsions- und druckstellenfreie Lagerung (Stiff neck, Schaufeltrage, Vakuummatratze).
- Initiale Steroidgabe (30 mg/kg KG initial, dann 5,4 mg/kg KG pro Stunde über 24 h).

- Bei hohen spinalen Verletzungen kontinuierliche Überprüfung der Atemfunktion (bei zervikaler Schädigung oft hypotensive Dysregulation und Bradykardie).
- Verlaufsdokumentation der sensomotorischen Ausfälle.
- Exakte Bilanzierung der Infusionstherapie (Kontrolle der Urinausscheidung).
- Frühzeitige Indikationsstellung zur operativen Intervention beim Vorliegen von instabilen Wirbelsäulenverletzungen (Reposition, Dekompression des Rückenmarks, Stabilisation des Bewegungssegmentes).

ASIA (American Spinal Injury Association) Schadensskala zur Erfassung von motorischen und sensiblen Störungen nach Rückenmarksverletzungen

A   Komplettes Transversalsyndrom
B   Motorisch komplettes, sensibel inkomplettes Transversalsyndrom
C   Motorischer Ausfall inkomplett, Restaktivität entspr. Kraftgrad 3
D   Motorischer Ausfall inkomplett, Restaktivität entsprechend größer 3
E   Neurologisch unauffällig

Motorische Aktivität

Kraftgrad 0   Keine Muskelaktivität
Kraftgrad 1   Muskelkontraktion ohne Bewegungseffekt
Kraftgrad 2   Bewegungseffekt unter Ausschaltung der Eigenschwere
Kraftgrad 3   Bewegungen gegen die Eigenschwere möglich
Kraftgrad 4   Bewegung gegen Widerstand möglich
Kraftgrad 5   Normale Muskelkraft

Literatur

Greenberg, J.: Handbook of head and spine trauma ed. by Jonathan Greenberg, New York, Dekker 1993
Cooper, P. R.: Head Injury. 3rd ed. Williams & Wilkins, Baltimore-London-Los Angeles-Sydney 1993
Cruz, J. et al.: Continous monitoring of cerebral oxigenation in acute brain injury. Neurosurgery 29: 743–749, 1991
Rosner, M. J. et al.: Cerebral perfusion pressure management in head injury. Journal trauma 30: 933–941, 1990
Todorow, S., P. Oldenkott: Praktische Hirntraumatologie, Beurteilung und Behandlung frischer Schädel-, Hirn- und HWS-Verletzungen. Deutscher Ärzte-Verlag (1992)

ICD 9:

SHT	854.0
Schädelfraktur	803.0
Epidurales Hämatom	852.0
Subdurales Hämatom	852.0
Rückenmarksverletzung	952.9
Rückenmarksverletzung mit Fraktur	806.8
Contusio cer.	851.0

Notizen

3. Gesichtsschädelverletzungen – Weichteilläsionen

Allgemein

Tetanusprophylaxe!

Gesichtswunden sind potentiell kontaminiert.

Wegen optimaler Durchblutung der Weichteile im Gesicht heilen Wunden meist problemlos und schnell.

Als **sauber** gelten Wunden bis zu 24 Stunden ohne Quetschung und sichtbare Verschmutzungen. In der Regel keine Antibiose erforderlich, primäre Naht sinnvoll.

Als „**verschmutzt/infiziert**" gelten Wunden, die älter als 24 Stunden sind, Gewebsquetschungen aufweisen oder sichtbar verschmutzt sind bzw. Perforationen mit Schleimhauteröffnung zeigen.
- Antibiose erforderlich!
- Kein primärer Wundverschluß!

Entgegen dem sonstigen Vorgehen sind **Bißverletzungen** im Gesicht wegen des späteren kosmetischen Ergebnisses nach sorgfältigem Debridement und Wundspülung primär zu adaptieren, was allerdings eine **lückenlose postoperative Überwachung** und Antibiose erfordert.

Wundversorgungen im Gesicht werden in Lokalanaesthesie durchgeführt (z.B. Lidocain 1–2 %) oder in regionaler Blockade (**Vorteil** → kein Wundrandödem.).

Wundklassifikation

Quetschverletzung:

Prellung durch stumpfes Trauma (Schwellung, Haematom) → konservatives Vorgehen.

Schürfung:

Tangentialverletzung der oberen Hautschichten, je nach Größe evtl. Debridement und Desinfektion.

Tiefreichende Wunden:

Alle Hautschichten durchtrennt (Schnitt/Riß). Nach sparsamer Excision (Debridement) und Spülung schichtweiser Wundverschluß mit nicht resorbierbarem monofilem Nahtmaterial der Stärke 5-0/6-0.

Ablederung/Decollement:

Schwerste Form der Hautverletzung (z.B. Skalpierungsverletzung) mit völliger Abtrennung der subkutanen Gefäßzufuhr.
Blutstillung, Redressement und adaptierende Nähte sind meist ausreichend. Substanzdefekte werden gedeckt durch lokale Verschiebelappen bzw. freie Hauttransplantation.

Spezielle Maßnahmen

Kopfhaut:

Verletzungen sind blutreich, da dieses Gewebe unelastisch, aber hochvaskularisiert ist.

- Großzügige Rasur,
- Debridement und Spülung,
- Austasten des Wundgrundes (Frakturstufen).
- Nach Einlegen einer Drainage in der Regel Blutstillung durch das Einbringen durchgreifender Nähte (Galea und Haut).
- Größere Defekte erfordern Verschiebelappen.

Augenbraue:

- Keine Rasur!
- sparsamste Wundrandexcision,
- Naht, evtl. Steristrip/Klebung.
- Bei Verlust der Augenbraue sekundär Haarbalgtransplantation.

Augenlider:

> Bulbusverletzungen sind auszuschließen!

- Am *Oberlid* Exploration des Lidhebermuskels, bei Mitverletzung sorgfältige Adaptation und Rekonstruktion der Lidfalte.
- Am *Unterlid* schichtweiser Wundverschluß, jedoch keine Naht im Bereich des Septum orbitale, da sonst Gefahr des narbenbedingten Ektropions.
- *Lidrandverletzungen* sind ebenfalls sorgfältig zu rekonstruieren, wobei die erste Naht (6-0) an der Grenze zwischen Haut und Schleimhaut zu liegen kommt.
  Die am Lidrand gelegenen Fäden werden lang belassen und auf die Haut geklebt (Steristrip), um Cornea-Irritationen zu vemeiden!
  Perforierende Lidrandverletzungen bedürfen der drei Schichten-(Bindehaut/Muskel/Haut)wiederherstellung.

> *Cave:* An den Augenlidern subtilste Nahttechnik, da sonst kosmetische wie funktionelle Defekte!

- *Defekt-/Ausrißverletzungen an den Lidern:*
  Plastische Deckungen mit Vollhauttransplantaten erforderlich und in der Regel nur durch Spezialisten durchführbar.

Tränenapparat:

Verletzungen oder Frakturen im medialen Abschnitt der Orbita, aber auch Mittelgesichtsfrakturen können zur Schädigung des Tränengangsystems führen.

> Diagnosestellung wichtig, Rekonstruktion schwierig und nur von Spezialisten durchzuführen.

Nase:

Verletzungen betreffen Haut/Knorpel und Schleimhaut.
 Inspektion des Septums auf Einblutung (Entlastung) und Dislokation (Reposition). Bei Abrissen des Nasenflügels schichtweise Rekonstruktion von der Schleimhaut über den Knorpel zur Haut.

Abrisse können initial (< 1 Stunde) refixiert werden, andernfalls sind sekundär plastische Wiederherstellungen notwendig.

Lippen:

Oberflächliche Wunden werden schichtweise genäht, wobei die erste Hautnaht an die Lippenrotgrenze zu liegen kommt.

Zur Vermeidung von Wundrandödemen durch Lokalanaesthetika haben sich regionale Anaesthesieverfahren am N. mentalis für die Unterlippe oder den N. infraorbitalis für die Oberlippe durchgesetzt.

Defektwunden lassen sich trotz einer Defektgröße bis maximal 25 % der Lippenlänge primär verschließen.

Ausgedehntere Defekte benötigen plastische Maßnahmen.

Perforierende Verletzungen werden inside/out versorgt (Naht der Mukosa wasserdicht!).

Parotis:

Der Ausführungsgang verläßt die Drüse auf einer Verbindungslinie zwischen Tragus und Oberlippenmitte, verläuft oberflächlich des Masseters, durchbohrt den M. buccinator und mündet in Höhe des 2. Oberkiefermolaren in die Mundhöhle.

Tiefe Wunden dieser Region können Gangs- und N. facialis-Verletzungen verursachen.

Prüfung des Speichelflusses durch Drüsenmassage oder retrograde Gangsondierung von enoral, evtl. Sialographie.

Primäre Rekonstruktion über liegenden Polyolyethylenschlauch.

Ohr:

Das äußere Ohr verfügt über eine ausgeprägte Durchblutung und zeigt hohe Heilungstendenz, deshalb sparsames primäres Debridement.

Helixknorpel sollte nur ausnahmsweise adaptierend genäht werden, muß aber stets von Haut bedeckt sein.

Ein mäßiger Kompressionsverband verhindert Ödem und Hämatombildung (Punktion).

Knorpeldefekte sind primär durch Übernähung der Haut zu verschließen und bedürfen ggf. der sekundären plastischen Korrektur.

Mundschleimhaut und Zunge:

Schleimhautverletzungen werden sorgfältig inspiziert und debridiert (Zahnreste!). Ausschluß einer Verletzung des Submandibularisganges am Mundboden durch Sondierung oder Sialographie, evtl. Naht über Stent.

    Zungenverletzungen bedürfen der schichtweisen Übernähung mit resorbierbarem Nahtmaterial der Stärke 4-0.

Vor einer **Blockade des N. lingualis** ist dessen neurosensitive Funktion an der Zunge zu überprüfen (Dokumentation!).

Periphere Nerven:

Periphere N. Trigeminus- und N. facialis-Äste werden nicht genäht, da in der Regel spontane Regeneration.

Läsionen des **N. Trigeminus** im Bereich des Foramen mentale, infraorbitale und supraorbitale sollten primär mikrochirurgisch versorgt werden.

Facialishauptäste, die hinter einer gedachten Linie lateral des Augenwinkels liegen, bedürfen der Identifikation und mikrochirurgischen Naht.

Knöcherne Verletzungen – Mittelgesicht (maxillo-facial)

Allgemein

Maxillofaciale Frakturen haben zu 50–70 % ihren Ursachen in Frontalzusammenstößen.

Oberkiefer, Gaumen, Jochbögen, Tränen- und Nasenbein sowie das Os sphenoidale und ethmoidale formen das Mittelgesicht.

Der Oberkieferbereich wird direkt vaskularisiert aus der A. carotis externa (A. facialis und maxillaris), die nervöse Versorgung erfolgt über Äste des N. trigeminus.

Fraktureinteilung

LeFort I:
Häufigste Mittelgesichtsfraktur. Horizontaler Frakturverlauf unterhalb des Jochbogens (Proc. alveolaris).

LeFort II:
Pyramidenförmiger Frakturverlauf. Zunächst unterhalb des Jochbogens ventralseits in die Orbitae einstrahlend.

LeFort III:
Cranio-faciale Separation.

Die klassischen LeFort-Verletzungen sind häufig kombiniert mit zusätzlichen Brüchen des Gesichtsschädels.

Klinik

LeFort I:

- Gesichtsödem, Nasenbluten,
- Zahnabbrüche aus dem Oberkiefer,
- enorale Wunden,
- meist gestörte Okklusion.
- Pathologische Beweglichkeit des Oberkiefers bei bimanueller Prüfung.

LeFort II/III:

- Zusätzlich periorbitales Ödem und Einblutung.
- Tastbare Stufenbildung in der Nasofrontalregion (II/III).
- Infraorbital (II) und lateraler Orbitarand (III).
- Hypertelorismus.

Röntgendiagnostik

A.p.- und seitliche Schädelaufnahmen.
Ergänzend occipito-mentale (Nasennebenhöhlen) sowie occipito-frontale (Stirnhöhle) Aufnahme.
Dünnschicht-Mittelgesichts-CT mit koronaren Schichten (evtl. Spiral-CT).

Begleitverletzungen

Da oft durch Frontalzusammenstöße verursacht, häufig knöcherne Begleitverletzungen, sowohl im Bereich des Schädels, als auch des gesamten Skeletts (Polytrauma).

Behandlung

a) *Obere Luftwege:*

Freimachen der Atemwege (insbesondere von Zahnabbrüchen).
Güdel-Tubus, evtl. endonasaler Wendel-Tubus, der gleichzeitig tamponiert, ggf. Intubation.

> Keine transnasale Magenschlaucheinbringung bei LeFort III-Verletzungen (→ via falsa!)

b) *Blutungen*

Blutende Weichteilverletzungen werden komprimiert.
Starkes Nasenbluten erfordert die Tamponade (z.B. Ballontamponade).

Gefäßzerreißungen (A. maxillaris) als direkter Ast der A. carotis externa verlangen Reposition der Fraktur und Gefäßligatur, ggf. selektive Embolisation.

c) *Operative Maßnahmen*

Anatomische Form- und Funktionswiederherstellung (Okklusion!). Spezielle kieferchirurgische Kenntnisse sind dafür erforderlich!

Jochbogen

Allgemein

Zweithäufigste Gesichtsfraktur, verursacht durch Schlägerei, Sport und Verkehr.
Meist medialseitige Dislokation.

Klinik

- Lokale Schwellung,
- Hämatom sowie sichtbare Gesichtsasymmetrie.
- Krepitation.

Röntgendiagnostik

Als spezielle Darstellungsform: Tangentialaufnahme („Henkeltopfeinstellung").

Behandlung

Offene Reposition, meist ohne Stabilisationsnotwendigkeit.

Nasoorbitale Frakturen

Allgemein

Gewalteinwirkungen im Nasenwurzelbereich (z.B. Aufprall auf Lenkrad/ Dashbord), meist kombiniert mit LeFort-Frakturen.

Klinik

- Lokal periorbitales Ödem/Hämatom.
- Erweiterter Augenabstand (Telecanthus > 35 mm).
- Nasenbluten, Nasenrückendeformation (z.B. Sattelnase).

Bei Verdacht auf **Rhinoliquorrhoe** → „Doppelring-Löschblatt-Test" (innerer Ring → Blut, äußerer Ring klar → Liquor).

Ptosis des Oberlides deutet auf eine Zerstörung der medialseitigen Orbitawand hin (Enophthalmus).

Tränenfluß (Epiphora) Zeichen für Tränengangsverletzungen.

Röntgendiagnostik

Übersichtsaufnahmen wenig aussagekräftig,
Methode der Wahl CT-Dünnschichtaufnahmen (coronar/axial).

Therapie

Ziel ist die Wiederherstellung des normalen Augenabstandes durch
- anatomische Frakturreposition und
- Stabilisation,
- Rekonstruktion des Tränengangssystems,
- Anheben und Ausrichten des Nasenrückens
- sowie Verschluß eines evtl. bestehenden Liquorlecks.

Bei **isolierten Nasenbeinfrakturen**
geschlossene Reposition nach vorheriger Anaesthesie mit Lidocain (4 %
intranasal – evtl. zusätzlich lokale Blockade von N. infraorbitalis und
supratrochlearis mit 1–2%igem Lidocain).
Die Reposition wird mit Elevatorium von endonasal her erreicht.
Eine anschließende innere (Tamponade) und äußere (Gips)-schienung ist
notwendig.
Die Tamponade sollte nach 48 Stunden entfernt,
der schienende sowie der Abschwellung dienende Gips 7 Tage belassen
werden.

Orbita

Allgemein

Orbitafrakturen sind Begleitverletzungen von Mittelgesichtsfrakturen oder
die Folge von direkten Schlag- bzw. Anpralltraumen (z.B. Tennisballverlet-
zung → Blow out-Fraktur).
Am häufigsten findet sich ein Orbitabodeneinbruch (Absinken des Bulbus), verbunden mit der Gefahr von prolabierendem Gewebe in den Sinus
maxillaris (Augenmuskeleinklemmungen).

Klinik

Bei isolierten Verletzungen dezente Symptomatik (Enophthalmus).
Subkonjunktivale und periorbitale Schwellung und Einblutungen.

Augenmotilitätsstörungen durch Muskeleinklemmungen am frakturierten
Orbitaboden oder durch Schädigung der Innervation.

Doppelbilder durch Bulbusniveau-Unterschiede (Überprüfung aller Blick-
richtungen, Überprüfung des N. infraorbitalis-Versorgungsbereiches).

Röntgen

Orbitaspezialaufnahmen bzw. Dünnschicht-CT (axial, sagittal, coronar).

Therapie

Indikation zur operativen Revision des Orbitabodens ist gegeben bei

- Augenmuskelmotilitätsstörungen (Muskeleinklemmungen am Orbita-boden),
- Enophthalmus,
- ausgeprägter Frakturdislokation,
- bei anhaltenden Doppelbildern (länger als drei Wochen).

Sinus frontalis-Frakturen

Allgemein

Selten, meist durch direktes Trauma induziert.

Die Vorderwand besteht im Gegensatz zur hinteren Lamina aus kräftiger Corticalis. Über Diploe-Venen besteht eine direkte Verbindung zum subduralen Venensystem (**Infektweg/Meningitis**).

Zerstörung der Sinushinterwand kann ein **Liquorleck** verursachen (Rhinoliquorrhoe).

Klinik

Dezente Schwellung und Hämatom oberhalb der Nasenwurzel, evtl. Vorverlagerung (Proptose) des Bulbus bei Sinusbodenfrakturen.

Häufig übersehene Verletzung, die erst manifest wird durch Komplikationen, wie Meningitis, Mukozele oder intrakraniellen Abszeß.

Bei Nasenbluten stets Ausschluß einer Liquorbeimengung.

Röntgen

A.p. und seitlich (Tomographien), Dünnschicht-CT.

Eine intrakranielle Luftansammlung (Pneumozele) ist beweisend für eine Duraverletzung.

Behandlung

Ziel ist
- die Infektverhütung (Antibiose obligatorisch),
- die Wiederherstellung oder Obliteration (z.B. Fettgewebseinlagerung) des Sinus frontalis
- sowie die kosmetisch plastische Rekonstruktion bei frontaler Impression.

Eine zerstörte Hinterwand sollte inspiziert und eine Duraverletzung revidiert werden (frontobasale Fistel).

Unterkiefer (Mandibula)

Allgemein

Zwei Drittel aller Gesichtsschädelfrakturen betreffen die Mandibula. Verursacht werden sie meist durch direkte Gewalt.

Häufigste Bruchlokalisation ist als anatomischer Schwachpunkt der Kieferwinkel, gefolgt von der Unterkiefermitte sowie den Gelenkfortsätzen.

Besonders bei bilateralen Frakturen besteht die Gefahr des Zurückgleitens der Zungenbasis mit Obstruktion der Atemwege (evtl. notfallmäßige Indikation zur Intubation).

Wegen der intraossären Lage des N. mandibularis ist dessen Schädigung bei Frakturen möglich.

Klinik

Lokaler Schmerz, Schwellung, Hämatom, Weichteilverletzungen gelten als Hinweiszeichen für Frakturen insbesondere dann, wenn eine **Bißstörung** (Malocclusion) besteht und die bimanuelle Untersuchung des Unterkiefers pathologische Beweglichkeiten bzw. tastbare Stufen ergibt.

Das oft bestehende neurosensorische Defizit ist zu überprüfen und zu dokumentieren.

Röntgen

Die Standardaufnahmen umfassen den a.p.-Strahlengang, die laterale Aufnahme sowie die beidseitigen Schrägaufnahmen.

Ggf. Panoramaaufnahme oder additiv Dünnschicht-CT.

Behandlung

Initial muß bei zurückfallendem Zungenboden die potentielle Atemwegsobstruktion durch Intubation behandelt werden.

Die definitive Versorgung von Unterkieferfrakturen erfolgt meist mit aufgeschobener Dringlichkeit (2. Woche) durch Osteosynthese.

Bis zu diesem Zeitpunkt evtl. temporäre enorale Drahtschienung mittels der Fraktur nahe liegenden Zähnen → **IMF (intermaxilläre Fixation)**.

Besteht im Frakturbereich eine Zahnfleisch- bzw. Schleimhautverletzung, so ist eine langfristige antibiotische Abdeckung indiziert sowie eine frühzeitige kieferchirurgische Frakturstabilisation anzustreben.

Die **konservative Behandlung** ist nur bei unverschobenen und wenig mobilen Frakturen mit ungestörter Okklusion statthaft und erfordert eine Analgesie sowie flüssige Ernährung über 4–6 Wochen.

Kindliche Mandibulafrakturen werden in der Regel geschlossen reponiert und evtl. durch IMF geschient, eine operative Interventionsnotwendigkeit verbleibt extrem selten.

Zahnverletzungen

Allgemein

Häufig in Verbindung mit anderen Gesichtsverletzungen, vornehmlich bei Kindern. Bei Erwachsenen 32 Zähne (12 Molaren, 8 Prämolaren, 4 Eckzähne und 8 Schneidezähne).

Kinder verfügen über 20 Zähne (8 Molaren, 4 Eckzähne, 8 Schneidezähne).

Die Zahnentwicklung beginnt mit dem 6.–8. Monat, der Ersatz des Milchgebisses mit 6 Jahren und ist in der Regel zwischen dem 14. und 15. Lebensjahr abgeschlossen.

Klinik

Verletzungsbedingte Zahnlücken geben immer Veranlassung nach versprengten Zahnresten in den umgebenden mitverletzten Weichteilen zu suchen.

Malokklusion kann durch maxilläre oder mandibuläre Frakturen hervorgerufen sein.

Traumatisierte Zähne sind auf Auslockerung zu überprüfen und gegenüber Proc. alveolaris-Abbrüchen abzugrenzen.

Ausgelockerte Zähne können aufgrund einer zerstörten Gefäßversorgung der Pulpanekrose anheimfallen. Frühzeitige zahnärztliche Wurzelbehandlung vermag oft den Zahnausfall verhindern.

Röntgen

Im Rahmen der Primärdiagnostik oft nur Übersichtsaufnahmen des Schädels durchführbar, so daß eine exakte Röntgendiagnostik des Ober- und Unterkiefers erst postprimär durch spezielle Panoramaaufnahmen des Ober- und Unterkiefers erfolgt.

Sind ausgeschlagene Zähne nicht identifiziert, so sollten immer Thoraxaufnahmen angefertigt werden, um deren Aspiration auszuschließen.

Behandlung

Bei traumatischem Schaden von Zähnen und Alveolarfortsatz sollte in direktem Kontakt mit dem Kieferchirurgen bzw. Zahnarzt therapiert werden, wobei die Versorgung postprimär bzw. sekundär erfolgt.

Literatur

Machtens, E.: Das frontale Trauma – Diagnostik und Behandlungsablauf aus der Sicht des Mund-, Kiefer- und Gesichtschirurgen. In: Schuchardt, K., W. Schilli: Fortschritte der Kiefer- und Gesichts-Chirurgie. Bd. XXXII: Wiederherstellung von Form und Funktion bei Gesichtsdefekten. Thieme, Stuttgart–New York 1978.
Schilli, W., R. Ewers, H. Niederdellmann: Bone fixation with plates and screws in the maxillofacial region. Int. J. Oral Surg. 10 (1985) 329.

ICD 9

Platzwunde	879.8
Skalpierung	873.0
Lidverletzung	870.1
Nasenverletzung	873.2
Ohrenverletzung	959.0
Zungenverletzung	873.6
Nervenverletzung	959.9
N. facialis	957.9
N. trigeminus	951.3
Le Fort Fraktur	802.4
Jochbogenfraktur	802.4
Nasenbeinfraktur	802.0
Orbitafraktur	802.6
Zahnverletzung	873.6
Unterkieferbruch	802.2

Notizen

4. Augenverletzungen

Allgemein

Stumpfer oder perforierender Verletzungsmechanismus.

Die detaillierte Untersuchung des Auges erfolgt in der Regel durch den Spezialisten nach evtl. notwendiger Kreislaufstabilisation des verletzten Patienten.

Klinische Untersuchung

Kein „Weittropfen", da der Neurostatus sonst nicht erkennbar bleibt.

Bei wachen Patienten Gabe von Lokalanaesthetika (Tropfen).

Der Orbitarand wird auf Stufen und Krepitation abgetastet sowie die Sensibilität im Ausbreitungsbereich des N. supra- und infraorbitalis überprüft.

Augenlid

Oft schwierige Untersuchung, da meist ausgeprägte Weichteilschwellung.

Untersuchung stets in **Eversion** ohne Druck auf den Bulbus.

Eine Ptosis kann Zeichen einer Verletzung des Okulomotorius-Astes sein (M. levator palpebrae).

Fremdkörper sind meist lokalisiert im medialen Abschnitt des Unterlides und sollten immer entfernt werden.

Visusüberprüfung

- Leseprobe,
- Doppelbilder und Photophobie (Lichtscheue) bedürfen weitergehender Abklärung.

Bulbus

Prüfung der Motorik durch Blickrichtungswechsel.
 Bei Bulbuseröffnung prolabiert dessen Inhalt
(braun → Iris oder Ciliarkörper / klar → Glaskörper).
 Außerdem Druckverlust (eingefallenes Auge).
 Bei penetrierenden Bulbusläsionen (z.B. Metallsplitter) ist der retrobulbäre Raum sorgfältig zu explorieren (Röntgendarstellung).

Pupille

Sie ist der **Schlüssel zum allgemeinen neurologischen Status des Bewußtlosen!**
 Form, Größe, Rand und Reagibilität sind zu prüfen und meist bei Veränderungen Ausdruck einer intrakraniellen Schädigung, weniger die eines direkten Bulbustraumas.

Cornea

Exakte Untersuchung nur mit Spaltlampe.
Fluorescein zur Darstellung von Einrissen, Ulzerationen bzw. kleinen Perforationsstellen.

Bindehaut

Subkonjunktivale Einblutungen sind häufig Folge von stumpfen oder penetrierenden Verletzungen.
 Die Blutung allein ist wenig dramatisch und ein sich selbst eindämmender Prozeß. Einrisse und Emphysem müssen weiter abgeklärt werden.

Vordere Augenkammer (Iris/Linse)

Einblutungen (Hyphäma) führen zu Schmerzen und können verbunden sein mit jeglicher Art von Bulbusverletzung.

- **Die Iris** ist zu überprüfen auf Form, Reagibilität und Lage.
- **Die Linse** kann durch Traumaeinwirkung disloziert und getrübt sein.

Hintere Augenkammer

Häufig Einblutungen, welche die Beurteilung der Retina unmöglich machen

Roter Reflex der Retina wird schwarz!

Retina

Die detaillierte Fundusspiegelung gibt Aufschluß über Einrisse, Ablösungen und Einblutungen.

Knöcherne Orbitarand- oder Lidverletzungen
wurden im Abschnitt Gesichtsverletzungen beschrieben.

Bulbusverletzungen sind nach dem Erkennen durch den Spezialisten zu behandeln.

Lediglich bei **Verätzungen** (Chemikalien) muß sofort noch am Unfallort durch Spülung (mehr als 2 l Ringer-Lösung für jedes Auge) eine Konzentrationsverminderung des einwirkenden Agens erreicht werden (eine Neutralisation durch Lauge oder Säure ist wenig sinnvoll, da zusätzliche Schädigungsmöglichkeit für das Auge besteht).

Therapie

Durch Augenarzt.

→ Im Zweifelsfall immer steril abdecken!

ICD 9

Augenlidverletzung   870.1
Orbitafraktur   854.0
Bulbusverletzung   871.4
Hornhautverletzung   918.1

Notizen

5. Halsverletzungen

Allgemein

Stumpfe und penetrierende Verletzungsmechanismen.
Die Verletzungsschwere ist abhängig von der Intaktheit des Platysmas.
Darüberliegende Wunden sind fast immer unproblematisch.
Perforationen verursachen hingegen komplizierende Begleitläsionen.

Stumpfes Halstrauma

HWS

siehe speziellen Abschnitt, insbesondere Röntgendiagnostik an den Übergangszonen.

Gefäße

Ein stumpfes Trauma mit arterieller Schädigung ist selten und meist verursacht durch **Hyperextensionsverletzungen**, welche zu Intimaschäden führen können (Carotis-Doppler).
Ggf. Arteriographie.
Evtl. OP-Indikation bei Thrombose oder Ausbildung eines Pseudoaneurysmas.

Larynxverletzung

Stumpfes Trauma kann den Larynxknorpel frakturieren und dann den Luftweg sofort komplett verlegen.
Sekundäre Verschlüsse ereignen sich durch Schwellung oder Einblutung, die notfallmäßige Tracheotomie wird unumgänglich.

Diagnostik über fiberoptische Larynxdarstellung und CT.

Alsbaldige **Rekonstruktion** durch Spezialisten!

Platysmaperforation

Didaktisch lassen sich drei Regionen abgrenzen:

A – Basisebene (Halsbasis bis Schildknorpel)

Gefährdete Strukturen sind:
- der Aortenbogen mit seinen kranialen Abzweigungen
- die Vena innominata
- Trachea
- Oesophagus und Larynx.

Diagnostik durch Angiographie, Oesophagoskopie und/oder Bronchoskopie.

B – Mitteletage (Schildknorpel bis Unterkieferwinkel)

Gefährdete Strukturen sind:
- die Jugularvenen und Karotiden
- Larynx
- Ösophagus und Trachea.

Diagnostik oft wegen der bestehenden Akutsituation primär unzureichend.

Operative Revision (z.B. bei Blutung) → lebenserhaltender Notfalleingriff (Zugang parallel zur Vorderkante des Sternocleidomastoideus).

Bei aufgeschobener Dringlichkeit der Diagnostik Angiographie, Ösophagoskopie, Bronchoskopie.

C – Obere Etage (Kieferwinkel bis Schädelbasis)

Gefährdete Strukturen sind wiederum:
- Gefäße, welche operativ nur unter größten Schwierigkeiten zu explorieren sind.

In jedem Fall ist eine Angiographie notwendig.

Behandlung

Karotiden:
In der Regel Rekonstruktion.

In Ausnahmefällen (präexistenter Verschluß der Carotis und schwerste neurologische Störungen) → Ligatur.
In **Zone A** Zugang über Sternotomie und/oder Clavicularesektion,
in **Zone B** über eine schrägverlaufende Incision entlang des Vorderrandes des Sternocleidomastoideus.
In der Zone C extrem schwierige Darstellung, oft nur Ligaturen möglich.

A. vertebralis:

Dokumentation immer durch Angiographie.
   Behandlung immer abhängig von dem Funktionszustand der Gegenseite (Circulus arteriosus Willisii)
in der Regel Ligatur (**proximal:** am Abgang aus der Subclavia; **cranial:** zwischen C1/C2 Querfortsatz).

Venenverletzungen

Vena jugularis interna-Verletzungen sollten revidiert und rekonstruiert werden, die der Jugularis externa bedürfen der Ligatur.

Laryngotracheale Verletzungen

Primäres Debridieren und Rekonstruieren.
   Tracheostoma meist erforderlich.
   Perioperative Antibiose.

Ösophagusverletzungen

Debridement und Naht primär.
   Ausgiebige Drainage und perioperative Antibiose.
   Bei Kombinationsverletzungen von Trachea und Ösophagus nach Möglichkeit ebenfalls primäre Rekonstruktion mit Muskelinterposition

Cave: tracheo-ösophageale Fistel!

Literatur

Blaisdell, F. W., D. D. Trunkey (eds.). Trauma Management. Vol. III: Cervicothoracic
Trauma. Thieme, New York 1986.

ICD 9

Carotisverletzung	900.0
Tracheaverletzung	862.2
Oesophagusverletzung	862.2
Larynxverletzung	920.0

Notizen

6. Thoraxverletzungen

Allgemein

Weniger als ein Drittel aller Thoraxverletzungen bedürfen der operativen Intervention. Der Verletzungsschwere entsprechend, kommen Maßnahmen von der alleinigen Analgesie über die Thoraxdrainage bis hin zur Beatmung in Frage.
Bei Polytraumatisierten ist in 25 % der Fälle die Todesursache in der Thoraxverletzung zu sehen.

Insgesamt ist in Folge der Zunahme von Rasanztraumen eine Zunahme der Thoraxverletzungen zu beobachten.

Pathophysiologie/Pathomechanismus:

Stumpfes Thoraxtrauma:

Als Ursache findet sich ein Verkehrsunfall oder ein Sturz mit den Folgen der:

- Thoraxkontusion,
- Frakturen von Sternum, Rippen oder Wirbelkörpern,
- der Herzkontusion,
- des Pneumothorax,
- Ruptur von Trachea, Bronchus, Oesophagus
- thorakaler Aorta oder anderer thorakaler Gefäße.

Penetrierende Verletzungen:

Als Ursache kommen in Frage Pfählungs-, Stich- und Schußverletzungen mit den Folgen von:

- Frakturen,
- Parenchymschäden an Thoraxwand, Lunge und Herz,
- Haemato- und Pneumothorax sowie
- Verletzungen von Trachea, Bronchus, Ösophagus,
- der Aorta, der intrathorakalen Gefäße und des Ductus thoracicus.

Iatrogen:

Als Folge ärztlicher Maßnahmen kann es beispielsweise beim Legen eines Subclaviakatheters oder aber als Folge einer lang andauernden PEEP-(positive end expiratory pressure) Beatmung zum Entstehen eines Pneumothorax kommen.

Endoskopische Maßnahmen sind mit dem Risiko der Ösophagus- und Tracheaperforation behaftet.

Ein Herzparenchymschaden oder eine Herzbeuteltamponade können die Folge eines Pulmonaliskatheters sein.

Ösophagusverätzung:

Ursache hierfür sind Ingestionen von Laugen oder Säuren.

Inhalationsschaden:

Neben der Inhalation von Reizgasen oder anderen chemischen Noxen entsteht dieser vornehmlich durch Rauchgasinhalation bzw. in der unmittelbaren Nähe eines Explosionsherdes.

Akutmaßnahmen

richten sich nach dem Ausmaß der Verletzung und sind zu sehen in:

- ABC der Wiederbelebung
- Infusionstherapie
- Thoraxdrainage
- Perikardpunktion
- Notthorakotomie sowie
- Evaluierung der Begleitverletzungen.

Diagnostik

Situationserfassung/Anamnese

Die Erfassung der Unfallsituation und des Unfallherganges dienen der groben Orientierung über das mögliche Verletzungsmuster (z.B. Lenkradanprall, Gurtprellmarken).

Symptomatik

Nach Thoraxtraumen klagen bewußtseinsklare Patienten über Kurzatmigkeit sowie Schmerzen im Bereich der kontusionierten Thoraxregion.

Plötzlich auftretende **Heiserkeit, Haematoptyse** oder **Stridor** sind deutliche Hinweiszeichen für eine thorakale Verletzung.

Untersuchungsgang

- Aufsuchen äußerer Verletzungszeichen,
- Lokalisation des Ortes der Läsion (z.B. Einstich, Einschuß/Ausschuß),
- Halsvenenstauung und abgeschwächte Herztöne sowie niedriger Puls als Zeichen der Herzbeuteltamponade,
- beidseitiges Auskultieren und Perkutieren (Atemgeräuschveränderung),
- paradoxe Thoraxexkursionen beobachten oder palpieren,
- Stabilitätsüberprüfung des Thorax durch Querkompression,
- Erfassen von Rippenfrakturen aufgrund einer palpablen Krepitation,
- Röntgen Thoraxübersicht (Pneu? Position der Trachea? Lage und Ausdehnung des Mediastinums? Position des Herzschattens? Abgrenzen beider Zwerchfelle?)

Zusatzuntersuchungen

In Abhängigkeit vom Verletzungsausmaß können weitere Untersuchungen notwendig sein:

- Spiral-CT des gesamten Thorax
- Angiographie zur Lokalisation von Gefäßverletzungen
- Orale Kontrastmittelgabe (wasserlösliches KM) zum Nachweis von Perforationen oder Ausschluß einer Zwerchfellruptur (Kontrastierung des Magens im Thorax)
- Herzecho zum Ausschluß einer Herzbeuteltamponade
- EKG (z.B. Niedervoltage bei Herzbeuteltamponade).

Thoraxwandverletzungen

Rippenfrakturen

Klinik: Palpation, Krepitation, Schmerzangabe.

Röntgen: Thorax (Pneumothorax-Ausschluß)
Rippen Hemithorax (Frakturlokalisation),

Analgesie: Oral oder per Leitungsblock (Intercostalblockade).

Atemgymnastik, keine Bandagierung des Thorax.

Sternumfraktur

Klinik: Anamnese (Gurt, Lenkrad) Lokalbefund.

Röntgen: Thorax (negativ bei Sternumfraktur),
Sternum seitlich: Frakturnachweis.

Evaluierung von Begleitverletzungen.
Ausreichende Analgesie (oral, cave Atemdepression!).
Atemgymnastik.

Flail chest (instabiler Thorax).

Klinik: Paradoxe Thoraxbewegung.

Röntgen: Thorax: Multiple Frakturen. Hämatopneumothorax.

Thoraxdrainage,
Beatmung zur Stabilisierung der Serienfrakturen erforderlich.
Flüssigkeitsbilanz (eher Restruktion) zur Vermeidung von Lungenödem.

Offene Thoraxwandverletzungen

Klinik: Lokalbefund → evtl. Soggeräusch.

Röntgen: Thorax (Pneu-, Hämatopneumothorax).

Operativer Thoraxverschluß nach ausreichender Drainage.

Merke: Kein Verschluß ohne Drainage!

Hämatopneumothorax

Klinik: Perkussion und Auskultation

Röntgen: Thorax, ggf. Sonographie

Therapie: Drainage
(wenn Blutmenge initial über 1,5–2 l oder anschließend 150–200 ml/ Stunde über 4 Stunden abfließen → Indikation zur Thorakotomie).

Verletzung des Ductus thoracicus:

Die normale geförderte Lymphmenge im Ductus thoracicus in 24 Stunden beträgt ca. 2–4 l.

Diagnose: Entleerung von Chylos aus der Thoraxdrainage.

Weiterführende Diagnostik: Rö. Thorax und CT

Behandlung: Meist spontaner Verschluß
(selten bei über Tagen anhaltender Persistenz des Lecks OP-Indikation).

Fettfreie Ernährung, ggf. parenteral.

Operative Interventionen

Thoraxdrainage

In der Regel im 4./5. ICR (Mamillenhöhe) in der vorderen Axillarlinie.
Minithorakotomie
Lokalanaesthesie im Bereich der 5./6. Rippe,
Hautschnitt in a.p-Richtung,
Präparation nach cranial über die Rippe und Exploration des Thorax,
digitales Einführen der Drainage (24/28 Charriere, ohne Trokar)

Überprüfen der korrekten Drainagelage durch Rückfluß von Blut oder Beschlag des Drainageschlauches,
Ankoppeln an kommerzielles, geschlossenes Absaugsystem (Wasserschloss),
Annaht mit nicht resorbierbarem Material und Vorlegen einer Tabaksbeutelnaht.
- Röntgenkontrolle (Lage)
  Die Drainage wird bis zum vollständigen Entfalten der Lunge belassen bzw. bis zum Sistieren der Sekretion.
  Vor dem Drainagezug mehrstündiges Abklemmen der Drainage und Anfertigung einer Thoraxkontrollaufnahme.
  Entfernen der Drainage in einem Zug bei sistierender Atmung.
  Wundabdichtung durch eine mit Betasalbe oder Zinkpaste getränkte Kompresse.
- Röntgenkontrolle (Restpneu)
  Der Verband wird für ca. 2 Tage belassen.

Pericardiocentese

Bei Herzbeuteltamponade kann aufgrund der akuten Gefährdung des Patienten eine Perikardpunktion notfallmäßig erforderlich werden.

Dabei ist zu beachten, daß die Punktion des Perikards in der Regel nur eine temporäre Maßnahme ist, der weitere Interventionen folgen müssen.

Technisch wird die Punktion mit einer langen, weitlumigen Kanüle und aufgesetzter

- 30 ml Spitze durchgeführt.
- Befestigung einer EKG-Ableitung an der Nadel.
- Stichrichtung im Epigastrium 30° zur Horizontalen und Sagittalen geneigt, Zielrichtung linke Schulter.
- Aspiration bis Blut kommt oder bis Myokardkontakt im EKG angezeigt wird (ST-Hebung!).
- Bei Myokardkontakt → Zurückziehen der Nadel.

Für eine länger andauernde Perikardentlastung eignet sich ein Pigtail-Katheter, welcher über einen Führungsdraht einzubringen ist.

Cave: Ein falsch negatives Ergebnis der Pericardiocentese kann verursacht sein durch Koagelbildung!

Thorakotomie

Indikation

- Perforierende Verletzungen in Herznähe,
- Pericardtamponade, traumatische Thoraxeröffnung,
- transmediastinale Verletzung mit Organbeteiligung,
- massives Luftleck der Lunge,
- Lungenparenchymverletzungen,
- Trachea- oder Bronchusruptur,
- Ösophagusperforation,
- intrathorakale Gefäßverletzung,
- Schußverletzung mit zentral liegendem Projektil,
- massiver Hämatothorax mit kontinuierlicher Blutung aus Thoraxdrainage (initial 1,5–2 l Blut bzw. 200 ml/Stunde über 4 Stunden oder 2 l in 24 Stunden).

Operatives Vorgehen

(Nach Möglichkeit Bereitstellen eines **Zellsavers** zur Autotransfusion)

Zugangswege:

- a) Links antero- oder posterolaterale Thorakotomie:
  Vorteil: Einfacher Zugangsweg, keine Säge erforderlich,
  Versorgung von Läsionen im Bereich von Herz, thorakaler Aorta und linker Lunge.
- b) Rechte Thorakotomie:
  Bei rechtsseitiger Thoraxverletzung und bei Tracheaverletzungen.
- c) Sternotomie:
  Vorteil: Guter Zugangsweg für zentrale Gefäßverletzungen, für beidseitige thorakale Verletzungen.
  Nachteil: Posteriores Mediastinum nicht erreichbar.
- d) **Notthorakotomie** (Indikation bei penetrierender Thoraxverletzung und fehlenden Vitalzeichen):
  Abdecken des linken Thorax,
  Inzision vom Sternum bis zur hinteren Axillarlinie auf der 5. Rippe,
  Eröffnen des Thorax entlang des Oberrandes der 5. Rippe,
  Retraktion der Rippen mittels Retraktor,

Beiseitehalten der Lunge nach posterior oder anterior,
Darstellen des Perikards oder der Aorta je nach Verletzung,

bei **Perikardtamponade**
imponiert ein pralles, dunkelbläulich schimmerndes, bewegungsloses Perikard → unter Beachtung des linken Phrenikusverlaufes anteriore Längsincision des Pericard und Mobilisation des Herzens,
evtl. Lokalisation der Verletzung im Myocard (primäre Naht oder digitale Kontrolle der Läsionsstelle bis zur definitiven Versorgung im OP).

Postoperative intensivmedizinische Behandlung

- Drainage,
- Intensivtherapie und Nachbeatmung,
- Monitoring mit Pulmonaliskatheter (optimale Volumenbilanzierung),
- Überwachung kardialer Rhythmusstörungen.
- Bei Pneumothorax und Oesophagusverletzungen kein intermittierend positives Druckbeatmungsmuster (IPPW),
- Regelmäßiges Absaugen, frühzeitige intensive Atemgymnastik,
- Vibraxbehandlung.

Literatur

Blaisdell, F. W., D. D. Trunkey (eds.). Trauma Management. Vol. III: Cervicothoracic Trauma. Thieme, New York 1986.
Buchinger, W.: Das Thoraxtrauma. Hefte z. Unfallheilk. 223 (1990).

ICD 9

Rippenfraktur	807.0
Sternumfraktur	807.2
Pneumothorax	860.0
Hämatopneumothorax	860.4
Pneumothorax offen	860.5

Notizen

Notizen

7. Zwerchfellverletzungen

Allgemein

Zwerchfellrupturen finden sich in ca. 1 % aller stumpfen Thoraxtraumen.
Bei letalen Thoraxverletzungen ist eine Zwerchfellruptur in 7 % aller Fälle
zu finden. Die Mortalität nach Zwerchfellrupturen beträgt 17–42 %.
 Sie ist häufig vergesellschaftet mit Schädelhirntraumen.
 Aufprall oder Sturz sind indirekte Verletzungsmechanismen.
 Seltener imponiert die direkte Verletzung durch Schuß oder Stich bzw.
iatrogene Manipulationen, wie z.B. beim Legen von Thoraxdrainagen.
 In der Mehrzahl findet sich die Zwerchfellruptur linksseitig. Kombiniert
sein können:

- Herniationen des Magens,
- Verletzungen der Leber,
- Verletzungen der thorakalen und abdominalen Aorta sowie des Bek-
  kens.

Klinik:

Die überwiegende Anzahl der Patienten befinden sich im Schock mit Zeichen einer respiratorischen Insuffizienz und klagen über Abdominal- und
Schulterschmerz.

Diagnostik:

Röntgenübersichtsaufnahmen des Thorax in 2 Ebenen lassen in 30 % eine
Zwerchfellruptur vermuten (Enterothorax), beweisend für die Diagnose

ist die Lage einer gelegten Magensonde unter Durchleuchtung (ggf. mit Gastrografin).

Sonographisch besteht Rupturverdacht bei fehlender Abgrenzbarkeit der Zwerchfelle.

Mehr als die Hälfte aller Zwerchfellverletzungen werden intraoperativ im Rahmen anderweitig indizierter Thorakotomien oder Laparotomien gefunden.

Therapeutisches Vorgehen

Linksseitige Zwerchfellruptur:

Zugangsweg als Laparotomie

→ Verschluß des Zwerchfells von abdominal,
→ Legen einer Thoraxdrainage von abdominal.
Die Versorgung des Einrisses erfolgt durch U- oder Matratzennähte mit Doppelung (2-0 Seide, Polyglykol),
bei Defekten ggf. zusätzlich lyophilisierte Dura verwenden.

Zugangsweg thorakal

→ Versorgen des Zwerchfells von links thorakal.
→ Thoraxdrainage.

Rechtsseitige Zwerchfellruptur:

Die transthorakale Versorgung erweist sich als technisch wesentlich einfacher, als die Versorgung über eine Laparotomie.

Nachbehandlung

- Drainage.
- Beatmung.

Komplikationen

- Reruptur,
- temporäre oder bleibende Zwerchfellähmung.

ICD 9

Zwerchfellruptur   862.0

Notizen

8. Verletzungen der großen Stammgefäße

Allgemein

Verletzungen der Stammgefäße werden in weniger als 5 % aller aufgenommenen Schwerstverletzten beobachtet.

In absteigender Rangfolge sind geschädigt

- die Aorta descendens
- die A. subclavia
- die A. pulmonalis
- die V. subclavia
- sowie die intrathorakale V. cava.

Als Verletzungsmechanismen imponieren:

stumpfe Verletzungen

- Direktes Thoraxtrauma
- Dezeleration
  - a) **Horizontale Krafteinwirkung**, wie bei den meisten Verkehrsunfällen, führt meist zur Ruptur der thorakalen A. descendens.
  - b) **Vertikale Dezelerationstraumen**, wie beim Absturz aus großen Höhen, führen zu Aortenbogen- und A. ascendens-Verletzungen.

Penetrationsverletzungen

- Stichverletzungen
- Schußverletzungen
- Pfählungsverletzungen

Die **Aortenruptur** verläuft meist transversal, erfaßt alle Schichten und hat sofortigen massiven Blutaustritt zur Folge.

In den übrigen Fällen erfaßt die **Dissektion** nur die Intima oder Media. Dies bedingt falsche Aneurysmen mit Einblutung in die Adventitia, Pleura mediastinalis und in die Umgebung.

Falls nur die Adventitia intakt bleibt, resultiert ein hämorrhagischer Schock mit der Komplikation einer zweizeitigen Ruptur.

Klinik

Die **Anamnese** ist of typisch für ein Dezelerationstrauma, wie z.B.

- Auffahrunfälle auf stehende Objekte,
- Sturz aus größeren Höhen,
- Lenksäulenanpralltraumen oder
- Flugzeugabstürze.

Bei der **Untersuchung** ist auf Thoraxprellmarken zu achten.
Druckdifferenz zwischen Armen und Beinen evtl. Pulsdefizit.
Bei **Hämatothorax** fördert die Thoraxdrainage initial meist mehr als 1 l.
Der Blutdruck fällt ab (< 80 mmHG),
es bestehen Hinweise auf eine Herzkontusion (z.B. CK-Erhöhung, EKG-Veränderungen).
Intraabdominelle Verletzungen sowie Beckenfrakturen treten erschwerend hinzu.

Diagnostik

Röntgen-Thorax-Übersichtsaufnahme (siehe auch S. 48)

- Mediastinalverbreiterung (> 8 cm im a.p.-Strahlengang).
- Atypische Konfiguration des Aortenbogens, evtl. ist der „Aortenknopf" völlig verschwunden.
- Verstrichenes aortopulmonales Fenster.
- Trachea meist nach rechts verdrängt.
- Verbreiterung der linken Parasternallinie ohne Begleitfrakturen.
- Rechtsverlagerung der Magensonde oder des zentralen Venenkatheters.

- Linksapikale intrathorakale Flüssigkeitsansammlung (Pleurahämatom).
- Hämatothorax links.
- Verdrängter linker Stammbrochus (> 140°).

Aortographie

Sie ist derzeit der „golden standard" der Diagnostik bei stumpfen bzw. penetrierenden Verletzungen.

Kontrastmittel-CT

Bei Verfügbarkeit Diagnostikum der Wahl zum Nachweis großer Gefäßverletzungen, wobei die Möglichkeit der dreidimensionalen Rekonstruktion durch Spiral-CT gegeben ist.

Transösophageale Sonographie

nur möglich mit entsprechender Sonde und erfahrenem Untersucher, in der Regel jedoch nicht für die Akutdiagnostik geeignet.

Behandlung

Operative Maßnahmen

- Lokaler temporärer Bypass
- Intraaortale Ballonpumpe
- kardiopulmonaler Bypass.
- Hypothermie
- Heparinisierung

Spezielle Gefäßverletzungen

Aorta ascendens

- Zugang meist über mediane Sternotomie.
- Bei stumpfen Verletzungen kardiopulmonaler Bypass
- bei penetrierenden Verletzungen Umstechung.

Die meisten Verletzten sterben vor der Intervention an einer Perikardtamponade.

Aortenbogen

Zugang mediane Sternotomie.
Die stumpfe Verletzung ist sehr selten.

Bei Überlebenden finden sich häufig **Zusatzverletzungen** an der A. innominata, der Trachea und dem Ösophagus.
Einfache Läsionen werden umstochen,
komplexe Schädigungen erfordern den Einsatz der Herz-Lungen-Maschine sowie die zusätzliche Rekonstruktion des Abgangs der Karotiden, Subclavia und Vertebralis.

Aorta descendens

- Als Zugang ist die posterolaterale Thorakotomie links im 4. ICR zu wählen
- Der Eingriff sollte in Hypothermie (32°) durchgeführt werden
- Eine intraaortale Ballonpumpe ist anzuwenden.
- Die perioperative Letalität liegt zwischen 15 und 30 %
- Die Paraplegierate liegt bei ca. 10 %, wobei diese entscheidend abhängig ist von der Aortenclampingzeit sowie der anatomischen Höhe der Klemmenlokalisation.

Pulmonalarterie und -vene

Zugang über mediane Sternotomie.

Hohe Letalität.

Blutungskontrolle durch Klemmen des vaskulären Hilus.
Nach Blutungskontrolle:
Einsatz der Herz-Lungen-Maschine zur besseren Exposition und Herzdekompression.

Thorakale Vena cava

Sie ist eine selten isolierte Verletzung.
Wobei zu beachten ist, daß die V. cava superior und inferior im thorakalen Verlauf intraperikardial liegen.

Zugang über mediane Sternotomie.
Schwierige operative Versorgung durch Umstechung bzw. Patchabdeckung von Defekten.
Bei **Hinterwandläsionen** ist der Einsatz der Herz-Lungen-Maschine notwendig.
Wegen der bestehenden Zusatzverletzungen meist sehr hohe Letalitätsrate.

Prognose

Diese wird begünstigt durch schnellstmöglichen Transport ins Krankenhaus sowie zügige, zielgerichtete Diagnostik.

Bei Patienten mit Kombinationsverletzungen und einer Mediastinalverbreitung ergibt sich folgendes praktisches Vorgehen:

Hämodynamisch stabil

- Falls kein Hinweis auf freie Flüssigkeit im Abdomen (Sonographie): → Aortographie bzw. CT.
- Bei mäßiger intraabdomineller Blutung unter hämodynamischer Stabilisierung
  → Aortographie vor Laparotomie
- Bei erheblicher intraabdomineller Blutung
  → zuerst Laparotomie, dann Abklärung der Aorta.

Hämodynamisch instabil

- Bei mäßiger intraabdomineller Blutung unter hämodynamischer Stabilisierung
  → Aortographie vor Laparotomie.
- Bei erheblicher intraabdomineller Blutung
  → erst Laparotomie mit zügiger Blutungskontrolle
  → dann Abklärung der Aorta durch Aortographie bzw. CT.

Ziel der Laparotomie mit zügiger Blutungskontrolle ist
- die Blutstillung
- die Kontaminationsprophylaxe mit Klammerverschluß der Bauchdecken
→ um nachfolgend die Aortenverletzung
- durch Arteriographie

• bzw. Thorakotomie
zu bestätigen oder auszuschließen.

Im positiven Falle zunächst Versorgung der Aortenläsion.
Dann Relaparotomie zur definitiven Versorgung der intraabdominellen
Organläsionen.

Literatur

H. M. Becker, Arterienverletzungen in Chirurgie, Hrsg. Heberer, Köle, Tscherne,
Springer 1983[4].
M. O. Perry, Vascular Injuries – General Principles of Management in Vascular Sur-
gery, ed R. B. Rutherford W. B. Saunders Comp, 1991[3]
Trede, H., H. H. Thiele, E. Hagmüller, M. Reiber: Begleitverletzungen an Gefäßen bei
Polytrauma. In: Ungeheuer, E. (Hrsg.). Das Polytrauma. Urban & Schwarzenberg,
München – Wien – Baltimore 1985.

ICD 9

Aortenverletzung
  thoracal   901.0
  abdominal   902.0
Herzverletzung   861.0

Notizen

9. Verletzungen der peripheren Gefäße

Allgemein

Die Amputationsrate nach traumatischen peripheren Gefäßverletzungen wird in der Literatur mit 2 bis 15 % beziffert.

Die Prognose ist abhängig von der Zeitdauer der Diagnosestellung, da nicht oder zu spät erkannte Gefäßverletzungen zu irreversiblen, ischämiebedingten Schädigungen führen können, die letztendlich den Verlust der Extremität bedeuten (Ischämiezeit 6–8 h).

Obwohl Verletzungen der **oberen Extremitäten** in mehr als zwei Drittel der Fälle mit Gefäßkomplikationen einhergehen, sind die Behandlungsergebnisse wegen der zahlreich angelegten funktionellen Gefäßanastomosen und dem ausgeprägten Kollateralnetz als günstig anzusehen.

Problematisch sind traumatische Gefäßverletzungen der **unteren Extremitäten**; diese Patienten stellen nach wie vor eine Herausforderung für alle Beteiligten dar, da sekundäre Gefäßkomplikationen, wie thrombotische Verschlußprozesse, Blutungen, Infektionen, AV-Fisteln bzw. Ausbildung von falschen Aneurysmen, trotz optimaler Versorgung nicht zu verhindern sind.

Aufgrund der Verletzungsart wird unterschieden zwischen
- perforierenden Gefäßverletzungen und
- stumpfen bzw. geschlossenen Gefäßverletzungen.

Perforierende Traumen verletzen die Arterie von außen nach innen, sie führen zum Blutverlust in das umliegende Gewebe, in eine Körperhöhle oder nach außen.

Bei **stumpfen Traumen** und indirekten Verletzungen beginnt die Schädigung an der Intima und kann fortschreitend die gesamte Gefäßwand erfassen. Gefäßeröffnungen mit Blutverlust sind hier eher selten.

Klinik:

Das Leitsymptom bei perforierenden Verletzungen stellt die Blutung dar, bei geschlossenen und indirekten Traumen die Ischämie im peripheren Versorgungsgebiet.

Offene Gefäßverletzungen entstehen durch Stich-, Schuß-, Pfählungsverletzungen und sind durch eine streng lokalisierte Schädigung eines Gefäßsegmentes gekennzeichnet.

Tangentiale Gefäßeröffnungen sind in der Regel von starken Blutungen begleitet, da eine spontane Blutstillung durch Retraktion der Intima und Media nahezu ausgeschlossen ist.

Bei **Quetschungen, Kontusionen** und als Begleitverletzungen bei Knochenbrüchen und Luxationen finden sich in 30 bis 70 % geschlossene Gefäßverletzungen, wobei Gefäßgebiete mit enger Nachbarschaft zum Knochen oder Fixation an das Skelettsystem, wie z.B. beim Ellbogen- und Kniegelenk, besonders gefährdet sind (Abb. 1).

Diagnostik:

Die Diagnose einer offenen Gefäßverletzung stützt sich auf die anamnestischen Angaben eines perforierenden Traumas mit sichtbarer Wunde, die nicht unbedingt über dem Gefäßverlauf liegen muß.

- Ein tastbarer pulsierender Tumor,
- eine örtlich begrenzte Größenzunahme
- bzw. Umfangsvermehrung durch Haematombildung und
- Zeichen des Blutverlustes (Hb-Abfall, Tachykardie, Schock, etc.) weisen zweifelsfrei auf eine begleitende Gefäßverletzung hin.
  Bei kreislaufstabilen Patienten kann die Diagnose sowohl sonographisch als auch angiographisch gesichert werden.

Entwickelt sich bei einem Patienten auf dem Boden einer offenen Gefäßverletzung eine hypovolämische Schocksituation, besteht eine absolute
Indikation zur sofortigen operativen Revision; in diesen Situationen darf
eine Zeitverzögerung durch weiterführende Diagnostik nicht in Kauf
genommen weden.

Geschlossene Gefäßverletzungen können durch die im Vordergrund stehenden, oft ausgedehnten Kontusionen, Quetschungen, Frakturen und
Luxationen übersehen werden.

Hier ist folgendes diagnostisches Vorgehen angezeigt:

- Bei jedem Extremitätentrauma muß die periphere Durchblutungssituation abgeklärt werden.
- Ein eventuelles Perfusionsdefizit, das klinisch nicht sicher eingeschätzt
  werden kann, läßt sich mit Hilfe der Doppler/Duplex-Sonographie auf
  nichtinvasive Weise sicher verifizieren.

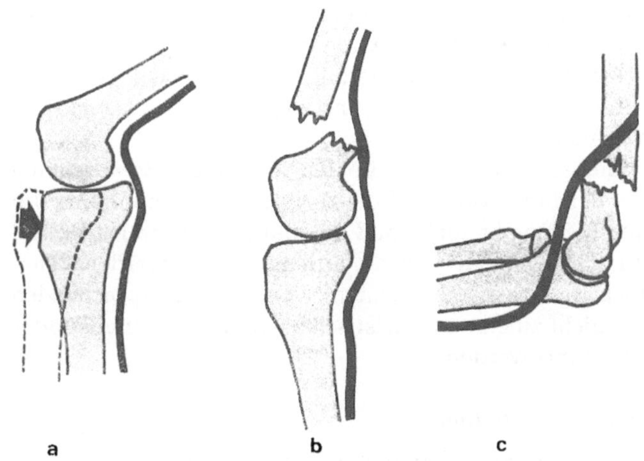

Abb. 1 a)–c): Gefäßverletzungen bei Frakturen und Luxationen
a): Gefäßkompression bei Kniegelenksluxation
b): Geschlossene Gefäßverletzung bei suprakondylärer Femurfraktur
c): Geschlossene Gefäßverletzung bei suprakondylärer Humerusfraktur

- Beim geringsten Verdacht einer traumatischen Gefäßschädigung ist eine angiographische Darstellung in zwei Ebenen absolute Notwendigkeit, da die Prognose einer verletzten Extremität unmittelbar von der rechtzeitig eingeleiteten adäquaten Therapie bestimmt wird.

Therapie:

Konservativ:

Eine konservative Therapie (Verband, Ruhigstellung) ist gerechtfertigt, wenn eine traumatische Gefäßverletzung weder für eine persistierende Blutung, noch für einen ischämiebedingten Dauerzustand verantwortlich gemacht werden muß.
Für Stammarterien trifft dies in der Regel nicht zu.

Gefäßverletzungen mit konservativem Therapieanspruch sind vor allem im distalen Hand- und Fußbereich lokalisiert.

Operativ:

Indikation zur primären Amputation:

Zu den schwierigsten Entscheidungen gehört die Indikationsstellung zur primären Amputation einer verletzten Extremität.

Parameter für eine derartige Entscheidung sind neben der Ischämiedauer die lokale Situation der Extremität, insbesonderes das Ausmaß der Zerstörung der Weichteile.

Die Gefäßverletzung selbst beeinflußt in aller Regel diese Entscheidung nicht. Da es sich bei der Indikationsstellung zur primären Amputation um eine endgültige Entscheidung handelt, muß dies individuell von Fall zu Fall unter Berücksichtigung der Begleitumstände neu überlegt werden, schematische Richtlinien sind hier abzulehnen. Vor einer entsprechenden Amputation sollte – nicht zuletzt aus juristischen Gründen – **eine Fotodokumentation** durchgeführt werden.

Indikation zur Gefäßrekonstruktion:

Eine Indikation zur notfallmäßigen Gefäßrekonstruktion besteht bei allen offenen Gefäßverletzungen.

Zielsetzung der Operation ist neben der Blutungskontrolle eine lumengerechte Wiederherstellung der Gefäßstrombahn, entweder durch Direkt-

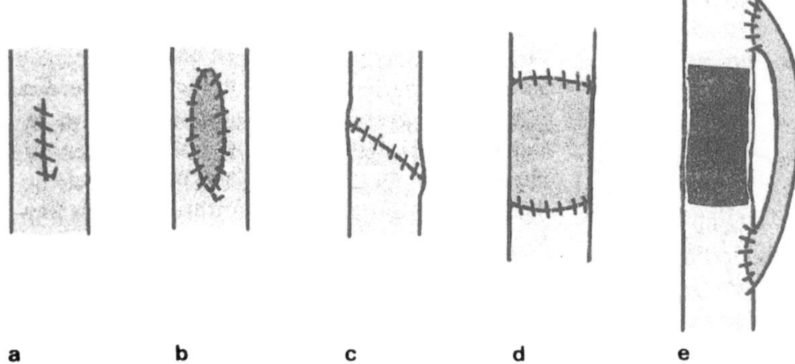

Abb. 2 a)–e): Operative Behandlung von offenen und geschlossenen Gefäßverletzungen
a): Direkte Naht bei tangentialer Gefäßeröffnung
b): Versorgung der Gefäßeröffnung mit Hilfe eines Venenstreifens (Patchplastik)
c): End-zu-End-Anastomosierung nach schräger Anfrischung der Gefäßenden
d): Ersatz einer geschlossenen Gefäßverletzung durch Interposition eines autologen Venentransplants
e): Rekonstruktion eines traumatischen Gefäßverschlusses durch Umleitung mit Hilfe eines Venentransplantats.

naht, End-zu-End-Anastomosierung des verletzten Gefäßsegmentes, durch Venen-Patchplastik oder durch Interposition eines Gefäßtransplantats, vorzugsweise mit autologer Vena saphena magna der nicht verletzten Extremität (Abb. 2).

Eine **absolute Intikation** zur Operation ohne zeitliche Verzögerung besteht bei geschlossenen Gefäßverletzungen mit zirkulatorischem Defizit. Häufig ist bei diesen Verletzungen eine orthotope Gefäßrekonstruktion nicht immer möglich, so daß die in der Regel langstreckigen Verletzungen durch Umleitung mit Hilfe eines Venentransplantats versorgt werden müssen.

Bei Vorliegen einer geschlossenen Gefäßverletzung ohne Zeichen einer peripheren Ischämie ist die Rekonstruktion ebenfalls ohne zeitliche Verzögerung anzustreben, da auf dem Boden dieser Gefäßwandschäden sich in mehr als 80 % der Fälle sekundäre thrombotische Verschlüsse entwickeln können, die ihrerseits dann zur peripheren Ischämie mit den entsprechenden Folgeschäden führen.

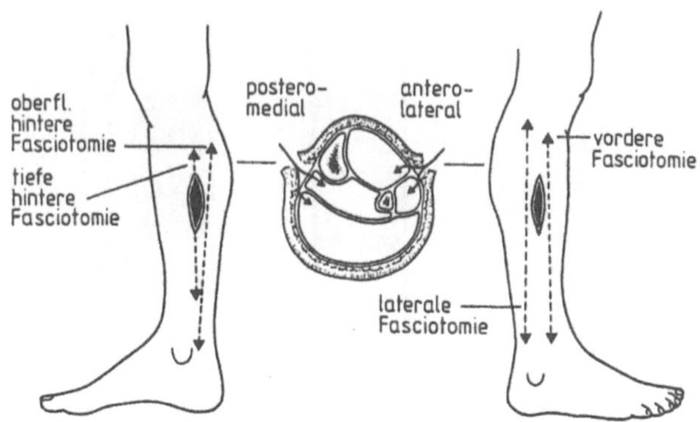

Abb. 3: Posteromediale und anterolaterale Hautinzision und Fasziotomie der 4 Kompartments des Unterschenkels.

Indikation zur Fasziotomie:

Die Kenntnis der Dauer und des Schweregrads der Ischämie bestimmt das Therapiekonzept.

Je nach Ausmaß der Gewebezerstörung muß mit einem Kompartmentsyndrom nach Wiederherstellung der arteriellen Strombahn gerechnet werden.

Wegen der geringen Komplikationsmöglichkeit einer Faszienspaltung sollten bei ischämischen Prozessen von länger als vier bis sechs Stunden Dauer die für ein Kompartmentsyndrom prädestinierten Logen ohne Nachweis eines bereits eingetretenen Kompartmentsyndroms gespalten werden (Abb. 3).

In diesem Falle stellt die Fasziotomie eine prophylaktische Maßnahme zur Verhinderung eines postoperativen Kompartmentsyndroms dar.

Nachbehandlung:

Jede arterielle Gefäßrekonstruktion muß postoperativ klinisch und doppler/duplexsonographisch kontrolliert werden, da in 5 % mit Frühverschlüssen gerechnet werden muß.

Eine **Antikoagulantienbehandlung** ist bei segmentaler Gefäßrekonstruktion nicht erforderlich, zudem verbietet sich eine PTT-wirksame Antikoagulation oft schon aufgrund der Begleitverletzungen.

Eine **Thromboseprophylaxe**, z.B. mit niedermolekularem Heparin, ist allerdings obligat.

Alle Patienten, bei denen eine operative Gefäßrekonstruktion durchgeführt wurde, müssen langfristig, über Jahre hinweg, klinisch kontrolliert werden, da in 1 bis 5 % mit Spätschäden, wie Anastomosenstenosen, Anastomosenaneurysmen oder Spätinfekten gerechnet werden muß.

Nur durch rechtzeitiges Erkennen einer sich entwickelnden **Spätkomplikation** kann ein drohender sekundärer Gefäßverschluß verhindert werden.

Literatur

H. M. Becker, Arterienverletzungen in Chirurgie, Hrsg. Heberer, Köle, Tscherne, Springer 1983[4].
M. O. Perry, Vascular Injuries – General Principles of Management in Vascular Surgery, ed R. B. Rutherford W. B. Saunders Comp, 1991[3]
Trede, H., H. H. Thiele, E. Hagmüller, M. Reiber: Begleitverletzungen an Gefäßen bei Polytrauma. In: Ungeheuer, E. (Hrsg.). Das Polytrauma. Urban & Schwarzenberg, München – Wien – Baltimore 1985.

ICD 9

Arterienverletzung	904.9
Venenverletzung	904.9
A. carotis	900.0
A. brachialis	903.1
A. femoralis	904.1

Notizen

10. Ösophagusverletzung

Allgemein

Das stumpfe Ösophagustrauma ist extrem selten.

Meist handelt es sich um penetrierende Verletzungen durch Messerstiche bzw. Einschüsse.

Iatrogene Perforationen entstehen durch Endoskope, Sonden oder Bougies. Häufig zu spät diagnostizierte und meist bei Alkoholikern zu findende Ösophagusperforationen (**Boerhaave-Syndrom**) können durch forciertes Erbrechen verursacht sein.

Erosionsverletzungen durch Fremdkörper finden sich an den drei physiologischen Engstellen des Ösophagus.

Verätzungen führen zur Koagulations- oder Kolliquationsnekrose mit der Gefahr sekundärer Perforation.

Klinik

Die Symptomatik ist unspezifisch und im wesentlichen durch die Lokalisation der Läsion sowie die Begleitverletzungen bestimmt.

Bei zervikaler Läsion findet sich ein lokaler Schmerz, Dysphagie, Heiserkeit, Stridor, Husten, Hautemphysem, Halshämatom sowie ein lokaler Muskelhartspann.

Im thorakalen Abschnitt imponieren zusätzlich Brustschmerz, Pneumomediastinum, Pneumothorax, Pleuraerguß bzw. das klinische Bild einer Sepsis.

Für den **abdominellen Abschnitt** ergibt sich sehr schnell das Bild einer Peritonitis bzw. Sepsis.

Diagnostik

Sie wird erleichtert durch das Denken an die Möglichkeit einer Ösophagusverletzung!

Radiologische Hinweise

- Präösophageale Luftansammlung
- Erweiterung des prävertebralen Raumes
- Halsemphysem, Pneumomediastinum
- Mediastinalverbreiterung
- Pleuraerguß
- Fremdkörper in Ösophagusnähe
- Freie Luft unter dem Zwerchfell.

Zusatzuntersuchungen

Ösophaguskontrastmitteldarstellung

- Zuerst mit wasserlöslichem Kontrastmittel
- Falls kein Kontrastmittel austritt → Wiederholung mit Barium. (Sollte nur bei wachen, kooperativen Patienten ohne Aspirationsrisiko durchgeführt werden)
- Falls negativ Ösophagoskopie durchführen.

Ösophagoskopie

Nachweis eines Ösophagusdefektes ist beweisend, jedoch muß die Diagnose häufig indirekt aufgrund von lokalisierter Blutung, Hämatom, Ödem oder lokaler Entzündung gestellt werden.

Die **Kombination** von Kontrastmitteldarstellung und Endoskopie erhöht die Trefferquote!

Methylenblau-Darstellung

Nach Schlucken einer verdünnten Methylenblau-Lösung wird der Farbstoff bei einem Ösophagusleck durch den negativen intrathorakalen Druck in

den Pleuraspalt und das Mediastinum gesogen und daraufhin in der Thoraxdrainageflüssigkeit sichtbar:
Test ist hilfreich → wenn positiv –
nicht verwertbar → wenn negativ!.

Behandlung

Nichtoperativ

Sie ist nur vertretbar bei nachgewiesener minimaler Ösophagusläsion ohne wesentliches Extravasat oder Kontamination,

- dann **nur intensivmedizinische Überwachung,**
  Flüssigkeits- und Elektrolytsubstitution
  sowie Breitspektrumantibiose und Sekretableitung (Magensonde)

Operativ

Die frühe chirurgische Drainage und Versorgung der Ösophagusläsion sind entscheidend.

Die Letalität beträgt 100 % wenn die Versorgung erst nach 12 Stunden erfolgt!

Prinzip:

- Vorsichtige Exploration und Aufsuchen des Lecks (weitere Freilegung verursacht Devaskularisation mit nachfolgender Nekrose oder Striktur).
- Zweireihiger, spannungsfreier Verschluß der Wandschichten (z.B. Mucosa → Vicryl/Muskularis → PDS).
- Muskelinterposition zwischen Ösophagus und Trachea verhindert die Ausbreitung der Kontamination und Bildung von Fisteln.
- **Thorakale Ösophagusübernähung** sollte mit einem Pleuralappen oder einem gestielten Intercostalis-Muskellappen gedeckt werden, um einer Nahtinsuffizienz vorzubeugen.
- **Abdominelle Ösophagusübernähungen** können mit einer Fundoplicatio gedeckt werden.
- Die Drainageeinlage (dicklumige Silikondrainage, bei starker Kontamination ergänzt durch Salem-Spüldrainagen) sollte großzügig erfolgen,

- die Ableitrichtung muß von kontaminationsgefährdeten Nachbarstrukturen fortgerichtet sein, um Arrosionsblutungen oder Fistelbildungen zu verhindern.

Im thorakalen Bereich sollten zusätzlich Pleura und Mediastinum ausreichend drainiert werden.

Vor Wiederaufnahme der oralen Ernährung muß zum Ausschluß einer Nahtinsuffizienz etwa um den 7. postoperativen Tag eine Kontrastmitteldarstellung des Ösophagus erfolgen.

Besteht eine **Nahtinsuffizienz** oder ist ein Primärverschluß des Ösophaguslecks nicht möglich, sind großzügige Drainagen mit der Möglichkeit zur Spülung anzulegen. Bei ausgedehnten Läsionen endständige zervikale Ösophagostomie mit der Möglichkeit zur sekundären Rekonstruktion über ein (Kolon-/Dünndarm) Interponat oder Magenhochzug.

Temporär **PEG** zur enteralen Ernährung und Sekretableitung.

Prognose:

Im Falle einer rechtzeitigen operativen Versorgung ($<$ 12 Stunden) ist mit einer geringen Nahtinsuffizienz bzw. Mediastinitisrate zu rechnen.

Morbidität und Letalität (10–40 %) werden dann überwiegend durch das Ausmaß der Begleitverletzungen bestimmt.

Gegenüber zervikalen oder abdominellen Ösophagusverletzungen zeigen thorakale eine 3–5mal schlechtere Prognose.

Dies ist bedingt durch die ungünstigere Blutversorgung des thorakalen Ösophagusabschnittes sowie durch die Schwere einer gleichzeitig bestehenden pleuralen bzw. mediastinalen Infektion.

ICD 9

Oesophagusverletzung 862.2

Notizen

Notizen

11. Ingestionsverletzung (Verätzung)

Allgemein

Toxische Agentien sind:

- Laugen (Natrium und Kaliumhydroxit → Vorkommen in Waschmitteln und Reinigungsmitteln)
- Säuren (Schwefel, Salz, Phosphor und Oxalsäure → Vorkommen in Sanitärreinigungsmitteln, Batterien, Schwimmbadreinigern)
- sowie Lösungsmittel.
- Laugen erzeugen Kolliquatonsnekrosen und breiten sich hartnäckig aus,
- Säuren hingegen produzieren eher lokalisiert bleibende Koagulationsnekrosen.
- Im Akutfall sicherstellen der Substanz (Toxikologie!)

Man unterscheidet drei Schädigungsgrade:

- *Grad 1*

Mukosaerythem und -ödem.

- *Grad 2*

Schädigende Penetration nur bis in die Muskelschichten.
Ulzeration mit Fibroblastenreaktion,
zirkulärer Schaden führt zu Stenosierung.
Die Strikturen befinden sich meist an den physiologischen Engstellen (längere Einwirkzeit des toxischen Agens).

- *Grad 3*

Ösophagusperforation mit nachfolgender Mediastinitis und/oder Peritonitis.

Klinik

Akut

Epigastrischer Schmerz, Dysphagie
obere gastrointestinale Blutung
evtl. Verätzungsstraßen an der Mundschleimhaut.

Spätzeichen

Dysphagie
Völlegefühl
Magenausgangsstenose.

Diagnostik

Das Fehlen von Verätzungszeichen im Oropharynx schließt eine tiefere
Verätzung nicht aus!

Endoskopie

Es sollten nur flexible Endoskope verwendet und vorsichtig bis zur Läsion
eingegangen werden (Perforationsgefahr)
   Die Verletzungsschwere wird häufig primär unterschätzt!

Röntgen

Im Akutstadium wenig sensitiv.
   Später lassen sich Wandunregelmäßigkeiten nach Kontrastmittelgabe
aufdecken.

Behandlung

Basistherapie beinhaltet für 3 Wochen Antibiose und die Gabe von Kortikosteroiden.

Notfallbehandlung

- Neutralisation mit Wasser,
- vorsichtige Magenspülung (Regurgitationsgefahr!) über Magenschlauch.

Chirurgische Behandlung

erlaubt die definitive Diagnosesicherung und Beurteilung des Schadensausmaßes. Segmentale Resektionen sind indiziert bei Perforation oder transmuraler Schädigung.
Die frühe chirurgische Therapie reduziert die Letalität.
  Die Gefahr einer Nahtinsuffizienz ist hoch.

Strikturprophylaxe

- Kortikosteroide (verhindern Fibroblastenreaktion, können allerdings Sepsis verschleiern).
- Antibiose (lokale bakterielle Infektionen fördern Granulationsreize).
- Totale parenterale Ernährung (TPE).
- Nasogastrale Sonde (Belassen des dünnen Silikonschlauches für 1–2 Wochen/von der frühen Dilatation ist wegen des hohen Perforationsrisikos abzusehen).

Spätfolgen

Strikturen

Behandlung eines evtl. bestehenden gastralen Reflux.
Dilatation,
evtl. Resektion mit oder ohne Interposition.

Antrale Stenose

Sie tritt nach 1–2 Monaten auf und ist differenziert zu behandeln
u.a. durch Vagotomie mit Pyloroplastik
oder Gastroenterostomie.

ICD 9

Säureverletzung	949.0
Laugenverletzung	949.0
Verätzung innerer Organe	947.9

Notizen

12. Verletzung des Magens

Allgemein

Magenverletzungen entstehen meist bei offenen Abdominaltraumen (Stich-/Schußverletzung).
Stumpfe Verletzungsmechanismen sind selten (Anpralltraumen).
Im Rahmen von Gastroskopien iatrogene Schädigungen möglich.
Die extrem seltene Magenruptur entsteht durch plötzliche Drucksteigerung und Überblähung des Magens.

Klinik

Schmerzen im Epigastrium.
Entsprechende anamnestische Hinweise.

Diagnostik

- Magensonde,
- Röntgen Thorax
- Abdomen liegend und Linksseitenlage (Freie Luft)
- Sonographie des Abdomens.
- Peritrast-Magen-Darmpassage (falls negativ Wiederholung mit Barium).
- Gastroskopie (erst wenn Perforation anderweitig nicht nachweisbar!)
- u.U. Kontrastmittel-CT.

Auswertung

Aspiration von Blut über die Magensonde ist hochgradig verdächtig auf eine Magenverletzung.

Liegen Zeichen einer Peritonitis vor, so erfolgt die unverzügliche explorative Laparotomie ohne weitere Verzögerung durch Umfelddiagnostik.
Zwei Drittel dieser Patienten sind nicht nüchtern und weisen ein entsprechend hohes Aspirations- und Kontaminationsrisiko auf.

> Freie Luft im Abdomen ist kein häufiges Zeichen, sie findet sich nur bei jedem zweiten dieser Patienten!

Behandlung

Verletzungen des Magens stellen eine absolute Indikation zur operativen Behandlung dar. Abwartende Beobachtung ist kontraindiziert!

Zugang

- Mediane Laparotomie (Xyphoid bis Nabel).
- Magenverletzungen sind selten lebensbedrohend, daher sind evt. andere vorliegende Abdominalverletzungen vordringlich zu versorgen, z.B. Milzruptur.
- Erst dann erfolgt die Blutungskontrolle bzw. Übernähung am Magen.
- Die Bursa sollte eröffnet werden, um die Magenhinterwand zu inspizieren.
- Häufig übersehene Verletzungslokalisationen sind:
  - der gastroösophageale Übergang,
  - die große Kurvatur am Ansatz des Omentum oder der Milz,
  - die kleine Kurvatur entlang des Ligamentum hepatogastricum sowie die Magenhinterwand.
- Die meisten Magenverletzungen lassen sich durch Exzision und Übernähung primär versorgen.
- Die **Übernähung** erfolgt in zweireihiger Nahttechnik, wobei die innere Naht der Blutstillung dient.
- Bei **Mitverletzung des N.vagus** an der kleinen Kurvatur oder dem gastroösophagealen Übergang besteht die Indikation zur Pyloroplastik.

- Eine **perioperative Antibiose** ist für mindestens 24 Stunden aufrechtzuerhalten.
- Mindestens eine Easyflow- bzw. Silikondrainage sollte an Nahtinsuffizienz gefährdeter Stelle eingelegt werden, bevor der Primärverschluß des Abdomens erfolgt.

Postoperative Behandlung

Begleitverletzungen und Alter entscheiden in der Regel über die Prognose.

5-tägige Nahrungskarenz mit parenteraler Ernährung.
  Vor Nahrungsaufnahme Peritrastdarstellung (KM-Austritt)

- Magensonde

Zur Neutralisation des Magen-pHs postoperativ Gabe von Antazida und H_2-Blockern.

Literatur

Blaisdell, F. W., D. D. Trunkey: Abdominal Trauma. Thieme, Stuttgart – New York 1982.

ICD 9

Magenverletzung   863.0

Notizen

13. Pankreas- und Duodenalverletzung

Pankreas

Die Inzidenz von Pankreas- und Duodenalverletzungen ist zunehmend und entspricht epidemiologisch der Inzidenz von Polytraumen.

In 2–8 % aller stumpfen Bauchtraumen findet sich eine Pankreasmitbeteiligung. Da diese Verletzung häufig erst sehr spät diagnostiziert wird, besteht eine hohe Mortalität und Letalität.

An eine Pankreasverletzung ist zu denken bei:

- Stichverletzungen des Rückens, der Flanke, des Epi- und Hypogastriums,
- jeder Schußwunde sowie
- direkten Stößen auf Epi-/Hypogastrium (Lenksäulenanprall, hochsitzender Beckengurt, Tritt oder Schlag).

Je nach Verletzungsschwere ist zu klassifizieren in eine Schädigung

1. Grades: Pankreaskontusion (ödematöse Pankreatitis),
2. Grades: Kapsel- und Parenchymschädigung ohne Gangverletzung (lokale Nekrosen bei ödematöser Pankreatitis)
3. Grades: Ausgedehnte Parenchymschädigung mit Gangverletzung (nekrotisierende Pankreatitis),
4. Grades: Schwere Quetschverletzung mit Gangschädigung oder kombinierte Pankreas-Duodenalverletzung (nekrotisierende Pankreatitis).

Klinik

Die klinischen Zeichen sind **untypisch**, wenig lokalisiert (retroperitoneale Lage) und treten verspätet als diffuser Schmerz auf.

Die direkt nach dem Traumaereignis vorzufindende Symptomatik ist in der Regel durch Begleitverletzungen verursacht.

Daran denken → Unfallmechanismus!

Diagnostik

Bei hämodynamisch stabilen Patienten ohne Begleitverletzung beginnt die Diagnostik mit der Anamnese (stumpfes Anpralltrauma) und klinischen Untersuchung (z.B. Einstichstellen, Prellmarken, lokalisierte bzw. generalisierte Abwehrspannung) gefolgt von der Indikation zur Probelaparotomie.

Labor

Die Serumamylase ist bei Pankreasverletzungen nicht zwingend erhöht und korreliert absolut nicht mit der Verletzungsschwere.

Eine gleich geringe Sensitivität besitzt die Urinamylase.

Röntgen (Abdomenleeraufnahme)

Bezüglich der Pankreasdiagnostik wenig aussagekräftig, ebenso wie die **Sonographie**, deren Aussagewert entscheidend von der Erfahrung des Untersuchers abhängt.

Mit dem **Oberbauch-CT** können Pankreasrupturen, peripankreatische Flüssigkeit, Bursahämatome und retroperitoneale Hämatome nachgewiesen werden (Feindiagnostik mit Dünnschicht-CT).

Präoperativ wird sich unter Notfallbedingungen kaum eine **ERCP** durchführen lassen, sie bietet allerdings die höchste Sicherheit Pankreasverletzungen mit Gangbeteiligungen nachzuweisen.

Da die Erkennung und Versorgung von Pankreasgangverletzungen wesentlich die Prognose einer Pankreasverletzung bestimmt, ergibt sich oft **intraoperativ** die Notwendigkeit der **Pankreasgangdarstellung**, wozu sich folgendes Vorgehen empfiehlt:

- Intraoperativ ERCP,
- offene Cholangiopankreatikographie,
- Duodenotomie und direkte Kanülierung der Papille (Injektionsvolumen 2–3 ml Kontrastmittel),
- distale Pankreatotomie und retrograde Pankreatikographie, (Sekretin kann zur direkten Stimulation der Sekretion verwendet werden).

Behandlung

Medikamentös

Die Gabe von Somatostatin (300 µg s.c.) kann bei schweren Pankreasverletzungen die unerwünschte Sekretion reduzieren.

Totale parenterale Ernährung über zentralen Venenkatheter sowie Breitbandantibiose (z.B. Meclocillin) sind erforderlich.

Operative Maßnahmen (allgemein)

Mediane Oberbauchlaparotomie
Bei Pankreasverletzung retroperitoneales Hämatom oder Ödem
gallige Imbibition des Retroperitoneums bzw. kleinen Netzes
peripankreatische Flüssigkeitsansammlung,
Verletzung von Nachbarorganen.

Drei operative Schritte sind bei der vermuteten Pankreasverletzung notwendig:

- Kocher-Manöver zur Beurteilung des Pankreaskopfes,
- Eröffnung der Bursa zur Beurteilung von Vorderwand, Korpus und Pankreasschwanz,
- Inzision am Pankreasunterrand zur Beurteilung der Hinterwand.

Am häufigsten finden sich Verletzungen des Pankreaskorpus vor der Wirbelsäule, wobei das Verletzungsausmaß das makroskopisch sichtbare Schädigungsmuster meistens übersteigt.

Bestätigt sich eine Pankreasverletzung intraoperativ, so erfolgt die Versorgung unter 5 Gesichtspunkten:

- Blutungskontrolle vor Gangversorgung,
- Debridement des avitalen Pankreas,

- Identifikation von Gangverletzungen und Ganganatomie,
- großzügige Drainageeinlage an definierten Punkten, je nach Verletzungsschwere, in der Regel 2 sich kreuzende Salemdrainagen und ggf. Silikondrainagen in Bursa omentalis als Spülkatheter,
  Zieldrainage am Verletzungszentrum,
  Teckhoffkatheter rechter und linker Mittelbauch als Adhäsionsprophylaxe,
  Silikondrainage als Sekretableitung aus dem tiefsten Punkt (Douglas).
- Die Gang- und Gastrointestinaltraktanatomie sollte soweit wie möglich wiederhergestellt werden, sofern dies Begleitverletzungen zulassen, ggf. ist die zweizeitige Korrektur u.U. an einem Zentrum anzustreben.

Operative Maßnahmen (speziell)

1. Pankreasverletzung mit **oberflächlichen Kontusionen** oder Lazerationen ohne Gangverletzungen können durch Drainagen behandelt werden, ebenso schwere distale Parenchymverletzungen oder Gangbeteiligung.
2. Nach Blutungskontrolle empfiehlt sich vor Drainageeinlage eine Hämatom-bzw. Nekroseausräumung bei Grad 3/4-Verletzungen.
3. Die Behandlung von **Gangverletzungen** richtet sich nach der Lokalisation. Behandlungsziel ist die Überführung des Grades 3/4-Traumas in ein stabiles Spätstadium mit Pankreasfistel, das zweizeitig durch ein organerhaltendes Verfahren (Pankreatikojejunostomie) versorgt werden kann.
4. **Schwere Verletzungen links der distalen Pfortaderebene** erfordern eine Pankreas-Linksresektion, distal davon eine Pankreasschwanzresektion mit Splenektomie.
5. Milzerhalt sollte nur bei stabilen Patienten und von erfahrenen Operateuren durchgeführt werden.
6. **Schwere Verletzungen rechts der Pfortaderebene** und des Pankreaskopfes werden durch eine Pankreatikojejunostomie mit Roux-Y-Schlinge versorgt, da dieses Verfahren eine geringere endokrine Insuffizienzrate zur Folge hat als eine Resektion.
7. Resezierende Verfahren oder die Pankreatikoduodenektomie bedeuten gegenüber Drainageeinlage eine erhöhte Morbidität und Letalität und sollten nur bei schwersten Kontusionen oder Devaskularisatonspankreas Anwendung finden.

Spätfolgen

Pseudozysten als Spätfolgen nach Pankreastraumen bilden sich zur Hälfte spontan zurück und stellen zunächst keine OP-Indikation dar.

Pankreasfisteln sind wesentliche Frühfolgen nach Pankreasverletzungen, die bei erfolgloser konservativer Theapie durch ein drainierendes operatives Verfahren behandelt werden.

Posttraumatische Pankreasabszesse werden operativ drainiert.

Posttraumatische Pankreasgangstenosen können Ursache einer Pankreatitis sein und nach entsprechender Diagnostik durch eine resezierendes oder drainierendes Verfahren behandelt werden.

Duodenalverletzung

Allgemein

Sie erlangen besondere Bedeutung durch die anatomische Nähe zu Pankreas, Ductus pancreaticus und Ductus choledochus, deren Mitverletzung die operative Versorgung einer Duodenalverletzung bestimmt.

Der Verletzungsmechanismus ist in der überwiegenden Anzahl das direkte perforierende Trauma (z.B. Stich) und nur selten die stumpfe Gewalteinwirkung. Wandkontusionen mit nachfolgender Ischämie können zur Infarzierung oder Perforation führen.

Einteilung des Duodenum in 4 Abschnitte:
1.) Intraperitonealer Teil
2.) Papillenregion
3.) Pars horizontalis
4.) Ascendierender Abschnitt

Klinik

Die Schmerzsymptomatik ist oft untypisch (retroperitoneale Lage), tritt in der Regel zeitlich verzögert auf und wird bestimmt durch bestehende Begleitverletzungen.
Es entwickeln sich die Zeichen der Peritonitis,
es kann zu galligem Erbrechen kommen,
die Entzündungsparameter sind positiv.

Diagnostik

Mehrheitlich erfolgt die Diagnosestellung im Rahmen einer Laparotomie wegen anderweitiger intraabdomineller Begleitverletzungen.

Wesentlich ist die Anamnese des Verletzungsmechanismus (z.B. Dezelerationsverletzungen) sowie die klinische Untersuchung (Einstiche, Kontusionsmarken).

Aus der gelegten **Magensonde** fließt erheblich galliges oder blutiges Sekret ab.

Die **Sonographie** deckt intraabdominelle Flüssigkeiten als Hinweiszeichen auf.

Die **Röntgen-Abdomenleeraufnahme** im Liegen auf dem Rücken bzw. in Linksseitenlage kann freie Luft unter den Zwerchfellen zeigen (ist aber nicht obligatorisch!).

Das **Kontrastmittel-CT** des Abdomens erlaubt den Nachweis retroperitonealer Flüssigkeit, duodenaler Extravasate sowie die Beurteilung wichtiger Begleitverletzungen.

Die **Gastroduodenoskopie** dürfte unter Notfallbedingungen technisch schwierig durchzuführen sein, kann aber den Nachweis intramuraler Hämatome, Defekte und Infarzierungen erbringen.

Aufgrund der intraoperativen Befundung kann die Duodenalverletzung in 5 Grade klassifiziert werden:

Grad 1: Kleines Hämatom, ein Segment, Serosaverletzung.
Grad 2: Großes Hämatom, mit 25 % Riß der Dammwand.
Grad 3: Wandruptur im Abschnitt 2 in einer Ausdehnung von 25 % des Umfanges bzw. komplette Wandruptur in den Abschnitten 1, 3 und 4
Grad 4: Wandruptur im Abschnitt 2 von mehr als 75 % des Umfanges, Verletzung von Papille oder Choledochus.
Grad 5: Devaskularisation des Duodenums, massive Pankreasmitverletzung.

Behandlung

Operativ (s. auch Pankreas)

Vorrangige Maßnahmen sind Blutungskontrolle,
Exploration mit Kocher-Manöver, Bursaeröffnung, Mobilisation der Flexura duodenojejunalis,
ggf. Cattell-Manöver (ausgedehnte Darstellung aller 4 Duodenalabschnitte, vgl. Kap. Dünndarmverletzung) und genaue Exploration der Papille.

Verdächtig auf Duodenalperforation sind:
- gallige Imbibitionen,
- Luftblasen anterolateral des Duodenums und im Mesocolon transversum,
- retroperitoneales Blut oder Ödem.

Bei **isolierter Duodenalverletzung** mit weniger als 75%iger Verletzung der Zirkumferenz lokale Exzision und spannungsfreier Primärverschluß.

Bei **ausgedehnten Verletzungen** Segementresektion mit End-zu-End-Anastomose. Falls Segmentresektion nicht möglich, dann Roux-Y-Duodenojejunostomie (End-zu-End- oder End-zu-Seit-Anastomose).

Bei **Mitverletzung des Ductus pancreaticus** Segmentresektion und Roux-Y-Pancreaticojejunostomie.

Bei **Mitverletzung des Ductus choledochus** Roux-Y-Choledochojejunostomie.

Bei **Mitverletzung von Ductus pancreaticus und choledochus** partielle Duodenopankreatektomie (Whipple).

Kleinere Kontusionen werden durch Exploration und minimale Manipulation behandelt.

Intramurale Hämatome sind keine Indikation zur Laparotomie, sondern bedürfen der parenteralen Ernährung, Magensonde sowie einer Beobachtungszeit von 14–21 Tagen.

Eine Kontrastmitteldarstellung empfiehlt sich 7–10 Tage nach dem Unfallereignis.

Falls durch Laparotomie erkannt, Vorgehen kontrovers beurteilt:
dem meist problemlosen Verlauf ohne Exzision mit möglicherweise negativen Folgen (Stenose, Insuffizienz) steht eine minimale Morbidität und
Möglichkeit der Duodenum- und Pankreasexploration bei Exzision gegenüber.

Die Einlage einer Jenunalsonde sollte erwogen werden zur frühen enteralen Stimulation in der postoperativen Periode.

Postoperative Behandlung (Prinzip)

Vor oralem Kostaufbau ist eine Gastrografindarstellung obligat.
Postoperative Komplikationen sind bei Duodenalverletzungen häufig
(> 50 %).

Fisteln: Parenterale Ernährung, Somatostatin, wenn operativ dann Roux-
Y-Drainage.

Stenose: Operative Therapie.

Nahtinsuffizienz: Drainage, ggf. Resektion.

Literatur

Blaisdell, F. W., D. D. Trunkey: Abdominal Trauma. Thieme, Stuttgart – New York
   1982.
Moore, E. E., T. H. Cogbill, M. A. Malangoni, G. J. Jurkovich, H. R. Champion, T. A.
   Gennarelli, J. W. McAninch, H. L. Pachter, S. R. Shackford, P. G. Trafton: Organ
   injury scaling, II. Pancreas, duodenum, small bowel, colon, and rectum. J.
   Trauma 30 (1990) 1427.

ICD 9

Pankreasverletzung   863.8
Duodenumverletzung   578.9

Notizen

Notizen

14. Leber- und Gallenwegsverletzung

Leberverletzung

Allgemein

Die chirurgische Versorgung von Leberverletzungen richtet sich nach anatomischen Gesichtspunkten.

Rechter und linker **Leberlappen** werden getrennt durch die Ebene zwischen Gallenblasenbett und V.cava inferior (Fissura principalis).

Für eine **komplette Mobilisation** der Leber müssen folgende Bandstrukturen unter Schonung der Zwerchfell- und Lebervenen inzidiert weden:

- Ligamentum falciforme und Ligamentum teres hepatis,
- Ligamentum triangulare dextrum,
- Ligamentum coronarium.

Rechte und linke Lebervene liegen intraparenchymatös bis auf 1–2 cm an der Einmündungsstelle in die Vena cava inferior. Die mittlere Lebervene mündet meistens in die linke.

Als Verletzungsmechanismen sind zu nennen:

- die Dezeleration mit Abscherverletzung,
- das stumpfe Bauchtrauma durch den Beckengurt,
- direkter Tritt oder
- Anprall durch den Fahrradlenker
- bzw. Stich- und Schußverletzungen.

Die **Letalität** beim Lebertrauma beträgt zwischen 10 und 25 %.

Die meisten Todesfälle resultieren innerhalb von 48 Stunden durch Schock oder transfusionsbedingte Gerinnungsstörung.

Klinik

Bei entsprechender Verletzungsanamnese ist an eine Leberverletzung zu denken!

Hinweise sind:

- Prellmarken,
- Stich- oder Schußkanäle im rechten oberen Abdominalquadranten oder der rechten unteren Thoraxapertur.
- Hypovolämie,
- Schock,
- Hypothermie.
- Pralles Abdomen mit Resistenz im rechten oberen Quadranten,
- begleitende Rippenfrakturen oder Hämato-/Pneumothorax.

Diagnostik (Klassifikation der Verletzung)

Größere Fremdkörper (z.B. Messer) dürfen erst im OP-Saal unter Reanimationsbereitschaft entfernt werden, da durch ihre Entfernung eine nicht beherrschbare Blutung ausgelöst werden kann.

Hämodynamisch instabile Patienten werden ohne weiteren diagnostischen Zeitverlust laparotomiert bzw. thorakotomiert (s. unten).

Stabile Patienten mit Stich- oder Schußverletzungen werden je nach Verletzungsschwere intubiert, mit ausreichend zentralvenösen Zugängen, Magensonde, Blasenkatheter und ggf. einer Thoraxdrainage versorgt.
Danach erfolgt die Abdomenübersichtaufnahme in 2 Ebenen.

Bei **Hämaturie** ist ein Ausscheidungsurogramm zu fordern.

Die **Abdomensonographie** besitzt einen hohen Stellenwert im Nachweis freier intraabdomineller Flüssigkeit, auch wenn der Nachweis von Organverletzungen meist offen bleibt.

Verletzungen parenchymatöser Organe werden am zuverlässigsten durch das **CT** erfaßt (das Spiral-CT bietet den Vorteil einer kurzen Untersuchungszeit sowie die Möglichkeit der rekonstruktiven Visualisierung).

Aufgrund des CT und der intraabdominellen Befundung gelingt eine Klassifizierung in 6 Schweregrade:

Klassifikation der Leberverletzung nach CT-Kriterien und intraoperativem Befund

(Liver Injury Scale, nach: Organ Injury Scaling Committee, Am. Assoc. for the Surgery of trauma)

Grad 1	Hämatom	subkapsulär umschrieben, < 10 % Oberfläche
	Lazeration	Kapselriß, keine Blutung, < 1 cm Parenchymtiefe
Grad 2	Hämatom	subkapsulär umschrieben, 10–50 % Oberfläche
		intraparenchymal umschrieben, < 2 cm Durchmesser
	Lazeration	Kapselriß, Blutung, 1–3 cm Parenchymtiefe, < 10 cm lang
Grad 3	Hämatom	subkapsulär > 50 % Oberfläche,
		Blutung intraparenchymal > 2 cm
	Lazeration	> 3 cm Parenchymtiefe
Grad 4	Hämatom	rupturiertes intraparenchymales Hämatom mit Blutung
	Lazeration	Parenchymzerstörung 25–50 % des Leberlappens
Grad 5	Lazeration	Parenchymzerstörung > 50 % des Leberlappens
	Gefäße	juxtahepatische Venenverletzung
Grad 6	Gefäße	Leberabriß

Behandlung

Konservativ

Eine konservative Behandlung ist bei intensivmedizinischer Überwachung und engmaschiger Befund- und CT-Kontrolle möglich, bei:

- Leberverletzungen des 1. und 2. Grades,
- fehlendem Hinweis auf Blutung,
- intraperitonealem Blutverlust von < 250 ml sowie
- fehlender anderer intraperitonealer Verletzungen.

Die konservative Behandlung sollte jederzeit in eine operative übergehen können, falls sich der Patient akut verschlechtert oder exzessive Bluttransfusionen notwendig werden.

Eine Mindesthospitalisationszeit von 10 Tagen ist obligat.

Operativ

Unter Reanimationsbedingungen und nachgewiesener Verletzung ist die sofortige linksanterolaterale Thorakotomie mit Abklemmen der supradiafragmalen Aorta erforderlich.

Eine weitere Möglichkeit besteht in der **Ballonokklusion** durch einen offen infraaortal oder geschlossen inguinal eingeführten Ballonkatheter zur supradiaphragmalen Aortenblockade. Gleichlaufend hat die Schockbehandlung zu erfolgen, die Bereitstellung eines Cellsavers, eine ausreichende Anzahl von Blutkonserven sowie eine Antibiose. Danach erfolgt die großzügige Abdeckung für eine Thorakotomie (Sternotomie) und Laparotomie sowie eines Oberschenkels für evtl. Venenentnahme.

Der Zugang geht über eine mediane Laparotomie bzw. quere Laparotomie bei isolierter Leberverletzung.

Bei massiver Blutung werden alle Quadranten mit Bauchtüchern abgestopft.

Danach erfolgt die systematische Exploration der Milz mit dem linken Zwerchfell, der Leber mit dem rechten Zwerchfell, des Mesenteriums, des Darmes und des Retroperitoneums.

Darstellung und Klemmen des Ligamentum hepatoduodenale (Pringle-Manöver) nach vorheriger digitaler Kompression.

Die Mehrzahl der *einfachen Leberverletzungen* (Grad 1 und 2) können mit Ligatur und Koagulation versorgt werden, auch subkapsuläre Hämatome sollten wegen der Gefahr der zweizeitigen Ruptur versorgt werden.

Einsatz der **Infrarotkoagulation** für flächenhafte Blutung und kleinere Einrisse.

Größere Einrisse, vor allem zentral, werden in den Fällen mit perihepatischer Tamponade (als packing oder wrapping) durch Bauchtücher (venösen Abstrom nicht komprimieren!) behandelt, in denen die durchgreifende Lebernaht (0-Chrom-Catgutfäden mit Teflon-Widerlager) keine befriedigende Blutstillung herbeiführt, oder der Patient sich weiterhin verschlechtert (Hypothermie $< 32°$, Koagulopathie, Azidämie/pH $< 7,2$).

Zur Vervollständigung der Blutungskontrolle eignen sich Hämostyptika (Fibrinkleber, Tabotamp®, Tachocomb® o. ä.).

Bei ausgedehnten Leberverletzungen können notwendig werden:

- das Resektionsdebridement als atypische Leberresektion,
- die selektive Leberarterienligatur,
- die intraparenchymatöse Ballontamponade sowie
- die Leberteilresektion oder Hemihepatektomie bei völliger Zerstörung eines Lappens.

Die warme Ischämiezeit der Leber beträgt ca. 60 Min.!

Tief durchgreifende Lebernähte zur Blutstillung an unzugänglichen Bereichen sollten sparsam verwendet werden, da sie neben der erwünschten Blutstillung Lebernekrosen mit nachfolgender Abszeßbildung initiieren können!

Falls die rechte Leberarterie betroffen ist, wird eine Cholezystektomie empfohlen.

Reoperation nach „Packing" ist abhängig von der Kreislaufstabilisierung und Gerinnung, sollte jedoch nach 24–72 Stunden erfolgen.

Die orthotope Lebertransplantation als Ultima ratio nach schwerster Leberverletzung bleibt sicher nur wenigen Patienten vorbehalten.

Komplikationen

Die **Überlebensrate** nach perihepatischem „Packing" liegt bei 75 %.

Eine intraabdominelle subphrenische **Abszeßentwicklung** ist in 10–25 % zu beobachten. Blutungen und Nekrosen erfordern meist eine operative Sanierung.

Gallefisteln (> 50 ml Galle pro Tag über 2 Wochen) und Abszesse können meistens interventionell mit gutem Erfolg drainiert werden.

Hämobilie ist eine seltene Spätkomplikation, die meist nach Entlassung mit rechtsseitigen Oberbauchschmerzen, gastrointestinaler Blutung und Ikterus auftritt (Diagnosestellung erfolgt angiografisch, die Therapie über Embolisation der betroffenen Arterie).

Gallenblasenverletzungen

Sie sind selten, meistens mit anderen Verletzungen kombiniert und werden unterschieden in:

* die Ruptur,
* die Avulsion,
* die Kontusion
* und Cholezystitis (meist hervorgerufen durch Blutobstruktion des Ductus cysticus).

Die Therapie der Wahl ist die Cholezystektomie.
    Bei hämodynamisch instabilen Patienten sorgfältige Präparation und Blutstillung im Leberbett.

Leberpfortenverletzungen

Sie sind selten und meist kombiniert mit komplexen intraabdominellen Verletzungen.

Die **Pfortader** ist von den Strukturen im Leberhilus am gefährdetsten, gefolgt von Gallengängen und Leberarterie.
    Die Leberarterie kann bei isolierter Verletzung ligiert werden.

Bei Mitverletzung der Pfortader müssen beide Strukturen freipräpariert und die Pfortader wenn möglich primär genäht werden.

Die häufig tangentiale Gallengangsverletzung wird primär über eine T-Drainage genäht.

Die komplexe Gallengangsdurchtrennung ist durch eine Roux-Y Choledochojejunostomie mit T-Drainage primär zu versorgen.

Literatur

Blaisdell, F. W., D. D. Trunkey: Abdominal Trauma. Thieme, Stuttgart – New York 1982.

Moore, E. E., S. R. Shackford, H. L. Pachter, J. W. McAninch, B. D., Browner, H. R. Champion, L. M. Flint, T. A. Gennarelli, M. A. Malangoni, M. L. Ramenofsky, P. G. Trafton: Organ injury scaling: Spleen liver, and kidney. J. Trauma 29 (1989) 1664.

Rivkind, A. I., J. H. Siegel, C. M. Dunham: Patterns of Organ Injury in Blunt Hepatic Trauma and Their Significance for Management and Outcome. J. Trauma 29 (1989) 1398.

14

ICD 9

Leberverletzung   864.0
Gallenblasenverletzung 868.0
Gallengangverletzung   868.0

Notizen

15. Milzverletzung

Allgemein

Ihr reticuloendotheliales Filter (rote Pulpa) und die immunkompetenten Zellen (weiße Pulpa) entfernen Antigene aus dem Kreislauf und präsentieren Lymphozyten. Sie ist zusammen mit der Leber das am häufigsten verletzte Organ bei stumpfem Bauchtrauma.

Der übliche Verletzungsmechanismus ist die Dezeleration.

Zweizeitige Milzrupturen können Tage bis Wochen nach manchmal geringgradigen Traumen auftreten.

Dabei führt das Trauma zunächst zu einem Kapselhämatom mit evtl. symptomatischer kurzzeitiger Hypotension, um nach symptomfreiem Intervall zweizeitig mit einem unspezifischen Abdominalschmerz zu rupturieren.

Klinik

- Schmerzen im linken oberen Abdominalquadranten,
- Abwehrspannung.
- Schmerzausstrahlung in die linke Schulter,
- begleitende Rippenfrakturen bzw. ein linksseitiger Pleuraerguß.

Diagnostik

Die körperliche **Untersuchung** bietet in 2/3 der Fälle Verdachtsmomente.

Das **Röntgenbild** zeigt Begleitverletzungen, wie Rippenfrakturen oder einen linksseitigen Pleuraerguß.

Die **Sonographie** erfaßt freie intraabdominelle Flüssigkeit und dient der Verlaufskontrolle.

Bei hämodynamisch stabilen Patienten bietet das **CT** die Möglichkeit der Verletzungsklassifikation.

Die **Angiographie** besitzt eine hohe Sensitivität und bietet die Möglichkeit der selektiven Embolisation, dürfte aber in Akutsituationen kaum zur Anwendung kommen.

Aufgrund des CTs und des operativen Befundes ergibt sich eine Verletzungsklassifikation:

Klassifikation der Milzverletzung nach CT-Kriterien und intraoperativem Befund

(Spleen Injury Scale, nach: Organ Injury Scaling Committee, A. Assoc. for the Surgery of Trauma)

Grad 1	Hämatom	subkapsulär umschrieben, < 10 % Oberfläche
	Lazeration	Kapselriß, keine Blutung, < 1 cm Parenchymtiefe
Grad 2	Hämatom	subkapsulär umschrieben, 10–50 % Oberfläche
		intraparenchymal umschrieben, < 2 cm Durchmesser
	Lazeration	Kapselriß, Blutung, 1–3 cm Parenchymtiefe ohne Trabekel
Grad 3	Hämatom	subkapsulär > 50 % Oberfläche,
		Blutung intraparenchymal > 2 cm
	Lazeration	> 3 cm Parenchymtiefe mit Trabekelgefäßverletzung
Grad 4	Hämatom	rupturiertes intraparenchymales Hämatom mit Blutung
	Lazeration	Abriß segmentaler oder hilärer Gefäße (> 25 % der Milz)
Grad 5	Lazeration	Komplette Milzzerstörung
	Gefäße	Hilusabriß

Behandlung

Konservativ

Die nicht operative Behandlung von Milzverletzungen richtet sich nach der Verletzungsschwere und der Möglichkeit zur engmaschigen Überwachung des Patienten.

Die konservative Therapie muß zugunsten der Operation beendet werden, wenn hämodynamische Instabilität oder eine abdominelle Symptomatik mit Abwehrspannung auftritt.

70 % der Kinder eignen sich für ein konservatives Vorgehen mit einer mehr als 90%igen Erfolgsrate.

Operativ

Indikation: Primäre bzw. latent auftretende hämodynamische Instabilität.

Der **Milzerhalt** sollte gegeben sein bei:

- Blutverlust < 500 ml
- unverletztem Milzhilus,
- nicht vorhandenen Gerinnungsstörungen bzw.
- der Abwesenheit weiterer intraabdomineller Verletzungen.

Als Zugang bietet sich die mediane obere Laparotomie mit kompletter Mobilisation der Milz an.

Der Operateur exponiert die Milz mit seiner rechten Hand und legt Bauchtücher hinter die Milz ein
Digitale Blutungskontrolle am Milzhilus.

- **Grad 1:** Verletzungen erfordern kaum Manipulationen,
- **Grad 2:** Hämostyptika und Elektrokoagulation, ggf. Naht,
- **Grad 3:** erfordert das Debridement, die Hämatomausräumung, Nähte ggf. mit Widerlager, resorbierbarer **Mesh-Beutel** bei weitem Kapseldefekt,
- **Grad 4:** partielle Splenektomie, Naht oder Stapler (die Hälfte der Milz sollte für eine ausreichende Immunfunktion erhalten bleiben!).
- **Grad 5:** Splenektomie (Autotransplantation mit der Einbringung fragmentierter Milzanteile ins Omentum wird kontrovers diskutiert).

Intraperitoneale Drainage ist bei kontrollierter Blutungssituation möglich, jedoch nicht obligat.

Komplikationen/Prognose

Post-Splenektomie-Syndrom:

- Atelektasen, Pleuraergüsse und Pneumonien,
- subphrenische Abszedierung,
- Thrombozytose (mehr als 400 000/ccm^3) 2–10 Tage nach Splenektomie bei der Hälfte der Patienten.

Postoperative **Nachblutung**.

Magenperforation aufgrund einer iatrogenen Devaskularisierung der großen Kurvatur.

Zur Senkung der postoperativen Infektbereitschaft sollte eine Antibiotikatherapie mit Penicillin erfolgen, desweiteren, insbesondere bei Kindern, die Gabe von polyvalentem Pneumokokken- und Hämophilus Influenza-Vakzin (innerhalb von 3 Wochen nach dem Unfall).

Literatur

Blaisdell, F. W., D. D. Trunkey: Abdominal Trauma. Thieme, Stuttgart – New York 1982.
Moore, E. E., S. R. Shackford, H. L. Pachter, J. W. McAninch, B. D. Browner, H. R. Champion, L. M. Flint, T. A. Gennarelli, M. A. Malangoni, M. L. Ramenofsky, P. G. Trafton: Organ injury scaling: Spleen, liver, and kidney. J. Trauma 29 (1989) 1664.
Rivkind, A. I., J. H. Siegel, C. M. Dunham: Patterns of Organ Injury in Blunt Hepatic Trauma and Their Significance for Management and Outcome. J. Trauma 29 (1989) 1398.

ICD 9

Milzverletzung   865.0

Notizen

Notizen

16. Dünndarmverletzung

Allgemein

Jejunum und Ileum umfassen 2,6 m Länge und sind frei beweglich am Mesenterium zwischen Treitz'schem Band und dem Coecum aufgehängt.

Die **Blutversorgung** erfolgt über die A.mesenterica superior (AMS), der Abgang liegt 2 cm distal des Truncus coeliacus.

Keine größeren Kollateralen zwischen AMS und Retroperitoneum, daher Mobilisation der rechten Flexur und des gesamten Dünndarms bis zum Pankreasunterrand möglich (Cattell-Manöver).

Die V.mesenterica superior (VMS) verläuft korrespondierend zur AMS und erhält Äste aus Dünndarm und Kolon, kreuzt dorsal des Pankreas und mündet mit V.mesenterica inferior und V.lienalis in die Pfortader.

Verletzungen ereignen sich in 5–15 % durch stumpfe Bauchtraumen. Zusammen mit Magenverletzungen stellt die Dünndarmverletzung die häufigste Organverletzung beim offenen Bauchtrauma dar.

Schußverletzungen verursachen durch direktes Auftreffen und die sich ausbreitende Stoßwelle (Kavitation) Verletzungen mit hoher kinetischer Energie und damit schweren Folgen.

Stichverletzungen sind oft weniger schwerwiegend, da der Dünndarm aufgrund seiner mobilen Aufhängung auszuweichen vermag.

Dezelerationstraumen können zu Abschermechanismen an den Fixpunkten, wie Treitz'schem Band und Coecum, führen.

Klinik

Da der Dünndarminhalt bakterienarm und pH-neutral ist, verläuft eine traumatisch bedingte Darmeröffnung primär häufig blande.

Zu beachten sind äußere Verletzungszeichen wie Prellmarken, Stich- oder Schußwunden.

Entzündungszeichen entwickeln sich nach 4–6 Stunden bis hin zum Vollbild einer Peritonitis, die dann zur hämodynamischen Instabilität führt.

Diagnostik

Das offene Bauchtrauma, beispielsweise durch Stich- oder Schußwunden, stellt eine absolute Indikation zur explorativen Laparotomie dar.

Beim stumpfen Bauchtrauma läßt sich eine Dünndarmverletzung schwer diagnostizieren, da in der Anfangsphase die klinische Untersuchung wenig hinweisende Symptomatik bietet.

Die Röntgennativaufnahme kann den Nachweis freier abdomineller Luft erbringen. Sonographie bzw. Computertomographie sind sinnvoll.

Behandlung

Präoperativ

Intravenöse Flüssigkeitszufuhr ist ebenso notwendig wie das Legen einer Magensonde.

Die **Antibiose** wird mit Breitspektrum-Penicillin und Metronidazol bzw. einem Aminoglycosid begonnen.

Eine **Tetanusimmunisierung** bei Verletzung ist zu fordern (je nach Impfstatus).

Operativ

Mediane Laparotomie mit schneller systematischer Exploration:

- 1. Blutungskontrolle,
- 2. Kolonexploration zur Kontaminationskontrolle,
- 3. Organexploration

Hämatome an der Mesenterialwurzel sind stets verdächtig auf **Gefäßverletzungen**, diese sind durch Gefäßnaht oder Veneninterponat zu versorgen.

U.U. sind Darmresektionen nicht zu vermeiden.

Nach Abstrichentnahme ausgiebige Abdominalspülung, danach definitive Versorgung.

Darmläsionen

Kleine Darmläsionen werden übernäht (Vicryl 4-0).

Bei Läsionen von mehr als der Hälfte des Darmlumens oder Mehrfachläsionen muß das Segment reseziert und eine primäre Anastomose (ein- oder zweireihige Nahttechnik/Klammernaht) angelegt werden.

Jeder **avitale Darmabschnitt** ist zu resezieren.

Danach kontinuierliche Peritoneallavage bei ausgedehnter Kontamination.

In unklaren Fällen Relaparotomie nach 24 Stunden.

Bei schweren Begleitverletzungen ist eine Jejunalsonde oder PEG einzulegen zur frühzeitigen enteralen Ernährung.

Danach postoperativ Antibiose etwa 5 Tage fortführen, ggf. nach Abstrichergebnis umsetzen. Magensonde bis zum Ingangkommen der Peristaltik belassen.

Enterale Ernährung frühestmöglich beginnen.

Engmaschige Überwachung des Patienten.

Komplikationen

Die großzügige Indikation zur Relaparotomie vermindert die Morbidität!

Die Relaparotomie wird notwendig bei:

- Blutung,
- persistierenden Infektzeichen
- sowie Ileus.

Nahtinsuffizienzen sind selten, ihr Übersehen jedoch fatal!

Literatur

Blaisdell, F. W., D. D. Trunkey: Abdominal Trauma. Thieme, Stuttgart – New York 1982.

Moore, E. E., T. H. Cogbill, M. A. Malangoni, G. J. Jurkovich, H. R. Champion, T. A. Gennarelli, J. W. McAninch, H. L. Pachter, S. R. Shackford, P. G. Trafton: Organ injury scaling, II. Pancreas, duodenum, small bowl, colon, and rectum. J. Trauma 30 (1990) 1427.

ICD 9

Dünndarmverletzung 863.2

Notizen

Notizen

17. Dickdarm- und Rektumverletzung

Allgemein

Die Länge des Dickdarms beträgt ca. 1,5 m. Die Blutversorgung erfolgt über die AMS (Ileocolica, Colica dextra/media) sowie die AMI (Colica sinistra, Sigmoidea, Rectalis superior) und Iliaca externa (Rectalis media/inferior).

Die linke Kolonflexur ist über das Ligamentum splenocolicum mit der Milz verbunden, die bei Mobilisation der linken Flexur gefährdet ist.

Der **linke Ureter** muß an seiner Kreuzungsstelle mit dem linken Psoasmuskel bei linksseitigen Koloneingriffen dargestellt werden.

Das 10–15 cm lange, extraperitoneal liegende Rektum erstreckt sich vom 3. Sakralwirbel bis zur Steißbeinspitze.

Das **stumpfe Kolontrauma** ist selten.

Berstungsverletzungen kommen bei Beckenfrakturen vor.

Rupturen entstehen nach akzidenteller Luftinsufflation (Hochdruckreiniger/Endoskopie) oder durch Verkehrsunfälle mit tief sitzendem Beckengurt.

Die **direkte Schädigung** kann durch Stich- oder Schußverletzung (ca. 5–10 %) erfolgen.

Klinik

Die **Prognose** wird im wesentlichen bestimmt durch **das rechtzeitige Erkennen** einer Darmverletzung, da 6–8 Stunden nach dem Trauma eine bakterielle Besiedelung der Umgebung eingetreten ist.

Pathogenetische Bedeutung besitzt neben der Kontamination durch Perforation auch **die bakterielle Translokation** durch die traumatisierte/ischämische Darmwand ohne sichtbare Perforation.

Allgemeine Entzündungszeichen → Peritonitis.

Diagnostik

Gleiches Vorgehen wie bei Dünndarmverletzungen.

Behandlung

Operativ

Alle intraperitonealen Kolonverletzungen müssen operativ versorgt werden. Die primäre Kolonnaht ist bei Patienten mit geringem Risiko indiziert, wenn weniger als 50 % der Zirkumferenz betroffen ist und die Läsionsstelle im Bereich des Colon ascendens liegt.

Technik

Darmnaht zweireihig, Einzelknopfnähte unbedingt spannungsfrei, nur bei guter Durchblutung, ansonsten:

Kolonresektion aufgrund des Verletzungsausmaßes sowie bei großem Darmwanddefekt.

Resektion des betroffenen Segmentes mit End-zu-End-Anastomose (ein- oder zweireihig) und Zieldrainage (z.B. Easyflow).
Bei gefährdeten Anastomosen (Durchblutung, Spannung):
→ Anlage eines doppelläufigen Ileostomas.

Bei Verletzungen im Rektumbereich:
ggf. Hartmann-Situation bei gefährdeter Anastomose
oder Patienten im Schock.

Indikation für Kolostomie (z.B. Descendo- oder Sigmoidostomie):

- Schock,
- Blutung > 1 l, mehr als 2 intraabdominelle Verletzungen,
- erhebliche Stuhlkontamination.
  Der primäre Wundverschluß wird angestrebt.

Im Falle massiver Stuhlkontamination, zuvor Installation einer kontinuierlichen Peritoneallavage (KPL).

Postoperativ

Frühzeitiger enteraler Kostaufbau (Tee am 1. postoperativen Tag).
AP-Rückverlagerung nach spätestens drei Monaten,
vorher Kontrollendoskopie des Dickdarms bzw. Röntgendarstellung,
ggf. Sphinkterdruckmessung.

Rektumverletzungen

Die Behandlung von Rektumverletzungen umfaßt die 3-D-Regel:

- Diversion (= Hartmann-Stumpf, Sigmoideostoma),
- Debridement,
- Drainage (ggf. als Spüldrainage im kleinen Becken für 5 Tage, schritt-
  weiser Zug).

Prognose

Prognostisch ungünstig für den Verlauf sind:

- Schock
- hohe Anzahl gegebener Blutkonserven
- Stuhlkontamination
- sowie lange Latenz zwischen Trauma und Versorgung.

Intraabdominelle Abszesse sind der Grund für eine postoperative Letalität. Die postoperative Morbidität ist im wesentlichen bedingt durch die
Sepsis.

Stuhlfisteln treten in 1–4 % der operierten Patienten auf,
mit einer **Wundinfektion** ist in 5–15 % zu rechnen.

Literatur

Blaisdell, F. W., D. D. Trunkey: Abdominal Trauma. Thieme, Stuttgart – New York 1982.

Moore, E. E., T. H. Cogbill, M. A. Malangoni, G. J. Jurkovich, H. R. Champion, T. A. Gennarelli, J. W. McAninch, H. L. Pachter, S. R. Shackford, P. G. Trafton: Organ injury scaling, II. Pancreas, duodenum, small bowel, colon, and rectum. J. Trauma 30 (1990) 1427.

ICD 9

Colonverletzung   863.4
Sigmaverletzung   863.4
Rektumverletzung   863.4

Notizen

Notizen

18. Nierenverletzung

Allgemein

Stumpfe Nierenparenchymschädigungen (Einklemmung/Dezeleration) sind in mehr als 1/3 der Fälle mit weiteren intraabdominellen Verletzungen verbunden (Milz, Leber, Dick- und Dünndarm).

Bei **perforierenden Abdominalverletzungen** muß immer an eine direkte Läsion des Nierenparenchyms gedacht werden!

Frakturen der kaudalen Rippen oder der Lendenwirbelquerfortsätze sind als Hinweiszeichen für traumatische Nierenschädigungen zu werten.

Die Verletzungsschwere einer traumatisierten Niere kann grob eingeteilt werden in:

- **leichte Schädigungen:** oberflächliche Einrisse, Kontusionen, subkapsuläre Hämatome (60–70 % der Nierenverletzungen),
- **schwere Schädigungen:** tiefe Parenchymeinrisse, die bis ins Nierenbekken reichen und begleitet sind von ausgedehnten perirenalen Hämatomen (10–15 % der Nierenverletzungen) sowie
- **Nierenzertrümmerungen** mit Gefäßstielabrissen (10–15 % der Nierenverletzungen).

Klinik

Oft läßt der Unfallmechanismus rückschließen auf ein spezifisches Verletzungsmuster.

Flankenschmerz und Flankenhämatome sind weiter abzuklären, desweiteren kaudale Rippen- und Lendenwirbelquerfortsatzfrakturen.

Oft imponiert eine Oberbauchabwehrspannung und tastbare Resistenz. Laborchemisch findet sich meist ein kontinuierlicher Hämatokritabfall (Blutung). **Nierenretentionswerte** sind für die Notfalldiagnostik wenig relevant, eher ein Hinweis auf vorbestehende Nierenschädigungen.

Hämaturie!

Cave: Verletzungsschwere korreliert nicht zwangsläufig mit der Blutungsintensität!

Jede traumabedingte Mikro- und Makrohämaturie ist sonographisch bzw. röntgendiagnostisch abzuklären.

Allerdings weisen nur 10–20 % der Patienten mit Hämaturie eine signifikante Nierenverletzung auf,
etwa die Hälfte dieser Patienten bedarf der chirurgischen Intervention.

Diagnostik

Röntgendiagnostik

Die Basisdiagnostik besteht aus i.v.-Pyelogramm sowie Zystogramm.
Zur technischen Durchführung wird benötigt:

- ein i.v.-Zugang,
- intravenöses bzw. vesikales Kontrastmittel
- sowie ein Blasenkatheter.

Röntgenaufnahmen:

- Leeraufnahme (Abdomenübersicht),
- 1-Minuten-Aufnahme (direkt nach der Injektion von 1–2 mg/kg Kontrastmittel i.v.),
- Spätaufnahme (5–8 Minuten-Aufnahme demonstriert den Kontrastmittelabfluß),
- Abschließendes Zystogramm nach Installation von 300 ml Kontrastmittel über den Katheter in die Blase.

Auswertung

Schockierte Patienten mit Hypotension oder Patienten mit azotämischer Stoffwechselentgleisung weisen oft ein qualitativ schlechtes Urogramm auf!

Es ist zu fahnden nach

- seitengleicher bzw. fehlender Ausscheidung,
- Extravasatbildungen (Nierenparenchym, Kelchsystem, Ureterverlauf sowie Blase).
- Eine Ureterverlaufsabweichung ist ebenso zu erfassen wie ein nicht vorhandener Psoasschatten.
- Regionale verminderte exkretorische Leistung des Nierenparenchyms spricht für segmentale Schädigung (Perfusionsausfall).

Computertomographie

Spezifischer und sensitiver als das i.v.-Pyelogramm bei Parenchymverletzung. Es ist indiziert bei Patienten, die ein stumpfes Flanken- oder Abdominaltrauma erlitten haben und bei denen vor allem Kontusionsschädigungen zu erwarten sind.

Gleichzeitige Darstellung von begleitenden Abdominalverletzungen. Insbesondere lassen sich Extravasate über den gesamten Verlauf der ableitenden Harnwege darstellen.

Trotz CT bleibt die Zystographie durch retrograde Auffüllung der Blase unverzichtbar.

Angiographie

Zur Parenchymdarstellung weitgehend von CT abgelöst,
jedoch indiziert bei Verdacht auf Nierengefäßstielverletzungen bzw. zur Abklärung evtl. vorbestehender Gefäßanomalien.

Sonographie

Oft eingeschränkte Untersuchungsbedingungen wegen Gasüberlagerung!

Retrogrades Urethrogramm

Die Indikation besteht bei
- lokalen perinealen Hämatomen,
- Symphysen bzw. Beckenverletzungen,

- einem Blutaustritt aus der Urethra
- sowie bei Prostataluxationen (rektale Untersuchung) bzw.
- bei technisch unmöglicher Blasenkatheterisierung (z.B. Ruptur).

Technik

Mit 60 ml Spritze und aufgesetzter Olive Installation von 30 ml wasserlöslichem Kontrastmittel (z.B. Conray®) retrograd über den Meatus urethrae.

Die Röntgenaufnahmen werden während der Kontrastmittelinstallation in Schrägstellung vorgenommen.

Kontrastmittelaustritt ist beweisend für Urethraläsionen.

Behandlung

- **Nierenkontusion** → konservativ beobachtend!
- **Parenchymeinrisse**
  Chirurgisches Vorgehen jeweils in Abhängigkeit zur Verletzungsausdehnung, wie z.B. bei Mitbeteiligung des Nierenkelchsystems oder ausgedehnten regionalen Perfusionsausfällen (Gewebsnekrosen)
  Chirurgisches Versorgungsprinzip → **Parenchymerhalt!**
- **Gefäßstielverletzungen/-abrisse**
  Nach angiografischer Absicherung **schnellstmögliche** chirurgische Rekonstruktion (warme Ischämie!).
- **Nierenquetschungen** (Crush)
  Bei Kreislaufstabilität ohne Begleitverletzung konservativ abwartend, ansonsten ist die chirurgische Blutungskontrolle zwingend und zielgerichtet durchzuführen. Nach initial konservativem Vorgehen häufig Interventionsnotwendigkeit nach Sekundärdiagnostik
  bzw. Komplikationen wie Abszedierung, zweizeitiger Ruptur oder infiziertem Urinom.

Operatives Vorgehen

Transabdominaler Zugang
Zielgerichtetes Aufsuchen der beidseitigen Nierengefäßstiele und Anzügelung derselben nach Eröffnung des Retroperitoneums über der Aorta oberhalb des Abgangs der Mesenterica inferior.
Einrisse werden übernäht.
Wasserdichte Naht des Kelchsystems.

Kapseldefekte sind durch Omentum zu bedecken.

Die Nephrektomie kann angezeigt sein bei anhaltender, kreislaufwirksamer Blutung.

Cave: Vor Nephrektomie Nachweis einer funktionsfähigen Gegenseite!

Nachbehandlung

Blutdruckmonitoring (Hypertonus bei sekundären Nierenarterienstenosen oder Kompression der Niere durch ausgedehnte, teilweise in Organisation befindliche Hämatome).

Anhaltende Hämaturie und Koagelbildung sind Hinweise auf persistierende Blutungen aus höheren Abschnitten der harnableitenden Wege und zwingen zur Wiederholung der entsprechenden Röntgendiagnostik.

In jedem Fall sollte nach Ablauf von drei Wochen ein Kontroll-Ausscheidungspyelogramm veranlaßt werden.

Literatur

Blaisdell, F. W., D. D. Trunkey: Abdominal Trauma. Thieme, Stuttgart – York New 1982.

Carroll, P. R., P. W. Klostermann, J. W. McAninch: Surgical management of renal trauma: analysis of risk factors, technique and outcome. J. Trauma 28 (1988) 1071.

Feliciano, D. V.: Management of traumatic retroperitoneal hematoma. Ann. Surg. . A. 211 (1990) 109.

Moore, E. E., S. R. Shackford, H. L. Pachter, J. W. McAninch, B. D. Browner, H. . A. R. Champion, L. M. Flint, T. A. Gennarelli, M. A. Malangoni, M. L. Ramenofsky, P. Gury Trafton: Organ injury scaling: Spleen, liver, and kidney. J. Trauma 29 (1989) 1664.

Rivkind, A. I., J. H. Siegel, C. M. Dunham: Patterns of Organ Injury in Blunt Hepatic Trauma and Their Significance for Management and Outcome. J. Trauma 29 (1989) 1398.

ICD 9

Nierenverletzung: 866.0

Notizen

19. Verletzung der Harnwege

Ureter

Allgemein

Selten Folge von stumpfen Verletzungen, meist Ausdruck einer Perforationsschädigung. Oft verbunden mit Darmläsionen.

In seltenen Fällen Abriß am Nierenbecken bzw. Ausriß vor dem Blaseneintritt.

Klinik

Meist verzögernd einsetzende Symptomatik mit Flankenschmerz und Hämatom, Fieber, Hämaturie,
akutem Abdomen
und ansteigendem Serum-Kreatinin.

Diagnostik

Röntgen

Ausscheidungsurogramm
- Kontrastmittelaustritt im Verlauf des Ureters bzw.
- fehlende Darstellung der ableitenden Harnwege,
- fehlender Psoasschatten,
- Hydronephrose.

Computertomogramm

erfaßt auch kleinste Extravasatmengen.

Retrograde Pyelographie

Aufwendiges Verfahren über Ureterenkatheter, in der Regel im Rahmen der Akutdiagnostik wenig sinnvoll.

Intraoperative Diagnostik

Während eines laufenden abdominellen Eingriffs kann die intravenöse Gabe von Indigocarmin oder Methylenblau zur Darstellung des Ureterlecks führen (retroperitoneale Blau/Grün-Verfärbung durch Extravasat).

Behandlung

Allgemeines Prinzip:

- Anfrischung der rupturierten Ureterenden.
- Spannungsfreie Anastomose unter Schienung.
- Drainage und Schutz der Anastomose (Retroperitonealisierung).
- Bei Kreislaufinstabilen als Akutmaßnahme:
  kutane Ureterostomie oder Ligatur, verbunden mit perkutaner Nephrostomie.

Proximaler Ureterabschnitt

In der Regel primäre Anastomose.
Bei Abrissen von Nierenbecken → Pyeloplastik.
Bei ausgedehnten Defektstrecken:
Mobilisierung der Niere (1–3 cm) bzw.
sekundärplastische Maßnahmen (Ileuminterposition).

Mittelabschnitt

Primär End-zu-End-Anastomose bei größeren Defektstrecken evtl. Transureterostomie.

Distaler Ureterabschnitt

Meist Neueinpflanzung in die Blase (z.B. in der Technik nach Politano-Ledbetter).

Postoperative Maßnahmen

Doppel-J-Katheter für 6 Wochen.
Antibiotika-Therapie für eine Woche.

Komplikationen

Fistelbildung zum Intestinum.
Strikturen.
Urinome (infiziert).

Blase

Allgemein

Mehr als 2/3 der Patienten mit Blasenverletzungen weisen schwerste Begleitverletzungen zumeist am knöchernen Becken auf.

Die Begleitverletzungen sind ausschlaggebend für die hohe Mortalitätsrate von 20–40 %.

Neben stumpfer Gewalteinwirkung (Verkehrsunfälle/Sturz) vereinzelt perforierender Verletzungsmechanismus (Pfählungsverletzungen, Fraktureinspießungen), wobei das Schädigungsausmaß mit dem Füllungszustand der Blase korreliert.

Eine gefüllte Blase rupturiert zumeist am Blasendach (intraperitoneal), die leere Blase wird hingegen gequetscht, abgeschert bzw. durch Frakturfragmente am Blasenboden aufgespießt.

Blasenrupturen erfordern einen Druckgradienten von ca. 300 cm Wassersäule.

Bei Kindern liegt die Blase betont intraperitoneal, was die erhöhte Verletzungshäufigkeit begründet.

Der Blasenhals bewirkt die unwillkürliche Kontinenz, der M. sphinkter urethrae externus die willkürliche.

Blasenschädigungen werden eingeteilt in:

- **Blasenkontusion:** Blasenwandhämatome mit Schleimhauteinrissen, aber intakter Muskulatur → kein Extravasat.

- **Extraperitoneale Blasenrupturen:** Riß durch alle Wandschichten der seitlichen Blasenwand oder Basis.
- **Intraperitoneale Blasenruptur:** Riß aller Wandschichten mit peritonealer Eröffnung meist am Blasendach.
- **Kombinationsverletzungen** von extra- und intraperitonealer Ruptur.

Klinik

Fast alle Patienten haben eine Makrohämaturie und suprapubische Schmerzen bei Unfähigkeit zur Miktion.

Die Untersuchung zeigt peritoneale Abwehrspannung, instabile, evtl. deformierte Konfiguration des Beckens.

Es finden sich ausgedehnte Hämatome am äußeren Genitale bzw. Damm. Unter Umständen findet sich eine rektale Blutung sowie Prostataluxation.

Diagnostik

Laborchemisch ist für die Akutphase in der Regel nur der Hb- und Hämatokritabfall relevant (Blutung).

Die **sonographische Befundabgrenzung** ist oft schwierig und läßt kaum eine exakte Befundung zu.

Die **Röntgenkontrastmitteldarstellung** sichert alleine die Diagnose.

Das **i.v.-Pyelogramm** dient dem Ausschluß von Verletzungen im Bereich der oberen Abschnitte der ableitenden Harnwege.

Das **retrograde Zystogramm** mit ca. 300 ml Kontrastmittelauffüllung (bei Kindern 30 ml + Lebensalter!) ermöglicht das Erkennen der Rupturstelle durch Extravasation.

Die **intraperitoneale Ruptur** zeigt den Kontrastmittelaustritt in die Bauchhöhle (Konturierung von Darmschlingen und Bauchorganen).

Bei der **extraperitonealen Ruptur** Ausbildung von Kontrastmittelstraßen im Bereich des Beckens, evtl. retroperitoneal aufsteigend.

Blasendeformierungen nach Kontrastmittelauffüllung werden meist verursacht durch ausgedehnte perivesikuläre Hämatome und weisen in der Regel auf Beckenfrakturen hin.

Die sonographische und computertomographische Diagnostik beim Vorliegen von Blasenrupturen ist wenig aussagekräftig, da beide Untersuchungsmethoden ohne Kontrastmittelauffüllung des Hohlorgans erfolgen und daher Riß- oder Defektbildungen kaum zur Darstellung gelangen.

Therapie

- **Kontusionen** und kleine extraperitoneale Rupturen werden mit einem Blasenkatheter für 7–10 Tage behandelt (bei Kindern suprapubische Katheterausleitung!).
- Ausgedehnte **extraperitoneale Rupturen** bedürfen der operativen Exploration mit Inspektion der eröffneten Blase,
  gefolgt von Debridement und evtl. der Beckenstabilisation.
  Der Blasenverschluß selbst erfolgt durch wasserdichte 1-/2-schichtige Naht, eine suprapubische Blasenableitung ist postoperativ beizubehalten.
- **Intraperitoneale oder kombinierte Rupturen**
  Sie erfordern die Laparotomie,
  Spülung wie bei Peritonitis
  sowie die primäre Blasennaht.
  Die Blase ist suprapubisch zu drainieren, desweiteren sind zusätzliche extravesikale Ableitungen notwendig.

Postoperativ

- Antibiose,
- suprapubische Drainage für ca. 10 Tage,
- vor der Katheterentfernung Kontrollzystographie mit Kontrastmittel.

Komplikationen

- Abszedierungen,
- Blasenfisteln,
- Inkontinenz/Impotenz,
- Strikturbildungen im Blasenhals.

Urethraverletzung

Allgemein

Stumpfe oder perforierende Verletzungsmechanismen, die zur Kontusion, partiellen oder kompletten Ruptur der Urethra führen.

Urethraverletzungen finden sich bei 10 % aller Beckenfrakturen, wobei die komplette Ruptur dominiert (65 %).

Bei Männern ist es für die klinische Beurteilung sinnvoll, die Verletzung der Urethra zu lokalisieren in:

- einen **zentralen Abschnitt** (Pars prostatica/Kontinenzmechanismus)
- sowie eine **periphere Endstrecke** (Corpus cavernosum/spongiosum).

Klinik

Für Urethraverletzungen gilt die **Trias:**

- Blutaustritt aus dem Meatus urethrae,
- Miktionsunfähigkeit,
- prall gefüllte Blase (suprapubischer Tumor).

Bei der rektalen Untersuchung hoch reitende Prostata (Dislokation), perineale Hämatome (schmetterlingsförmige Konfiguration), Blasenkatheterismus unmöglich.

Diagnostik

Laborbefunde sind unspezifisch,

Kontrastmitteluntersuchungen wie bereits besprochen siehe S. 178 ff. (i.v.-Pyelogramm, Zystographie bzw. retrograde Urethrographie).

Behandlung

Konservative Behandlung von Kontusionen und kleinen Einrissen.

Operative Behandlung von ausgedehnten Verletzungen.
Perforierende Urethraschädigungen werden debridiert und über einen Silastikkatheter adaptiert,
evtl. erst sekundär rekonstruiert.

Periphere Penisverletzungen werden entweder

- primär über liegender Schienung rekonstruiert
- oder ausschließlich geschient bei gleichzeitiger suprapubischer Harnableitung.

Nachbehandlung

- Antibiose,
- Belassen der Schienung für 2–3 Wochen

Komplikationen

- Urethrastrikturen,
- Inkontinenz,
- Impotenz.

Literatur

Blaisdell, F. W., D. D. Trunkey: Abdominal Trauma. Thieme, Stuttgart – York New 1982.

ICD

Ureterverletzung   867.2
Blasenverletzung   867.0
Urethraverletzung   867.0

Notizen

20. Genital- und Dammverletzungen

Penisverletzung

Penisfraktur

Sie ist selten, meist bei erigiertem Penis mit Verletzung eines Corpus cavernosum. Die Harnröhre kann in 1/5 der Fälle mitverletzt sein.
Klinisch imponiert eine Penisdeviation und Schwellung.

Die **primäre Rekonstruktion** ist notwendig, um günstige prognostische Voraussetzungen zu schaffen.

Penisamputation

Ebenfalls extrem selten.
Frühestmögliche Replantation ist anzustreben.
Das Amputat ist bei trockener Kälte zu transportieren.

Lokale Blutungskontrolle durch Druckverband, **kein Torniquet.**

In der Regel werden sekundär plastische Maßnahmen notwendig.

Avulsionsverletzungen von Penis und Skrotum

Decollementverletzung mit unterschiedlicher Größenausdehnung.
Nach lokalem Debridement und Wundkonditionierung → sekundäre Hauttransplantation.
Freiliegende Testes werden temporär unter die Leistenhaut verlagert.
Zweizeitige Rekonstruktion des Skrotums.

Perforierende Penisverletzung

Meist Folge von Pfählungsschädigungen.
Zum Ausschluß der Urethraverletzung ist stets die retrograde Urethrographie durchzuführen.
Therapeutisch ist die anatomische Rekonstruktion anzustreben.

Hodenverletzung

Stumpfe bzw. penetrierende Pfählungsverletzungen können Einrisse, evtl. Hodenabrisse verursachen.
Perforierende Verletzungen sind zu inspizieren und nach Debridement zu rekonstruieren.
Stumpfe Traumen weisen auf:
- Schwellung
- Hämatom sowie
- stärkste Schmerzen.

Stets ist die **Hodentorsion** auszuschließen.
Sonographische Abklärung (z.B. Hämatozele).

Die chirurgische Exploration umfaßt Debridement und Adaptation der Tunica albuginea sowie die Blutungskontrolle entlang des Samenstranges. Die Drainage wird für mindestens 24 Stunden postoperativ belassen.

Dammverletzungen

Immer Ausdruck schwerster stumpfer Gewalteinwirkungen, oft verbunden mit Beckenquetschverletzungen bzw. komplexen Beckenfrakturen.
  Mitgeschädigt können sein das äußere Genitale sowie das Rektum.

Um eine möglichst störungsfreie (Infektgefährdung!) Wiederherstellung des teilweise extremen perinealen Weichteilschadens zu ermöglichen, kann die temporäre doppelläufige „Schutz"kolostomie und/oder **suprapubische Harnableitung** zwingend notwendig werden.

Literatur

Blaisdell, F. W., D. D. Trunkey: Abdominal Trauma. Thieme, Stuttgart – York New 1982.

20

ICD 9

Penisverletzung	878.0
Scrotumverletzung	878.2
Hodenverletzung	878.2
Verletzung äußere Geschlechtsorgane	878.8

Notizen

21. Verletzungen des Stütz- und Bewegungsapparates

Frakturen

Allgemein

Brüche sind knöcherne Kontinuitätsunterbrechungen mit unterschiedlich ausgeprägter Dislokation und Weichteilschädigung.

Es ist grundsätzlich zu unterscheiden in geschlossene und offene Frakturen mit der potentiellen Gefahr einer Wundkontamination bzw. Infektion.

Die **ungestörte Frakturheilung** setzt voraus:

- die mechanische Ruhigstellung der Frakturfragmente in achsengerechter Ausrichtung,
- die Vitalität der einzelnen Fragmente (Vaskularität) sowie
- die Infektfreiheit der Frakturzone.

Jede Frakturklassifikation hat zu berücksichtigen:
- den Frakturtyp,
- die Weichteilschädigung,
- den Kontaminationsgrad
- sowie begleitende Schädigungen von Gefäßen und Nerven:

Klassifikation der Frakturen

- Geschlossene Frakturen (G 0–G III)
  - ▶ 0: geringer Weichteilschaden
  - ▶ I: Schürfung, Kontusion
  - ▶ II: tiefe Schürfung, drohendes Kompartment, schwere Frakturform
  - ▶ III: Ausgedehnter Weichteilschaden, Quetschung, Gefäß-/
    Nervenverletzung, schwere Frakturform

- Offene Frakturen (O I–O IV)
  - ▶ I: Durchspießung der Haut, unbedeutende Kontamination
  - ▶ II: Durchtrennung der Haut, Kontusion, alle Frakturen
  - ▶ III: Ausgedehnte Weichteildestruktion, Gefäß-/Nervenverletzung,
    mittelschwere Kontamination
  - ▶ VI: Subtotale und totale Amputation

Klinik

Es imponieren Schmerz, Schwellung, Deformität, Funktionsverlust, abnorme Beweglichkeit der Extremität sowie Krepitation im Frakturbereich, evtl. begleitende neurologische bzw. vaskuläre periphere Ausfälle (Verlaufsdokumentation!).

Gelenksluxationen zeigen eine nahezu identische Symptomatik, sind gegenüber den Frakturen jedoch durch eine federnd fixierte Fehlstellung charakterisiert.

Diagnostik

Die klinische Symptomatik hat Hinweischarakter.
Beweisend ist einzig und allein die Röntgendiagnostik.

Zu fordern sind primär großformatige **Übersichtsaufnahmen** des betroffenen Skelettabschnittes mit den angrenzenden Gelenken in jeweils 2 Ebenen.

Bei potentiellen **Mehretagenverletzungen** (z.B. Sturz aus großer Höhe) ist die Röntgendiagnostik der **gesamten kinetischen Kette** erforderlich.

Schrägaufnahmen erweisen sich bei Gelenkfrakturen als sinnvoll.

Funktionsaufnahmen dienen dem Ausschluß discoligamentärer Instabilitäten. Die Zusatz- bzw. Feindiagnostik wird betrieben durch Arthrographie, Myelographie, Tomographie, Computertomographie (Spiral-CT) sowie NMR.

Behandlung

Als Primärmaßnahmen sind zu fordern:

- Analgesie (z.B. Ketanest/Diazepam),
- Reposition durch Längszug,
- sterile Wundabdeckung bei offenen Frakturen (Kompressionsverband dient der Blutungskontrolle) sowie
- Retention durch Schienung (Vakuum-/Luftkammer) → Transport.

> Ziel der Behandlung ist die Restitutio ad integrum in möglichst kurzer Zeit.

Diesem Prinzip dient eingangs die Reposition unter achsengerechter Ausrichtung von Knochen und Gelenken.

Gelingt die **Reposition geschlossen**, so erfolgt die Immobilisation durch äußere Schienung.

Die Art der **Schienung** wiederum ist abhängig von dem Verletzungstyp, der Schwere der Begleitverletzungen sowie dem Alter und Allgemeinzustand des Patienten.

- **Schienen**
  aus Gips/Kunststoff dienen dem temporären Einsatz,
  sind technisch einfach handhabbar und tolerieren sekundäre Weichteilschwellungen.
- **Zirkuläre Gips- oder Kunststoffverbände**
  gewährleisten eine ausreichende Immobilisation des betroffenen Skelettabschnittes (angrenzende Gelenke sind mit einzubeziehen!),
  erweisen sich als technisch aufwendigeres Verfahren und dürfen nie wegen noch zu erwartender Weichteilschwellungen primär angelegt werden.

- **Orthesen (Brace)**
  Sie gestatten die funktionelle Behandlung der dem Frakturabschnitt benachbarten Gelenke und garantieren gleichzeitig die ausreichende Ruhigstellung der Frakturzone langer Röhrenknochen.
- **Extensionen**
  Sie garantieren die Reposition durch kontinuierlichen Längszug.

Als technisch einfach anwendbare Maßnahme sind Extensionen verbunden mit den **Nachteilen:**

- einer längerfristigen gesamtheitlichen Immobilisation/Hospitalisation des Patienten,
- der teilweise ungenügenden Frakturreposition sowie
- dem Auftreten typischer Immobilisationsstörungen bzw. Komplikationen.

Als Anwendungsform sind gebräuchlich die **Hautextension** bei kindlichen Frakturen sowie die transossär angelegte **Extension** beim Erwachsenen.

Muß offen reponiert werden, so erscheint es sinnvoll die Stabilisation der Frakturzone operativ durch externe bzw. interne Fixationstechniken vorzunehmen.

Externe Stabilisation mit unilateralem bzw. ringförmigem Fixateur beinhaltet den Vorteil einer weichteilschonenden, frakturfernen Interventionsmaßnahme,
birgt aber den permanenten Nachteil in sich, entlang der Drähte oder Schrauben den Knochen zu kontaminieren bzw. zu infizieren (Pintractinfection!).

Die interne Stabilisation wird durch intra- bzw. extramedulläre Kraftträger (Marknägel, Schrauben, Platten) erreicht,
erweist sich als technisch aufwendigeres Verfahren und bedarf einer engmaschig überwachten Nachbehandlung.

Potentielle Infektgefährdung nach Weichteileröffnung sowie eine zwingende Metallentfernung müssen als Nachteile operativer Stabilisationstechniken gewertet werden.

Offene Fraktur

Allgemein

Der offene Bruch ist als Fraktur mit begleitender Weichteileröffnung definiert. Da die Wunden je nach Größe potentiell kontaminiert sind, besteht die Gefahr eines knöchernen Infektes mit allen negativen Folgen für die Frakturheilung.

Offene Frakturen machen etwa 10 % aller Frakturen aus.

Die Hälfte aller offenen Frakturen findet sich am Unterschenkel, nahezu 80 % betreffen die untere Extremität.

Die Frakturklassifikationen nach Allgöwer (1971), Gustillo (1976) sowie Tscherne (1982) berücksichtigen das Ausmaß des Weichteilschadens, den Kontaminationsgrad der Wunde sowie die Schwere der Bruchform.

- **Grad I** beschreibt eine Durchspießungsverletzung bei einfachen Frakturverläufen.
- **Grad II** charakterisiert den ausgedehnteren Weichteilschaden, potentielle Kontamination sowie schwerwiegende Mehrfragmentfrakturen.
- **Grad III** kennzeichnet Gewebszerreißungen und -kontusionen mit komplexen Frakturformen nach Rasanztraumen. Ebenso zugeordnet werden diesem Schädigungsgrad alle offenen Frakturen mit Gefäßverletzungen, erdverschmutzte Wunden, Schußfrakturen oder devastierte Etagenfrakturen.
- **Der Subtyp IIIa** charakterisiert drittgradig offene Frakturen, bei denen ortsständige Weichteile einen Wundverschluß ermöglichen.
- **Beim Subtyp IIIb** verbleibt ein vorhersehbarer Weichteildefekt und
- **Subtyp IIIc** subsumiert alle offenen Frakturen mit Gefäßverletzungen.

Die **Infektinzidenz** korreliert direkt mit dem Schädigungsgrad und wird in der aktuellen Literatur wie folgt angegeben:

Grad I	0–2 %
Grad II	2–7 %
Grad III	10–25 %
Grad IIIa	7 %
Grad IIIb	10–50 %
Grad IIIc	25–50 % (Amputationsrate zwischen 25 und 90 %).

Klinik/Diagnostik

Die klinische Symptomatik entspricht den allgemeinen Frakturhinweiszeichen, beweisend ist die entsprechende Röntgendokumentation.

Behandlungsgrundsätze

> Jede offene Fraktur ist ein chirurgischer Notfall!

Erstmaßnahmen am Unfallort

- Beseitigung ausgeprägter Dislokationen (Ausrichtung in Längsachse)
- steriles Verbinden der Wunde und
- Ruhigstellung der Extremität mittels Schiene oder Vakuummatratze stellen zwingende Maßnahmen dar und dienen der Infektprophylaxe.

Die Dokumentation des Gefäß-Nervenstatus ist unabdingbar und im weiteren Verlauf zu kontrollieren.

Klinische Erstbehandlung

> Angelegte Verbände und Schienen dürfen nicht entfernt werden.

Nicht versorgte Wunden sollten ohne weitere Inspektion sofort verbunden werden.

- Je nach Art und Schwere des Verletzungsmusters erfolgt zunächst die Allgemeinversorgung des Verletzten mit Behandlung aller lebensbedrohlichen Zustände.
- Danach erfolgt eine sorgfältige und umfassende klinische Untersuchung, die bei Extremitätenverletzungen insbesondere die Durchblutung und den neurologischen Zustand erfassen muß.
- Bei unklarer **Durchblutungssituation** erfolgt die Dopplersonographie, bei Zeichen der Ischämie die Angiographie.

Die zur Behandlung erforderliche **Röntgenuntersuchung** muß bei Schaftfrakturen das proximale und distale Gelenk einschließen.

Eine intravenöse **Antibiotikaprophylaxe** sollte so früh wie möglich begonnen werden.

Bei **erstgradig offenen Frakturen** wird die Prophylaxe mit Cephalosporinen der ersten Generation als Singleshot betrieben,
bei **zweit- und drittgradig offenen Frakturen** hat sich die Kombination von Cephalosporinen mit Aminoglycosiden bewährt.

> Eine Tetanusprophylaxe ist nach den allgemeinen Richtlinien durchzuführen.

Vorbereitung zur Operation

- Erst im Operationsbereich wird der Notverband unter aseptischen Bedingungen entfernt.
- Der Weichteilschaden ist zu beurteilen und das weitere Vorgehen festzulegen.
- Nach Entnahme eines Wundabstriches erfolgt eine erste Wunddesinfektion mit Polyvidon-Jodlösung.
- Danach Rasieren mit sterilem Einmalrasierer,
- Reinigung verschmutzter oder aus der Wunde ragender Knochenfragmente mit der Bürste,
- dann mehrmalige Spülung der Wunde mit Polyvidon- oder Ringerlösung.
- Nach abschließender Hautdesinfektion erfolgt die sterile Abdeckung.

Chirurgische Behandlung

Stabilität, gesicherte Durchblutung am Knochen sowie vitales umgebendes Gewebe stellen die beste Infektprophylaxe dar.
Dies kann nur durch operative Maßnahmen mit entsprechenden, wenig traumatisierenden Fixationstechniken erreicht werden.

Ausnahmen: erstgradig offene Frakturen bei Kindern, bei denen nach klassischer Wundversorgung die Fraktur konservativ weiterbehandelt werden darf.

Bei der chirurgischen Versorgung sind zu beachten:

- Debridement,
- Zugangswahl,

- Osteosynthese,
- Wundverschluß und Knochendeckung sowie
- Weichteildekompression (Kompartment).

Debridement

Die Wundränder sind zu exzidieren, avitales und zerstörtes Gewebe ist radikal auszuschneiden.

Insbesondere die Vitalität der Muskulatur ist anhand von Konsistenz, Kontraktilität, Kolorit und Kapillardurchblutung zu prüfen.

Kleine freie Kortikalisfragmente sollten entfernt werden, da sie potentielle Sequester darstellen.

Die Wunde ist wiederholt zu spülen (evtl. Jet Lavage).

Nach Beendigung des Debridements Wechsel der Bekleidung, Handschuhe, Instrumente und erneute Abdeckung des OP-Gebietes.

Zugangswahl

Durch den vermehrten Einsatz des Fixateur externe bei offenen Frakturen ist das Problem des Zugangs deutlich in den Hintergrund getreten.

Ist jedoch eine interne Stabilisierung geplant, kommt dem Zugang eine entscheidende Bedeutung zu.

Grundsätzlich sollen längsverlaufende Schnittführungen beachtet werden und die zu versenkenden Implantate unter gut durchblutetem Weichteilgewebe zu liegen kommen.

Frakturstabilisation

Die Stabilisierung einer Fraktur verringert weiteren Weichteilschaden und ermöglicht die weitgehend störungsfreie Knochenheilung.

Eine **Gipsbehandlung** scheidet wegen der Ruhigstellung angrenzender Gelenke aus und ist nur bei Grad I-Verletzungen von Kindern zu akzeptieren. Nur in Ausnahmefällen kann eine **Extensionsbehandlung** zur Anwendung kommen: Sie garantiert keine ausreichende Stabilität, führt zu weiterem Weichteiltrauma und verhindert die Mobilisation des Verletzten.

Die Anwendung von **Osteosynthesematerialen** hat vorrangig **biologische Aspekte** zu berücksichtigen:
d.h., die Erhaltung der Vaskularität ist zu gewährleisten.

Bewährt hat sich die intramedulläre Stabilisation der Tibia und des Femurs mit unaufgebohrten soliden, proximal wie distal verriegelten Marknägeln.

Die Versorgung gelenknaher bzw. **intraartikulärer Frakturen** bedarf der exakten anatomischen Reposition und Retention, was möglich wird durch den Einsatz von Kirschner-Drähten, Schrauben und Platten.

Die **externe Fixation** (unilateral, Ringfixation) bietet den Vorteil des geringsten zusätzlichen Traumas, da die inserierenden Schanz'schen Schrauben und Drähte fernab der Frakturzone einzubringen sind und dennoch über die verbindenden Längsträger eine ausreichende Frakturstabilisation erreicht werden kann.

Als nachteilig erweist sich nach längeren Liegezeiten ein Auslockern der Schrauben/Drähte (Pintractinfection), was Stabilitätsverlust bedeutet und den Verfahrenswechsel notwendig macht.

Bei **offenen Gelenkverletzungen** mit schweren Weichteilschäden ist eine Minimalosteosynthese an den Gelenkflächen mit überbrückender Fixateur externe-Stabilisierung anzustreben.

Knochendefekte oder entfernte kortikale Fragmente werden bevorzugt primär, bei Polytraumatisierten aus Zeitgründen sekundär mit autologer Spongiosa aufgefüllt.

Wundverschluß

Ein primärer Wundverschluß ist die Ausnahme. Der offenen Wundbehandlung in Form der Vakuumversiegelung ist der Vorzug zu geben.

Nach Wundkonditionierung ist entweder der sekundäre Wundverschluß möglich oder aber die Deckung durch ein Spalthauttransplantat.

Bei schweren Weichteilzerstörungen sind gestielte Haut- oder myokutane Lappen erforderlich.

Besonders am Unterschenkel kommt zunehmend den mikrovaskulär gestielten freien Hautmuskellappen Bedeutung zu.

Primäre Amputation

Die Entscheidung zur Amputation einer Extremität ist abhängig vom Lokalbefund sowie dem Gesamtbefinden des Polytraumatisierten, d.h., entweder zwingt die neurovaskuläre Schädigung mit definitivem Funktionsausfall der Extremität oder das Gesamtverletzungsmuster (Instabilität kardiopulmonal) zu dieser Maßnahme.

Nachbehandlung

Bei der Nachbehandlung offener Frakturen besteht prinzipiell kein Unterschied zur geschlossenen Fraktur.
   Sie erfordert aber eine intensive Überwachung
- der Weichteile,
- des Temperaturverlaufes
- und der Leukozytenanzahl.

Die Extremitäten sollten zur Abschwellung hochgelagert werden.

Eine entsprechende **Physiotherapie** muß frühestmöglich begonnen werden.

In das Nachbehandlungskonzept gehört auch die **Thromboseprophylaxe**, worunter mechanische wie medikamentöse Maßnahmen zu verstehen sind.

Literatur

Tscherne, H., H. J. Oestern: Die Klassifizierung des Weichteilschadens bei offenen und geschlossenen Frakturen. H. z. Unfallheilk. (1982) 85.

ICD 9

Geschlossene Fraktur 829.0
Offene Fraktur   829.1
Multiple Frakturen   828.1

Notizen

22. Posttraumatische Infektionen

Systemisch

Tetanus

Allgemein

In den europäischen Ländern ist die Tetanusinfektion mit einer Mortalität von etwa 60 % behaftet. Das Clostridium tetani produziert ein Exotoxin, das spezifisch neurotoxisch wirkt und über die peripheren Nerven in das Rückenmark eindringt, wo es inhibitorische Spinalreflexe blockiert.

Klinik

Fast immer findet sich eine Verletzung in der Anamnese, jedoch kann diese so trivial sein, daß sie nicht bemerkt wurde.

Die Umstände der **Kontamination** sind zu berücksichtigen (z.B. Gartenarbeit, Fäkalienexposition).

- **Trismus,**
- **Dysphagie** und
- **Steife** des Nackens, des Rücken und des Abdomens sind häufig, generalisierte Spasmen mit Asphyxiegefahr können auftreten.

Beweisende Symptome sind:
- **Risus sardonicus,**
- **Opisthotonus** (extreme Hyperextension des Rückens und Nackens durch Spastik).

Je kürzer die Inkubationszeit, desto schlechter die Prognose.

Diagnosesicherung

Kultur und mikroskopische Untersuchung des Wundexsudates.

Behandlung

Das therapeutische Vorgehen ist abhängig von der Schwere der Erkrankung. In jedem Fall:

- Exzision der Wunde,
- humanes Antitetanusimmunglobulin 50–250 I.E./kg i.m.,
- Benzylpenicillin 1 g i.v. alle 6 Stunden,
- Intensivtherapie, evtl. assistierte Beatmung.

Die Muskelspasmen werden mit Diazepam parenteral behandelt.
Als Analgetikum kann Morphin dienen.

Bei verstärkter Salivation oder respiratorischen Komplikationen Tracheotomie. Wenn erforderlich Überdruckbeatmung, Muskelrelaxantien, Volumensubstitution und hochkalorische bilanzierte Ernährung.
Intensive Physiotherapie während der Rekonvaleszenzperiode.

Komplikationen

- Arrhythmien,
- Hypertension,
- extremer Speichelfluß.

Der Tod tritt ein durch Herzstillstand, zerebrale Blutung, Streßulzera mit Hämatemesis und Teerstuhl, Bronchopneumonie bzw. Lungenembolie.

Prophylaxe

Grundimmunisierung im Kindesalter,
Adsorbat Tetanustoxoid 0,5 ml i.m., Auffrischung nach 6–8 Wochen und erneut nach 4–6 Monaten.

Auffrischung (0,5 ml) alle 5 Jahre nach der ersten Immunisierung.

Patienten mit frischen Wunden erhalten eine aktive und passive Immunisierung, wenn sie nicht im letzten Jahr eine Auffrischung erhalten haben.

Immunisierung verletzter Personen mit unvollständigem Tetanus-Impfschutz
a) nach 1 Tetanus-Impfung, die zurückliegt:

< 2 Wochen:	250 I.E. Tetanus-Immunglobulin
2–8 Wochen:	0,5 ml Tetanol + 250 I.E. Tetanus-Immunglobulin und 0,5 ml Tetanol nach 6–12 Monaten (vollständige Grundimmunisierung)
> 8 Wochen:	Simultanprophylaxe

b) nach 2 Tetanus-Impfungen im Abstand von 4–8 Wochen, von denen die letzte Injektion zurückliegt:

< 2 Wochen:	250 I.E. Tetanus-Immunglobulin: 0,5 ml Tetanol nach 6–12 Wochen (vollständige Grundimmunisierung)
2 Wochen–6 Monate:	Keine sofortige Impfung erforderlich; 0,5 ml Tetanol 6–12 Monate nach der 2. Impfung (vollständige Grundimmunisierung)
6–12 Monate:	0,5 ml Tetanol (vollständige Grundimmunisierung)
> 1 Jahr:	0,5 ml Tetanol + 250 I.E. Tetanus-Immunglobulin

Immunisierung verletzter Personen mit vollständiger Tetanus-Prophylaxe, bei denen die letzte Impfung zurückliegt:

bis 5 Jahre:	Keine sofortige Impfung erforderlich.
5–10 Jahre:	0,5 ml Tetanol
über 10 Jahre:	0,5 ml Tetanol + jeweils 250 I.E. Tetanus-Immunglobulin

Gasbrand (Gasgangrän)

Allgemein

Rasch fortschreitende Gewebszerstörung durch Anaerobierinfektion mit lokaler Gasproduktion sowie Toxinaemie.

Tritt auf bei erdverschmutzten, überalterten Wunden, die u.U. nicht ausreichend debridiert wurden.

Erreger ist das grampositive Clostridum perfringens.
(Differentialdiagnose: Gasbildende Streptokokkeninfektion!).

Klinik

- Tiefe, penetrierende Muskelverletzung.
- Infektbeginn mehr als 12–24 Stunden nach der Verletzung.

- Lokaler Schmerz bei ödematöser Weichteilschwellung.
- Tachykardie/Fieber.
- Rasche lokale Infektausbreitung mit bronzefarbener Wundverfärbung sowie fleischwasserähnlicher Exsudatbildung.
- Süßlich stickiger Geruch!
- Die Muskulatur ist grau-rötlich verfärbt, brüchig und ischämisch.
- Gasbildung tastbar (subkutanes Knistern).

Diagnostik

Sofort **Gramausstrichpräparat** vom Exsudat.

Histologisches Quetschpräparat einer entnommenen Muskelprobe, mikrobiologische Anzüchtung → meist Mischflora.

Die Röntgenübersichtsaufnahme zeigt **Muskelfiederung** (Gasbildung).

Behandlung

Die **Prävention** besteht aus sorgfältigem chirurgischen Wunddebridement und ggf. offener Behandlung.

Beim **fulminanten Infekt:**

- Ausgedehntes Weichteildebridement und Spaltung aller umliegenden Faszienlogen sowie Resektion aller befallenen Muskelabschnitte, weit offene Wundbehandlung.
- Intensivmedizinisch kardiopulmonale Stabilisierung.
- Antibiose (Penicillin hochdosiert, ca. 3 Mega).
- Hyperbare Oxigenation (Überdruckkammer, z.B. BW-Krankenhaus, Ulm, Tel. 0731/1711) alle 8–12 Stunden für 60–90 Min.

Lokalisierter Infekt

(akut posttraumatischer/postoperativer Knocheninfekt)

Allgemein

Nach einem Trauma oder elektiven Eingriffen am Stütz- und Bewegungsapparat dokumentiert das Auftreten einer Weichteil- und Knocheninfektion:

- eine schwerwiegende Komplikation,
- drückt eine gestörte Keim-Wirtsbeziehung aus und
- erlangt neben rein medizinischen Aspekten oft zusätzliche soziale wie volkswirtschaftliche Dimensionen.

Die **Häufigkeit ossärer Infekte** ist noch beträchtlich und wird in der aktuellen Literatur mit 0,5 bis 2 % für alle elektiven aseptischen Eingriffe am Knochen, zwischen 1 und 5 % für die operative Versorgung geschlossener Frakturen und mit bis zu 25 % für die der offenen Frakturen angegeben.

In der Regel bleibt ein posttraumatisch/postoperativ entstandener knöcherner Infekt lokalisiert, kann andererseits aber unter ungünstigen, infektdisponierenden Bedingungen ernste septische Allgemeinerscheinungen auslösen.

An der Infektentstehung sind beteiligt:

- der traumatisch oder operativ bedingte Gewebeschaden mit seiner verschlechterten lokalen Infektabwehr,
- die Anzahl und Virulenz der pathogenen Keime sowie
- alle konstitutionellen Faktoren, die zur Suppression der allgemeinen Abwehrlage des Patienten beitragen.

Bei gestörter Makro- und Mikrozirkulation der Weichteile mit parallel einhergehender Beeinträchtigung der endostalen wie periostalen Vaskularisation des geschädigten Knochens wird dieser insbesondere dann, wenn Trümmerfrakturen mit zahlreichen denudierten Einzelfragmenten vorliegen, zu einem wenig resistenten, instabilen Hohlraumsystem, in dem von einer verminderten Widerstandskraft der körpereigenen zellulären wie humoralen Abwehr auszugehen ist.

So können sich schon wenige, virulente Keime unter akuten Bedingungen, in der Mehrzahl **Staphylococcus aureus und epidermidis**, ungestört vermehren.

- Ihre Exo- und Endotoxine,
- die Aktivierung von Koagulase sowie
- die unmittelbare Einwirkung der Bakterien auf das geschädigte, d.h. durchblutungsgestörte Knochenareal

weiten den Prozeß der entzündlich exsudativen Vorgänge, der Mikrothrombosierung sowie der fortschreitenden Weichteil- und Knochennekrotisierung aus.

Unbehandelt kann die dargestellte Situation fulminant exazerbieren und unter Entwicklung einer **Markraumphlegmone** zur infausten Sepsis führen, andererseits aber auch einen chronisch persistierenden Verlauf nehmen, wobei dann die Problematik in einer langwierigen und häufig wenig erfolgreich verlaufenden Therapie liegt.

Gründe für die Entwicklung einer **chronischen Osteitis** sind zu sehen in einer deutlich verminderten Perfusion aller am Infektgeschehen beteiligten Gewebe sowie dem stets zu beobachtenden Keimwechsel zu gramnegativen, antibiotisch nur schwer zu beeinflussenden Erregern.

Klinik

Da es weder eine herausragend spezifische noch sensitive laborchemische Untersuchung zur Infektdiagnostik gibt, kommt der sorgfältig und engmaschig durchgeführten klinischen Beurteilung besondere Bedeutung zu.

Bleiben die klassischen lokalen Infektzeichen:
Schwellung, Rötung, lokale Überwärmung, Schmerz sowie **Fieber** und **Leukozytose** über den 4. postoperativen Tag hinaus bestehen, so haben diese Anzeichen zu alarmieren, da sie auf das Entstehen eines bakteriellen Infektes hinweisen, auch wenn zu diesem Zeitpunkt die Blutkultur meist noch negativ ausfällt.

Diagnostik

Laborchemie

- Blutsenkungsgeschwindigkeit (BSG),
- Leukozytenzahl (Leukozytose),
- Differentialblutbild,
- C-reaktives Protein sowie
- Lysozym-Immunsekret.

Röntgen

Übersichtsaufnahmen sind wenig aussagekräftig, da Abbauvorgänge und Reparationen frühestens nach 2–3 Wochen als Aufhellungen oder Strukturauflösungen bzw. periostale Reaktionen sichtbar werden.

Sonographisch oder computertomographisch können **Flüssigkeitsansammlungen** als Infekthinweise zu sehen sein.

Die konventionelle **Szintigraphie** ist zur Differenzierung zwischen normalen Reparationsvorgängen und Infektionen nicht geeignet.

Hohe Spezifität und Sensitivität kommt jedoch der **Eigenleukozytenmarkierung** mit Technetium in vitro sowie deren Markierung in vivo mit monoklonalen Antikörpern zu.

Bakteriologie

Jede Wunde, so auch Operationswunden, sind kontaminiert.

Ob daraus im späteren Verlauf eine Infektion wird, entscheidet die aktuelle Keim-Wirt-Beziehung.

Bei offenen Frakturen liegt die **primäre Kontaminationsquote** nachweisbar bei 80 %, was in bis zu 25 % der Fälle in einem ossären Infekt enden kann.

Die Keimbesiedelung bei offenen Frakturen läßt am Unfalltag grundsätzlich alle pathogenen wie apathogenen Mikroorganismen erwarten.

Im Einzelverlauf kommt es hernach zur Bevorzugung von Staphylokokken.

Pathogene gramnegative Stäbchen in der **Sekundärflora** sind untrügliche Indikatoren für eine Infektmanifestation.

Ein negativer bakteriologischer Befund schließt eine Wundinfektion nie aus.

Er dokumentiert lediglich, daß bei der Abnahmetechnik in dem speziellen Wundareal und unter den angewandten Transport- und Kulturbedingungen die Keimzahl unter der nachweisbaren Grenze lag.

Besonders hinzuweisen ist auf die Schwierigkeit eines Anaerobiernachweises. Der Infekt mit ausgeprägten klinischen Zeichen und ständig negativen bakteriologischen Befunden sollte hieran immer denken lassen!

Therapie

Die **Frühdiagnostik** ist für ein erfolgreiches Infektsanierungskonzept mit dem Ziel einer Restitutio ad integrum das entscheidende Kriterium.

Dabei gestaltet sich das **operative Vorgehen** zweigegliedert und umfaßt einmal zunächst die Beherrschung des akuten Geschehens durch chirurgische Sanierung und zum zweiten durch Infektberuhigung die Wiederherstellung der Weichteil- und Knochenkontinuität.

Im Stadium der **drohenden Infektion** überwiegt bei bereits im Gang befindlicher Vermehrung virulenter Keime noch die körpereigene Abwehr. Zu diesem Zeitpunkt ist deshalb logischerweise eine Immobilisierung der verletzten bzw. operierten Extremität mit Hochlagerung und antibiotischer Behandlung möglich.

Andererseits ist es kritisch, diese Empfehlung zu geben, da die Symptome der normalen Heilung, der drohenden Infektion und der manifesten eitrigen Infektion im Anfangsstadium mit bereits überwältigter Abwehrleistung des Körpers dieselben sein können.

Aus diesem Grunde erscheint es empfehlenswert, bereits beim **geringsten Verdacht einer Infektion** eine umfassende Therapie wie bei gesicherter Eiterung einzuleiten und dabei eventuell eine betriebene „Übertherapie" aus Sicherheitsgründen in Kauf zu nehmen.

Ein „**drohender Infekt**" ist als solcher zu deklarieren, die einzuleitenden konservativen therapeutischen Maßnahmen klar zu definieren und zeitlich auf 24–48 Stunden zu limitieren, damit sich bei nicht eintretender Befundbesserung die Entscheidung zur operativen Intervention zwangsläufig ergeben muß.

Die Therapierichtlinien für eine manifeste, eitrige postoperative/posttraumatische Infektion sind:

- eine großzügige Inzision (bevorzugt im alten Narben- und Wundbereich),
- ein aggressives Wunddebridement,
- die Wundspülung,
- die Überprüfung der Osteosynthesestabilität,
- lokale wie systemische Antibiotika-Anwendung,
- die Schaffung eines spannungsfreien Wundverschlusses, evtl. unter Verwendung verschiedenster Kunsthautmaterialien (Vakuumversiegelungstechnik),

- eine frühzeitige Wiederherstellung der Knochenkontinuität und des Weichteilmantels sowie
- die Einleitung frühfunktioneller Behandlungsmaßnahmen an angrenzenden Gelenken.

Das dargestellte Therapieschema verfolgt das Ziel, die aggressiv-exsudative Infektion in ein „blandes Stadium" zu überführen, da erst in diesem Stadium die Heilung von Knochen und Weichteilen, insbesondere der knöcherne Durchbau der Fraktur zu erwarten sind.

Literatur

Burri, C.: Posttraumatische Osteitis. 2. Aufl. Huber, Bern – Stuttgart – Wien 1979.
Coupland, R. M.: Technical aspects of war wound excision. Brit. J. Surg. 76 (1989) 663.
Fleischmann, W., W. Strecker, M. Bombelli, L. Kinzl: Vakuumversiegelung zur Behandlung des Weichteilschadens bei offenen Frakturen. Unfallchirurg 96 (1993) 488.
Kinzl, L., G. Bauer, W. Fleischmann: Diagnostik und Therapie der posttraumatischen Osteitis. Hefte zu Der Unfallchirurg 255 (1995)

ICD 9

Tetanus	037
Gasbrand	040.0
Knocheninfekt	730.9

Notizen

23. Systemische und lokale Komplikationen nach muskuloskeletalen Verletzungen

Lungenfunktionsstörung

Thrombembolie (Lungenembolie LE)

Allgemein

Eine der häufigsten Komplikationen, insbesondere bei Beckenfrakturen und Verletzungen der unteren Extremität.

Risikofaktoren sind Alter, Immobilisation und vorherbestehende Systemerkrankungen, sowie:

- OP/Trauma
- Adipositas
- Schwangerschaft
- Antikonzeptiva und Nikotin
- Therapie mit Glucocorticoiden/Diuretika

Klinik

- Plötzlicher thorakaler Schmerz, Atemnot,
- Zyanose,
- Tachypnoe,
- Schocksymptomatik (RR-Abfall, Tachykardie),
- evtl. Herzkreislaufstillstand,
- Blutgasveränderungen ($PaO_2 < 80$ mmHg/Hypokapnie).

Stadieneinteilung aufgrund der Klinik nach Grosser

Stadium I: Guter Allgemeinzustand, flüchtige Symptomatik, Dyspnoe, thorakaler Schmerz, Blutdruck normal, Tachykardie, pulmonaler Arteriendruck normal, PaO_2 ca. 80 mmHg.
Prognose: Warnembolie!

Stadium II: Akute Dyspnoe, Tachypnoe, Tachykardie, thorakaler Schmerz, Blutdruck erniedrigt, pulmonaler Arteriendruck (PAP) erhöht, Rhythmusstörungen, PaO_2 erniedrigt.
Prognose: Potentiell tödlich bei vorgeschädigten Patienten.

Stadium III: Akute schwere Dyspnoe, Zyanose, Unruhe, Synkope, thorakaler Schmerz, Blutdruck erniedrigt, Zeichen des kardiogenen Schocks, PaO_2 erniedrigt (60 mmHg), pulmonaler Arteriendruck erhöht (25–30 mmHg).
Prognose: Hohe Mortalität ohne Therapie < 60 Min.

Stadium IV: Fulminanter Verlauf mit schwerster Schocksymptomatik und Rechtsherzversagen, Zeichen des Schocks, Herzkreislaufstillstand, pulmonaler Arteriendruck, PAP > 30 mmHg, PO_2 < 60 mmHg.
Prognose: Tödlich innerhalb von 30–60 Min.

Diagnostik

- EKG (P-pulmonale/SI/QIII-Typ = Rechtsherzbelastung, Rechtsdrehung der Herzachse mit (in-)kompletten RSB
- Rö.-Thorax (Atelektase/Zwerchfellhochstand)
- Ventilations-/Perfusionsszintigraphie indiziert bei leichter LE und stabiler Hämodynamik ohne notwendige Kreislauftherapie (Stadium I und II), Vorteil: nicht-invasiv, hohe Sensitivität und Spezifität (80–90 %)
- Pulmonalis Angiographie: (DSA) sicherstes diagnostisches Verfahren, Diagnosesicherung bei massiver und fulminanter Embolie (Stadium III und IV), wenn Kreislauf mit Katecholaminen stabilisierbar, zuverlässig, aber aufwendige Methode unter Akutbedingungen.
- BGA (ein Abfall des PaO_2 bei gleichzeitigem Abfall des PCO_2 sind typisch für eine LE).

Differentialdiagnostisch sind der Herzinfarkt, die Pneumonie, Pleuritis, Pneumothorax und die Interkostalneuralgie abzugrenzen.

Therapie

Sofortmaßnahmen (allgemein)

- Sauerstoffgabe (2–6 l/Min.)
- Halbsitzende Lagerung, vorsichtiger Transport, Sedierung (z.B. 1 Amp. Diazepam).
- Analgesie (1/2–1 Amp. Fentanyl).
- Zentralvenöser Zugang, Immobilisation des Patienten, EKG bzw. BGA.
- Bei LE-Verdacht 5.000–10.000 IE Heparin i.v. im Bolus,
- evtl. Schockbekämpfung (Dopamin/Dobutamin),
- evtl. kardiopulmonale Reanimation.
- Bei $PaO_2 < 50$ mmHg Intubation und Beatmung.

Diagnoseabhängig

Stadium I (leichte LE)

- Symptome passager (kurzfristig Dyspnoe, Tachykardie, Rhythmusstörungen)
- bei Verdacht Heparin 10.000 IE i.v.
- bei sicherer Diagnose Heparin 30.000 IE/24 h i.v. (PTT wirksam)

Stadium II/III (submassive LE)

- Symptome persistierend, Blutdruckabfall, BGA: Azidose (ca. 30–50 % Strombahnverlegung)
- bei Verdacht Heparin 10.000 IE i.v.
- Information Kardiochirurg nach Diagnosestellung wegen evtl. OP-Indikation
- sonst Heparin 30.000 IE/24 h oder
  Lyse mit rt-PA: initial 10–20 mg i.v., Perfusor 80 mg/2 h

Stadium III/IV

- massive Symptomatik, Kreislauf instabil, katecholaminpflichtig
- bei Verdacht Heparin 10.000 IE i.v.
- sofortige Information Kardiochirurg
- DSA anstreben
- OP oder Lyse mit rt-PA (s. Stadium II)

Stadium IV (fulminante LE)

- fulminanter Verlauf, innerhalb von Minuten kardiogener Schock
- bei Verdacht Heparin 10.000 IE i.v.
- sofortige Information Kardiochirurg
- sofortige OP oder Lyse mit rt-PA
- Embolektomie mit Herzlungenmaschine.

Fettembolie

Allgemein

Unter anderem hauptsächliche Ursache für das Auftreten eines **ARDS**. Vornehmlich bei Patienten mit protrahiertem Schock und vorliegenden Frakturen an den langen Röhrenknochen.

Klinik

24–72 Stunden nach Verletzung.

- Agitation, Konfusion, Stupor, Koma.
- Hypoxie/Tachypnoe.
- Petechiale Blutungen am Brustkorb, Hals und Konjunktiven.

Diagnostik

- *Rö.-Thorax:* Diffuse beidseitige Infiltrationen
  → Verlaufszunahmetendenz (vanishing lung!).
- *BGA:* PaO_2 stark abgefallen,
- *Thrombozytopenie.*

Therapie

- Intensivmedizinische Maßnahmen.
- Frakturstabilisation (vornehmlich Fixateur externe, evtl. gelenküberbrückend).

Phlebothrombose

Allgemein

Häufiges Vorkommen nach Frakturen der unteren Extremität, abhängig vom Alter des Patienten, dem Weichteilschaden sowie der Immobilisation.

Klinik

- Atypisch ziehende Schmerzen in Leiste und Wade,
- Wadenschmerz (subfasziales Ödem),
- Wadenschmerz bei Dorsalflexion im OSG (Hohmann-Zeichen),
- Fußsohlendruckschmerz (Payr),
- Schwellung/Beinumfangsdifferenz!
- (Tachykardie/Fieber).

Diagnostik

Duplex-Sonographie (geeignet speziell für große Venen im Bereich des Oberschenkels und Beckens, Aussagekraft **untersucherabhängig!**)

Die aszendierende **Phlebographie** (Gold Standard) mit Darstellung der Beckenetage (DSA).

Behandlung

Präventiv/prophylaktisch:

- Frühmobilisation.
- AT-Strümpfe,
- medikamentös (3 × 5000 IE. Heparin bzw. 1–2mal täglich NMH je nach Risikofaktoren).

Spezifische Therapie

OP-Indikation:
Thrombus nicht älter als 7 Tage und Ausdehnung bis in die Oberschenkel bzw. Beckenetage, dann Thrombembolektomie,
ggf. mit der Anlage einer AV-Fistel.

Lyse:
kontraindiziert

- in der Zeit 8 Tage postoperativ/posttraumatisch
- bei Blutungsrisiko bzw.
- erhöhtem Blutdruck.

Vollheparinisierung:

**Ziel → PTT-Verdoppelung (Perfusor 15.000–20.000 IE/24 Std. Heparin)
Elastokompressive Wickelung der Beine.**

Literatur

Eisele, R., M. Schulte, L. Kinzl. Acute deep vein thrombosis of the lower leg. Rapid and simple localisation by duplex color-coded ultrasound. European Journal of Ultrasound (1994) Vol. 1, Suppl. 1, 19.

ICD9

Lungenembolie	415.1
Fettembolie	958.1
Phlebothrombose	453.9

Notizen

Notizen

24. Kompartmentsyndrom

Allgemein

Hypoxische Störung der Mikrozirkulation mit konsekutiver Oedembildung und dadurch bedingte Gewebsdruckerhöhung in einem abgeschlossenen, nicht dehnbaren, anatomischen Raum. Daraus folgende vorübergehende oder andauernde Schädigung des Kompartmentinhaltes
→ konsekutive neuromuskuläre Funktionseinschränkung.

Ursache:

- Traumatisches Kompartmentsyndrom
    - Fraktur
    - Stumpfes Rasanztrauma
    - Quetschverletzung und länger dauernde Einklemmung
    - Gefäßverletzung
    - Verbrennung
    - Elektrische Stromverletzung
- Funktionelles Kompartmentsyndrom
    - Interstitielles Oedem der Muskulatur nach Überlastung

Anatomie

Arm:

Drei Muskelgruppen

- **Volares** Kompartment mit Finger-, Daumen- und Handgelenkbeuger
- **Dorsales** Kompartment mit Finger-, Daumen und ulnaren Handgelenk-strecker

Kompartment mit Musculus brachioradialis und den zwei radialen Handgelenkstreckern.

Hüfte und proximaler Oberschenkel:

Drei Kompartments

- medial die Adduktorenmuskulatur
- anterior die Quadricepsmuskulatur
- posterior die Kniebeuge- und Hüftstreckmuskulatur.

Unterschenkel:

Vier Kompartments

- anteriores Kompartment mit Musculus tibialis anterior
- laterales Kompartment mit Peronealmuskulatur
- tiefes posteriores Kompartment im Bereich der Gefäß-Nervenstraße
- oberflächliches posteriores Kompartment mit Wadenmuskulatur.

Diagnostik:

Klinik:

Frühsymptome:

Weichteilschwellung, Muskelverhärtung, lokaler Druckschmerz, Muskeldehnungsschmerz.

Spätsymptome:

Ruheschmerz (durch Analgetika nicht beeinflußbar), Sensibilitätsstörungen, Funktionsausfälle.

Differentialdiagnose:
Phlebothrombose, primäre Nervenläsion, arterieller Verschluß, Weichteilinfekt, Ergotismus.

Röntgendiagnostik zum Frakturausschluß

Kompartmentdruckmessung:

Die Kompartmentdruckmessung ist eine ergänzende Maßnahme bei klinisch unsicherer Symptomatik bzw. beim bewußtlosen Patienten.

Therapie:

Konservativ:

Bei ansprechbaren Patienten:

- Überwachung
- Spaltung einengender Verbände
- Flachlagerung und Kühlung
- kontinuierliche Kompartmentdruckmessung

Operativ:

Fasziotomie:

bei manifestem Kompartment,
bei bewußtlosen Patienten und Kompartmentdruckerhöhung über 30 mmHg

Prinzip:

Längsspalten aller betroffenen Kompartments mit bogenförmiger Schnittführung im Gelenkbereich

→ Im **Unterarmbereich** können alle drei Kompartments durch eine volare und eine dorsale Inzision entlastet werden.
→ Der **Karpalkanal** und der Nervus medianus müssen durch vollständige Durchtrennung des Ligamentum carpi transversum unbedingt mit entlastet werden.
→ Im **Mittelhandbereich** bestehen 10 nicht miteinander kommunizierende Kompartimente, die im Bedarfsfall alle eröffnet werden müssen.
→ Entlastung der Kompartments im **proximalen Oberschenkel-/Hüftbereich** durch mediale und laterale Inzision.
→ Das vordere und posteriore Kompartment am Oberschenkel wird durch die laterale Inzision simultan dekomprimiert.
→ Entlastung des **Unterschenkelkompartments** durch mediale und laterale Inzision:

- Die **mediale Inzision** befindet sich 2 cm posterior zur Tibiakante (cave: V. Saphena magna).
- Das **tiefe posteriore** Kompartment ist dekomprimiert durch Ablösen des Musculus soleus an der Tibia.
- Das **oberflächliche posteriore** Kompartment wird dekomprimiert durch eine parallele Inzision in der Faszie.

Die dehiszente Wunde wird nicht verschlossen, temporäre Deckung mit Kunsthaut (z.B. Coldex).

Kompartmentdruckmessung

Methode

Subfasziale Gewebedruckmessung mit Mikrotipsonde im Kompartment.

Technik

Steriles Vorgehen,
Stichincision am gewählten Meßpunkt über dem Kompartment.
Einführen einer Braunüle (2 mm Durchmesser) bis sicher subfaszial.
Einführen der Sondenspitze und Einschieben über das Braunülenende hinaus.
Bezüglich Nullabgleich siehe Hinweis der entsprechenden Gerätehersteller.
Meßwert ablesen.
Belassen der Sonde und des Gerätes zur kontinuierlichen oder intermittierenden Druckmessung.

Beurteilung

Perfusionsdruck = Arterieller Mitteldruck minus Kompartmentdruck.

Normalwerte in Ruhe 4–7 mmHg.
Überwachungspflichtig 20–25 mmHG.

Indikation zur Fasziotomie

- im Schock über 30 mmHg
- bei ansprechbarem Patienten über 40 mmHg
- bei rasch zunehmendem intrakompartimentalen Druck.

Literatur

Manoli, A.: Compartment Releases of the Foot. Master Tech. Orthop. Surg. 20 (1994) 257.

ICD 9

Kompartment   958.6

Notizen

25. Wirbelsäulenverletzungen

Allgemein

Die Therapie der Wirbelsäulenverletzungen hat sich an deren Funktionen auszurichten:
- Schutz des Rückenmarks
- Übertragung der Lasten vom Rumpf auf das Becken
- Bereitstellung einer ausreichenden Beweglichkeit zwischen diesen drei Körperabschnitten.

Bewegungssegment
Die stützenden Elemente der Wirbelsäule sind
- die Wirbel,
- die Bandscheiben,
- die Bandverbindungen und
- die Muskeln.

Als Bewegungssegment wird die kleinste funktionelle Einheit der Wirbelsäule bezeichnet. Diese besteht aus zwei benachbarten Wirbeln mit verbindenden Bändern und der dazwischen liegenden Bandscheibe.

Wirbelsäulenverletzungen

Verletzungen der Wirbelsäule entstehen durch die Einwirkung von Kräften und Momenten, die auf die Wirbelsäule in ihrer jeweils aktuellen Funktionsstellung treffen.

Klinisch wichtig sind:
- Kompression
- Traktion (Distraktion)

- Flexion (Beugung nach vorn)
- Extension (Beugung nach hinten)
- Rotation (Torsion)
- Translation

In Abhängigkeit von:
- anatomischen Gegebenheiten,
- Materialkonstanten,
- Muskeltonus und
- aktueller Stellung der Wirbelsäule (innere Faktoren) sowie
- Ansatzpunkt und Richtung der einwirkenden Kraft (äußeren Faktoren) entstehen **unterschiedliche Verletzungsmuster.**

Ihre Klassifikation ist uneinheitlich, auch wenn im Prinzip alle aktuellen Einteilungen basieren auf der 3-Säulen-Theorie nach Louis.
Für die **Klassifikation** der Wirbelsäulenverletzung im thorako-lumbalen Wirbelsäulenabschnitt hat sich die Klassifikation nach Magerl, Harms und Gertzbein durchgesetzt.
Sie berücksichtigt neben der Röntgenmorphologie die einwirkenden Kräfte und unterscheidet Verletzungen durch:
- Kompression (Typ A-Verletzungen)
- Distraktion (Typ B-Verletzungen) sowie
- Torsion (Typ C-Frakturen).

Der Schweregrad der Verletzung und damit der Grad der Instabilität nimmt von A nach C zu und gibt Hinweise für das therapeutische Vorgehen bzw. die Prognose.

Diagnostik

Klinische Untersuchung

- Äußere Verletzungszeichen,
- Druckschmerz,
- Fehlstellung,
- Sorgfältige neurologische Untersuchung

Bildgebende Verfahren

Röntgen a.p. und seitlich.
An den Übergangsregionen der einzelnen Wirbelsäulenabschnitte werden spezielle Röntgenaufnahmen bzw. Techniken erforderlich.
So z.B. bei Verletzungen der HWS:
Densspezialaufnahme (a.p.-Aufnahme bei weit geöffnetem Mund)
Foraminaaufnahmen (Schrägaufnahmen zur optimierten Darstellung der Gelenkfortsätze und entsprechender Frakturen.
Inklinations/Reklinationsaufnahmen (zum Ausschluß discoligamentärer Verletzungen).

> Cave: Durchführung nur unter ärztlicher Aufsicht ohne Anwendung von Gewalt!

CT bei:

- Mitbeteiligung der Wirbelhinterwand,
- Spinalkanalseinengung und bei
- neurologischen Ausfällen (wichtig für die präoperative Planung)

Fakultativ:
- Tomographie
- Myelographie
- NMR

Behandlung

Allgemeine Therapieempfehlungen

Etwa **70 %** der Wirbelsäulenverletzungen sind konservativ zu behandeln. Es handelt sich hierbei um die **sog. stabilen Frakturen**, wie
- Vorderkantenabsprengungen,
- Querfortsatzfrakturen sowie
- Deck- und Grundplatteneinbrüche, die nach konservativer Therapie achs- und funktionsgerecht ausheilen.

Im **Bereich der HWS** kann eine vorübergehende Ruhigstellung mit Camp-Kragen, Halo oder Gipsmieder für 6–12 Wochen erforderlich werden.

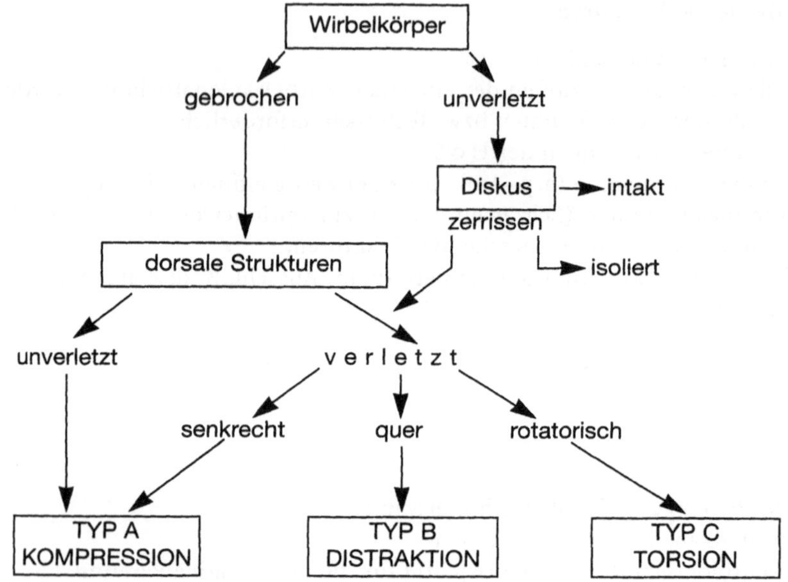

Fließschema zur Grobeinteilung von Wirbelsäulenverletzungen (Instabilitätszunahme von A nach C).

Nicht notwendig ist die Ruhigstellung im **thorakalen Wirbelsäulenabschnitt**, an dem nach Abklingen der Schmerzen voll funktionell behandelt wird.

Ein gleichartiges Vorgehen ist für stabile Frakturen am **thorakolumbalen Übergangsbereich anzuraten.**

Vereinzelt kann die Verordnung eines Dreipunkt-Stützkorsettes sinnvoll werden, um die aufrechte Haltung dieses Übergangsabschnittes mit Betonung der Lordosierung der LWS zu stimulieren.

Eine Kräftigung der Rückenmuskulatur kann durch apparategestützte Übungstherapie erreicht werden, ersetzt aber nie den krankengymnastischen Einsatz mit koordinativem Training.

Bei ca. **30 %** der Wirbelsäulenverletzungen ergibt sich eine Indikation zum operativen Vorgehen, wobei man wegen der zeitabhängigen Versorgungsnotwendigkeit unterscheidet in:

- Indikationen mit neurologischen Zeichen (Sofortversorgung) und solchen
- ohne neurologische Defizite.

Indikation zum operativen Vorgehen

mit neurologischen Zeichen
- inkomplette, zunehmende Lähmung durch Einengung des Spinalkanals
- Diskusprolaps
- Offene Rückenmarksverletzungen
- Instabilität und Fehlstellung beim primär kompletten Querschnitt

ohne neurologische Zeichen
- nicht reponible Luxationen und Frakturen
- nicht retinierbare Frakturen
- discoligamentäre Verletzungen
- ventrale Defekte mit Fehlstellungen
- nicht durchführbare konservative Therapie

Präoperativ sollten folgende Fragen beantwortet sein:

- Woraus rechtfertigt sich die Indikation zur Operation? (Verletzungsmuster, Instabilitätsgrad)
- Wann muß operiert werden? (Abhängig von neurologischer Begleitsymptomatik)
- Wie soll operiert werden? (Von dorsal, ventral oder kombiniert, mono- bzw. mehrsegmental)
- Welchem Implantat bzw. Transplantatmaterial sollte der Vorzug gegeben werden?
- Welche präoperativen Vorbereitungen sind bezüglich Lagerung und Extension notwendig und
- wie ist voraussichtlich die Nachbehandlung zu konzipieren? (z.B. Camp-Kragen bei HWS-Verletzung, 3-Punkt-Stützkorsett für den thorakolumbalen Übergang bzw. Boston-Brace für LWS-Frakturen).

Das Operationsprinzip besteht in
- schonender Reposition,
- effektiver Dekompression des Rückenmarks und
- Sicherung der Reposition durch stabile Fixation in Form einer kurzstreckigen Spondylodese (autologes Knochentransplantat sichert definitiv durch Fusion, Plattenimplantat temporär bis zum Eintritt der Fusionierung des Bewegungssegmentes).

Spezielle Therapieempfehlung

Atlanto-occipitale Luxation
Diese führt fast immer durch Quetschung der Medulla oblongata zum
Tode. Falls Verletzte überleben, kann eine ventrale transorale oder
dorsale occipito-cervicale Fusion vorgenommen werden.

C1-Frakturen (Atlasfrakturen)
Frakturen des dorsalen Ringabschnittes sind stabil und durch Ruhigstellung im Camp-Kragen für 6 Wochen zu behandeln.
   Die instabile Jefferson-Fraktur mit Sprengung des Atlasringes und Frakturen im vorderen wie hinteren Bogenabschnitt kann evtl. vergesellschaftet
sein mit Densabbrüchen.
Konservative Therapie im Halo-Fixateur ist die Regel.
Die schwierige operative Intervention ist nur gerechtfertigt bei (Sub-)lu-
xationen und neurologischen Ausfällen.

C2-Frakturen (traumatische Spondylolyse, Hanged man-Fracture)

Frakturklassifikation nach Effendi

- Typ 1 keine Dislokation im Bereich beider Bogenwurzeln,
- Typ 2 mäßige Dislokation,
- Typ 3 ausgeprägte Diastase mit Luxation und Zerstörung der Band-
  scheibe C2/C3.

Therapie

Typ 1/Typ 2: In der Regel konservative Behandlung mit Halo-Weste.
Typ 3: Da es sich um eine instabile Fraktur mit Dislokationstendenz C2
über C3 handelt, ist die operative Intervention angezeigt, insbesondere
beim Auftreten neurologischer oder vaskulärer Störungen:
Dorsalseitige direkte Frakturverschraubung nach Judet, alternativ ventralseitige Spondylodese mit Spaninterposition C2/C3 in Kombination mit
Plattenimplantat.

Cave: Bei C2-Frakturen darf nur vorsichtig über eine Crutchfield- bzw.
Halo-Extension gezogen werden, da bei Mitverletzung des Diskus die
Gefahr des Vorfalls bzw. der Rückenmarksschädigung besteht!

Densfrakturen

Klassifikation nach Anderson

- Typ 1: Fraktur der Densspitze
- Typ 2: Densbasisfraktur
- Typ 3: Frakturverlauf im Körper des Axis.

Therapie

- Typ 1: Keine Maßnahmen
- Typ 2: Wegen der Gefahr von sekundärer Dislokation und dem Entstehen von Pseudarthrosen direkte ventralseitige Verschraubung (Magerl/Böhler).
- Typ 3: Halo-Weste über 6–12 Wochen, evtl. auch Direktverschraubung.

Verletzungen der unteren HWS

Discoligamentäre Verletzungen

Sie heilen auch nach Reposition und ausreichender äußerer Ruhigstellung in mehr als 50 % der Fälle nicht aus,
daher ist **operatives Vorgehen** angezeigt → ventrale interkorporelle Spondylodese mit Spaninterposition nach Bandscheibenausräumung und Sicherung mit Plättchenimplantat.

Kompressions-Flexionsverletzungen

Konservativ mit 6-wöchiger Ruhigstellung im Camp-Kragen wenn die Deformation bzw. der Achsenknick weniger als 15° beträgt und keine neurologischen Ausfälle bestehen.

Operativ → ventrale interkorporelle Spondylodese wenn ausgeprägte Wirbelkörperdeformation mit Achsenknick von mehr als 15° besteht.

Tear-Drop-Fraktur

Sonderform einer Kompressions-Flexionsverletzung mit ausgeprägter, instabilitätsvermittelnder Wirbelkörper Vorderkantenabsprengung.

Da eine Rekonstruktion kaum möglich ist → ventrale interkorporelle Spondylodese.

Distraktions-Flexionsverletzung

Da es sich um einen instabilen Verletzungstyp handelt, ist die operative Stabilisation indiziert.

Das Standardverfahren ist zu sehen in der dorsalen Spondylodese, technisch durchgeführt mit der Hakenplatte in Kombination mit H-Span-interposition zwischen die entsprechenden Dornfortsätze.

Bei gleichzeitiger Zerstörung der Bandscheibe kann ein kombiniert dorso-ventrales Vorgehen notwendig werden.

Hemiluxation von Wirbelgelenken (Flexions-/Distraktion-/ Torsionsverletzung)

Nicht verhakte Hemiluxationen sind zu reponieren und konservativ durch Ruhigstellung nachzubehandeln.

Verhakte Hemiluxationen werden demgegenüber operativ versorgt → dorsalseitige, offene Reposition und Retention mit Hilfe eines Hakenplättchens auf der luxierten Seite.

Luxationen/Luxationsfrakturen

Beidseitig verhakte Luxationen und dislozierte Gelenksfrakturen können bei nicht vorhandener neurologischer Begleitsymptomatik über die Crutchfield-Zange bzw. Haloextension schonend reponiert werden.

Bestehen **neurologische Störungen** (Wurzel-/Rückenmarkskompression) so ist unverzüglich in Narkose zu reponieren und die operative Stabilisation anzuschließen.

Eine **ventralseitige Dekompression** (Aufrichtung und interkorporelle Spondylodese mit Span und Plättchenimplantat) ist indiziert, wenn Wirbelkörperdefekte vorliegen, Hinterkantenfragmente in den Spinalkanal disloziert sind oder Bandscheibenmaterial im Spinalkanal nachweisbar ist.

Dorsalseitige Verfahren sind in Erwägung zu ziehen, wenn die Luxationen irreponibel verhakt sind und diese zu Wurzelkompressionssyndromen führen.

Bei ausgeprägten osteoligamentären Läsionen der vorderen wie hinteren Wirbelanteile kommt vereinzelt auch ein kombiniertes dorso-ventrales (einzeitig/zweizeitig) Vorgehen in Frage.

Verletzungen von BWS und LWS

Zweckmäßig werden drei Abschnitte unterschieden:
- Obere BWS bis Th8 (knöcherne Stabilisierung durch Rippen)
- Thorako-lumbaler Übergang
- LWS

Im Bereich **der oberen BWS,** bei der die Verletzungen selten sind, besteht eher das Problem einer sekundären Kyphosierung als das Problem der Instabilität.

Am **thorako-lumbalen Übergang** und im **LWS-Bereich** muß der **Stabilität** größere Aufmerksamkeit gewidmet werden.

Indikation zur konservativen Behandlung besteht bei:

- Wirbelkörperfrakturen ohne Beteiligung der Hinterwand und
- Wirbelbrüchen mit Beteiligung der Hinterwand und
- Wirbelbrüchen mit Wirbelkörperhinterkantenbeteiligung ohne Spinalkanalstenose und ohne wesentliche Achsenfehlstellungen (a.p. $< 10°$, seitlich $< 20°$).

Alle anderen exzessiv deformierten bzw. instabile Wirbelbrüche sind operativ zu behandeln.

Überwiegend kommen **dorsalseitige Stabilisierungsverfahren** zur Anwendung,
   selten ist allein die ventralseitige Aufrichtung bzw. ein dorso-ventrales Vorgehen, insbesondere am thorako-lumbalen Übergang indiziert.

Die ventralseitige Aufrichtung erfolgt nach dem Ausräumen der Bandscheibe und des Wirbels durch Interposition eines abstützenden, paßgenau eingebrachten corticospongiösen Spanes.
   Die Absicherung des meist autogenen knöchernen Transplantatkörpers erfolgt durch ein überbrückendes Implantat (Platte, Fixateur).

Bei dorsalseitigem Vorgehen wird nach Reposition und Aufrichtung des betroffenen Wirbelkörpers an den Nachbarwirbeln instrumentiert und die Verankerung für die dorsalseitigen Implantate jeweils transpedikulär eingebracht.

Über den transpedikulären Weg läßt sich am verletzten Wirbelkörper die mitgeschädigte Bandscheibe partiell ausräumen sowie eine Spongiosaplastik durchführen.

Vorliegende Einengungen des Spinalkanals (präoperatives CT) erfordern zusätzliche rekonstruktive Maßnahmen, evtl. sogar die ventralseitige Wirbelkörperenttrümmerung (Spondylektomie).

Auch bei irreversibler Myelonschädigung erscheint die operative Behandlung instabiler Brüche sinnvoll, da sie das sekundäre Auftreten von Wirbelsäulendeformitäten verhindert, die Pflege und Frühmobilisation erleichtert und das Risiko chronischer Kreuzschmerzen für die Patienten vermindert.

Traumatische Querschnittslähmung

Bei plötzlicher Rückenmarksschädigung unterscheiden wir die Phase **des spinalen Schocks** von der **Erholungsphase spinaler Automatismen.**

Spinaler Schock
- Komplette schlaffe Parese (keine Pyramidenbahnzeichen!),
- BIasenatonie (Priapismus, Darmentleerungsstörungen),
- querschnittsförmiger Ausfall aller sensiblen Qualitäten mit hyperalgischer radikulärer Zone des Grenzbereiches,
- Vasomotorenkollaps.

Erholung der spinalen Automatismen (Tage bis Wochen),
- spastische Para-/Tetraplegie mit Hyperreflexie und Pyramidenbahnzeichen unterhalb der segmentalen Läsion,
- ggf. schlaffe Paresen bei Schädigung der Vorderhornzellen mit Ausbildung von Atrophien auf betroffener Segmentebene.
- Spastische Reflexblase bei Läsion oberhalb Th12 oder einer schlaffen Überlaufblase bei
- Läsionen in Höhe des Blasenzentrums oder tiefer.
- Kompletter Ausfall der sensiblen Qualitäten (Dekubitusgefahr).

Klinik/Diagnostik

- Verlaufskontrolle des neurologischen Status.
- Lähmungsverlauf ist anhand des Frankelschemas zu dokumentieren.
- Definition der Segmenthöhenläsion (letztes in motorischer, sensibler und vegetativer Hinsicht noch intaktes Segment!).
- Ausschluß einer Rückenmarkskompression durch bildgebende Verfahren (CT, Spiral-CT, NMR).

Behandlung Traumatische Querschnittsläsion

Reposition von Fehlstellungen und
temporäre und bzw. definitive Retention.
Evtl. Methylprednisolon (Bolusinjektion i.v. 30 mg/kg KG, dann 4,5 mg/kg KG und Stunde für 24 Stunden).

OP-Indikation
bei Spinalkanalseinengung mit entsprechender neurologischer Symptomatik oder auftretender neurologischer Symptomatik nach freiem Intervall **(Notfallindikation!)** evtl. Kontakt mit einer Spezialabteilung für Querschnittsgelähmte (Bettenzentrale BG-Unfallkrankenhaus Hamburg, Tel. 040/73 96 15 48).

Pflegerische Maßnahmen während der Frühphase

- Spezialbett (Strykerrahmen zur Umlagerung),
- Atemgymnastik,
- Blasenentleerung (intermittierendes Katheterisieren/suprapubischer Katheter, frühzeitiges Blasentraining),
- Thrombembolie-Prophylaxe (Low dose Heparin),
- Stressulcus-Prophylaxe (H2-Blocker, z. B. Zantic®),
- atonische Darmlähmung (Prostigmin®/Bepanthen®).

Komplikationen (Folgezustände)

- Druckschädigungen,
- Gelenkfehlstellungen und Kontrakturen,
- Harnwegsinfekte,
- periartikuläre Verkalkungen,
- chronische Schmerzen,
- Spastik
- posttraumatische zystische Myelopathie.

Beschleunigungstrauma der HWS

Häufig zu behandelndes Schadensmuster mit schwieriger diagnostischer Eingrenzung.

Anamnestisch ist zu fahnden nach
- Erst-/Wiederholungstrauma,
- degenerativem Vorschaden
- Vorbehandlung,
- der Unfallanalyse (Aufprallrichtung, Heck-/Frontalaufprall, Kopfstützen, Sitzposition),
- Kopfhaltung beim Aufprall (Rotation),

- Kopfanprall (an Kopfstütze, Armatur, Türholm),
- Amnesie,
- Übelkeit, Erbrechen,
- Beschwerdebeginn (unmittelbar/Latenzdauer),
- primäre Beschwerden (Lokalisation, Stärke, Charakter),
- radikuläre/zentralneurologische Defizite,
- Schluckbeschwerden,
- Gefühl- oder Kopfhaltlosigkeit,
- Begleitverletzungen sowie der primären Versorgung am Unfallort.

Klinik

Im Rahmen der Aufnahmeuntersuchung ist zu fahnden nach
- Fehlstellung,
- Prellmarken,
- der Lokalisation und dem Charakter spontaner Schmerzen.

Es sind zu überprüfen
- die Nervendruckpunkte
- der Bewegungsumfang der Halswirbelsäule sowie
- der neurologische Status (radikuläre/Hirnnervenfunktionen).

Röntgendiagnostik

HWS a.p. abzuklären auf:
- homogene Dornfortsatzreihe,
- seitengleich abgrenzbare Bogenwurzeln, intakte Grund- und Deckplatten,
- seitengleiche Unkovertebralgelenke
- gleiche Raumhöhe der Intervertebralräume,
- intakte Querfortsatzreihen.

HWS seitlich

- 7 Halswirbel abgebildet (ggf. Wiederholung der Aufnahme),
- Abklärung der hinteren Zervikallinie
- Retropharyngealraum (Hämatom!),
- Hinterkantenhöhensprünge,
- Knickbildungen als Ausdruck von Gefügestörungen,
- Densgeradstand

Dens-Aufnahmen a.p. (weit geöffneter Mund)

- Symmetrischer atlanto-dentaler Abstand
  (Atlanto-dentaler Abstand beim Erwachsenen < 3 mm, beim Kind
  < 4 mm).
- seitengleich einsehbare untere Kopfgelenke,
- Densgeradstand,
- seitengleich intakte Massae laterales.

Funktionsaufnahmen

Als erstes **qualitative Analyse** (pathologische Lordose/Kyphose, peristie-
rende Steilstellung), dann
quantitative Auswertung (nach PENNING) der Gefügestörungen (Faustre-
geln):

- Monosegmentale Hypermobilität in aller Regel pathologisch.
- Polysegmentale Hypermobilität in aller Regel physiologisch.
- Die Einzelsegmentbewegungsumfänge nehmen von C2/3 bis C5/6 konti-
  nuierlich zu, dann zu C6/7 hin wieder ab.
- Ist eine Segmenthypermobilität pathologisch, besteht in der gegenge-
  richteten Funktionsaufnahme in aller Regel eine Endblockierung.
- Eine pathologische Segmentendblockierung wird in aller Regel durch
  kraniale polysegmentale Hypermobilität kompensiert.
- Bei primär unauffälligen Funktionsaufnahmen und Knickbildung in
  Wiederholungsaufnahmen besteht kein sekundärer Schaden, sondern
  lediglich reflektorische Fehlstellung.

Therapie:

Behandlung in Abhängigkeit vom Schwerdegrad des HWS-Schleudertrauma

Schweregrad	I	II	III	IV
Beschwerde- freies Intervall	Mehrere Stunden	einige bis wenige Stunden	keines	keines
Beschwer- dedauer	< 4 Tage	< 3 Wochen	3 Monate bis 2 Jahre	abhängig von Therapie
Patho- morpholo- gisches Substrat	Weichteil- dehnung/ Stauchung	Zerrung neurale Irritation	stabilitäts- vermindernde Kapsel-Band- Läsion	Luxation/ Fraktur

Schweregrad	I	II	III	IV
Beschwerden	Nacken-schmerzen verminderte Beweglichkeit	Schmerzhafte Bewegungs-einschränkung Kopf- und Nacken-schmerz,	Beschwerden des Stadiums II + Kopfhalt-losigkeit evtl. Schluck-störungen	substrat-unabhängig
Therapie	Schaumstoff-Halskrause mindestens 5 Tage (nachts 1 Woche)	Schaumstoff-Halskrause mindestens 8 Tage maximal 14 Tage (auch tagsüber)	Stiffneck mindestens 4 Wochen, dann OP-lndikation überprüfen	OP

tags stundenweise entwöhnen, sobald ganztägig beschwerdefrei nachts weglassen. Peripher wirkende Analgetika und Myotonolytika nur solange nachweisbarer Muskelhartspann vorliegt

Literatur

Morscher, E., F Sutter, H. Jenny, S. Olerud: Die vordere Verplattung der Halswirbel-säule mit dem Hohlschrauben-Plattensystem aus Titanium. Chirurg 57 (1986) 702.

Magerl, F., P. S. Seemann: Stable posterior fusion of the atlas and axis by transarticu-lar screw fixation. In: Kehr, P., A. Weidner (eds.): Cervical Spine I. Springer, Hei-delberg-New York 1987.

Roy-Camille, R., G. Saillant, C. Mazel: Internal fixation of the unstable cervical spine by a posterior-osteosynthesis with plate and screws. In: Research Society (ed.): The Cervical Spine. 2nd ed. Lippincott, Philadelphia 1989.

Kinzl, L., M. Arand, W. Fleischmann: Trauma der Wirbelsäule. In: Kinzl, L. (Hrsg.): Traumatologie 2. Wirbelsäule, Becken, Infektionen des Knochens und der Gelenke, Pseudarthrosen, Knochentumoren. Breitner, B.: Chirurgische Opera-tionslehre. Band IX. 2. Aufl. Urban & Schwarzenberg, München-Wien-Baltimore 1993.

ICD 9

Wirbelsäulenbruch	805.8
Wirbelsäulenbruch mit Rückenmarkschädigung	806.8
Querschnitt, traumatisch	952.9
Fraktur HWS	805.0
Fraktur BWS	805.2
Fraktur LWS	805.4

Notizen

26. Beckenfrakturen

Allgemein

Die zwei Beckenhälften setzen sich zusammen aus dem Os ileum, dem Os ischii sowie dem Os pubicum, ventral sind sie verbunden durch die Symphyse, dorsal bestehen kräftige Bandverbindungen zum Os sacrum.

Frakturen betreffen Beckenrandbereiche oder das knöcherne Ringsystem, was zu einer mehr oder weniger ausgeprägten Instabilität führt.

Typischerweise sind zwei Patientengruppen betroffen, nämlich der über 60jährige bei häuslichen Stürzen und der jüngere, unter 60jährige Patient bei Verkehrsunfällen.

Die Mortalität schwankt zwischen 5 und 20 % und ist Ausdruck von hochenergetischen Verletzungsmechanismen.

Beckenfrakturen lassen sich drei Gruppen (Typ A–C) zuordnen.

- **Typ A: Stabile Beckenfraktur**
  A1: Beckenrandfrakturen (z.B. Alafraktur, Abrißfrakturen der Spinae).
  A2: Stabile, minimal dislozierte Fraktur des Beckenringes (z.B. isolierte Schambeinastfraktur).
- **Typ B: Rotationsinstabile, vertikal stabile Beckenfrakturen.**
  B1: Sog. Open book-Verletzung.
  B2: Laterale Kompression des Beckens mit ipsilateraler Fraktur.
  B3: Laterale Kompression des Beckens mit kontralateraler Fraktur.
- **Typ C: Vertikal- und rotationsinstabile Frakturen.**
  C1: Rotationsinstabile Frakturen kombiniert mit einseitiger, vertikaler Dislokation (z.B. Malgaigne-Fraktur).
  C2: Frakturen mit bilateraler Rotations-/vertikaler Instabilität.
  C3: Kombination aus C2 + Acetabulumfrakturen.
  (Alternativ zur Tileklassifikation siehe Klassifikation in Abschn. V).

26

Klinik

Der Unfallmechanismus sowie äußere Verletzungszeichen geben Hinweise auf Beckenfrakturen sowie intrapelvine Begleitverletzungen.

- Beinfehlstellungen oder -verkürzungen,
- ein ausgedehntes Hämatom im Beckenbereich,
- Schmerzen sowie eine aufgehobene Funktion

sind weitere Hinweiszeichen.

Die **Stabilität des Beckens** wird durch Querkompression überprüft, zum Ausschluß von Zerreißungen im Enddarmbereich umfaßt die klinische Untersuchung auch die digitale Austastung der Ampulla recti.

Diagnostik:

Röntgen

Neben normalen Beckenübersichtsaufnahmen ist zur Beurteilung von Beckenfrakturen die Inlet- und Outletaufnahme erforderlich sowie bei Mitbeteiligung des Acetabulums die Ala-/Obturatoraufnahme.

Die **Thoraxübersichtsaufnahme** ist ebenfalls zu fordern, da in einem hohen Prozentsatz Beckentraumen mit Zwerchfellrupturen vergesellschaftet sind.

Vor operativ rekonstruktiven Maßnahmen sind additiv CT-Aufnahmen sinnvoll, wobei in jüngster Zeit das **Spiral-CT** die Möglichkeit zur schnellen, dreidimensionalen Rekonstruktion bietet.

Zusatzverletzungen im Rahmen von Beckenfrakturen erfordern weitere diagnostische Maßnahmen.

So können intra- und retroperitoneale Begleitverletzungen durch abdominelle **Sonographie** primär orientierend ausgeschlossen bzw. dargestellt werden.

Verletzungen im **Urogenitalbereich** machen Kontrastmitteluntersuchungen (s. spezielles Kapitel) zwingend erforderlich.

Gefäßverletzungen können durch Angiographie (DSA) lokalisiert, sowie unter Ausnutzung optimaler interventioneller Maßnahmen mikroembolisiert werden.

Behandlung

Blutung

Die Beherrschung der Blutung und des damit verbundenen hypovolämischen Schocks hat bei der Behandlung von Beckenfrakturen **höchste Priorität**.

Schwierigkeiten kann die Identifikation der Hauptblutungsquelle bereiten.

In der Regel kommt es zu einer Verletzung des **präsakralen Plexus**, der eine diffuse Blutung retroperitoneal zur Folge hat.

Ungefähr 10–20 % der Patienten mit Beckenfrakturen erleiden intraabdominale Begleitverletzungen (Milz/Leber).

Weitere Blutungsquellen sind der offenliegende spongiöse Knochen, sowie angrenzende Gefäße aus der Strombahn der A. iliaca interna sowie aus dem Lumbalbereich.

Die Verletzung größerer Gefäße tritt in nur etwa 2 % aller Fälle von Beckenfrakturen auf.

Annähernd 40 % aller Patienten mit Beckenringfrakturen werden transfusionspflichtig.

Stabile Frakturen zeigen dabei meist eine geringere Blutungsneigung als Frakturtypen höheren Instabilitätsgrades.

Die **Blutungskontrolle** setzt, wenn immer möglich, die Schadenslokalisation durch entsprechende angiographische Darstellung voraus.

Nur bei vitaler Bedrohung ist eine direkte operative Intervention zu erwägen.

Nach evtl. notwendiger Reanimation, Infusionstherapie und Bluttransfusionen sowie einer Kontrolle der Blutgerinnung erfolgt die vorsichtige **Reposition** dislozierter Beckenringfrakturen durch Zug und Querkompression des Beckens unter Zuhilfenahme eines Fixateur externe bzw. einer Beckenklemme.

Das *Grundprinzip* dieser Primärmaßnahme zur Kontrolle von Blutungen liegt im Schließen der spongiösen Frakturbereiche in den dorsalen Abschnitten sowie in einer schonungsvollen Kompression des präsakralen Venenplexus.

Besteht der Verdacht auf Zerreißung eines großen intrapelvinen Gefäßes und ist weder dessen angiographische Lokalisation noch Embolisation möglich, so wird die chirurgische Intervention zwanghaft. Am besten bewährt sich dann die chirurgische Tamponade mit Bauchtüchern (**packing**).

Ein retroperitoneales, sich selbst komprimierendes Hämatom sollte nach Möglichkeit nicht eröffnet werden.

Frakturen

Die Stabilisierung von Beckenfrakturen richtet sich nach deren Instabilitätsgrad.

- **Stabile Beckenfrakturen vom Typ A** sind nicht operationspflichtig und werden symptomatisch konservativ therapiert. Dies beinhaltet eine kurzzeitige Bettruhe bis zum Abklingen der Frakturschmerzen, danach frühfunktionelle Behandlung und Vollbelastung nach 2–3 Wochen.
- **Frakturen mit Rotationsinstabilitäten vom Typ B** können bei einer Dislokation von **weniger als 1,5 cm** im Symphysenbereich ebenfalls konservativ therapiert werden. Übersteigt die Diastase an der Symphyse diesen Wert, so erfolgt die Reposition und Stabilisierung operativ.
- **Vertikal- und rotationsinstabile Typ C-Frakturen** bedürfen in jedem Fall der operativen Reposition und Stabilisierung, wobei technisch unter Notfallbedingungen der Fixateur zur Anwendung kommen kann, ansonsten aber die offene Reposition mit dorsoventralseitiger Stabilisierung zu bevorzugen ist.

Absolute OP-Indikation

- Instabile Beckenringverletzungen,
- Symphysenweite > 1,5–2 cm,
- instabile Sacralfugen,
- offene Frakturen,
- begleitende Urogenitalverletzungen.

Operative Technik

- **Fixateur externe** mit supraacetabulärer Insertion bei offenen Frakturen und/oder Urogenitalverletzungen, ansonsten
- **Osteosynthese** mit Schrauben und/oder Platten:
z.B. Symphysensprengungen → Vierloch-DCP, vorgebogen, kraniale Anlagerung
z.B. Iliosacralfugensprengung: 3 lange Spongiosaschrauben von dorsal oder Plattenosteosynthese nach Olerud von ventral.

Zugänge

Symphyse: Querinzision (Pfannenstielschnitt)
Iliosacralgelenk: dorsal (bogenförmig über dem hinteren Darmbeinkamm), ventral (bogenförmig ventrolateraler Darmbeinkamm).

Begleitverletzungen

Beachte, daß bei offenen Beckenverletzungen mit rektaler oder perinealer Zusatzverletzung größeren Ausmaßes die Anlage eines „Schutz"kolostomas zu erfolgen hat.

Komplikationen

- Intraoperativ gesetzte Gefäß-Nervenschäden,
- Infekt,
- Thrombose,
- Embolie,
- Beinlängendifferenzen durch ungenügende Reposition,
- Störung der Blasen-Mastdarm-Funktion bzw. Sexualfunktion.

Nachbehandlung

Je nach Verletzungsschwere und Umfang der Begleitverletzungen.
In der Regel nach 3–4wöchiger Entlastung Belastungsaufbau.

Literatur

Vescei, V.: Ergebnisse der biomechanischen Untersuchungen verschiedener Fixateur-externe-Montagen am Becken. Akt. Traumat. 18 (1988) 261.

Schmit-Neuerburg, K. P., T. Hartwig: Osteosyntheseverfahren am dorsalen Becken-
ring. In: 49. Jahrestagung der Deutschen Gesellschaft für Unfallheilkunde e.V.
Hefte z. Unfallheilk. 181 (1986) 566.
Tile, M., G. F. Pennal: Pelvic disruption. Principles of management. Clin. Orthop. 151
(1989) 56.

ICD 9

Beckenfraktur	808.8
Symphysensprengung	848.5
Iliosacralverletzung	839.4
Acetabulumfraktur	808.0

Notizen

Notizen

27. Acetabulumfraktur

Allgemein

Das Acetabulum setzt sich zusammen aus einem vorderen und einem hinteren Pfeiler, welche sich bei seitlicher Betrachtung in Form eines umgedrehten „Y" treffen.

Der **vordere Pfeiler** erstreckt sich von der Crista iliaca bis zur Symphyse und umfaßt die vordere Wand des Acetabulums.

Der **hintere Pfeiler** breitet sich aus vom Foramen ischiadicum majus zum Ramus inferior ossis pubis und zur Tuberositas ischii.

Damit umfaßt der hintere Pfeiler die hintere Zirkumferenz des Acetabulums.

Die Last aufnehmende **kraniale Zone** des Acetabulums (der sog. Dom) setzt sich zusammen aus Anteilen des vorderen und hinteren Pfeilers.

Die aktuelle Klassifikation nach Tile gliedert sich wie folgt:

- **Typ I:** Frakturen des hinteren Pfeilers mit oder ohne Dislokation.
  - Ia: Fraktur der hinteren Säule.
  - Ib: Fraktur des hinteren Pfannenrandes entweder mit Beteiligung des hinteren Pfeilers oder in Form einer zusätzlichen transversalen Frakturlinie.
- **Typ II:** Fraktur des vorderen Pfeilers mit oder ohne Dislokation.
  - IIa: Fraktur des vorderen Pfeilers.
  - IIb: Fraktur des ventralen Pfannenrandes.
  - IIc: Kombination aus Fraktur des ventralen Pfannenrandes, des vorderen Pfeilers und/oder einer transversalen Fraktur.

27

Typ III: Transversale Frakturen des Acetabulums mit oder ohne zentraler Dislokation.
- IIIa: Reine Transversalfraktur.
- IIIb: T-förmige Fraktur.
- IIIc: Kombinationsfrakturen aus transversaler und Pfannenrandfraktur.
- IIId: Fraktur sowohl der vorderen wie auch der hinteren Säule.

Klinik

Hüftgelenksschmerz sowie Bewegungseinschränkung sind ebenso Hinweise wie äußere Prellmarken in Verbindung mit anderweitigen Beckenverletzungen.

Je nach frakturbedingter **Dislokation des Hüftkopfes** (dorsal, zentral, ventral) ergibt sich ein klinisches Erscheinungsbild mit Verkürzung des betroffenen Beines sowie Rotationsfehlstellung und aufgehobener Beweglichkeit.

Die Kontrolle der peripheren Durchblutung sowie die Dokumentation des **Neurostatus** (z.B. Ischiadicusparese) sind ebenso zu fordern wie ihre Verlaufsdokumentation.

Begleitverletzungen sind auszuschließen (kinetische Kette, z.B. Vorfuß, Kniegelenk, Wirbelsäule).

Diagnostik

Neben der Beckenübersichtsaufnahme sind Schrägaufnahmen in Form der Ala- und Obturatoraufnahme erforderlich.

Zur präoperativen Planung empfiehlt sich die Computertomographie, wobei das Spiral-CT schnell und umfassend die dreidimensionale Rekonstruktion der Fraktur ermöglicht und gleichzeitig dislozierte, intraartikulär liegende Fragmente kenntlich macht.

Behandlung

Konservative Therapie

Sie ist indiziert bei unverschobenen Frakturen sowie Pfannenrandabbrüchen ohne Luxationstendenz des Femurkopfes und ohne wesentliche Inkongruenz der belasteten Gelenkfläche.

Die Behandlung umfaßt initiale Bettruhe, anschließend Entlastung für 10–12 Wochen.

Die **Extensionsbehandlung** (suprakondylär bzw. durch Trochanterzugschraube) bleibt heute nur Ausnahmesituationen vorbehalten, die abhängig sind vom:

- Allgemeinzustand des Patienten
- oder einer nicht rekonstruierbaren zentralen Luxationsfraktur unter dem Aspekt einer knöchernen Konsolidierung vor geplanter Totalendoprothese.

Operative Therapie

Eine Indikation besteht bei allen dislozierten Frakturen mit:

- Gelenksflächeninkongruenz,
- Instabilität und
- Luxation bzw. Luxationsneigung (z.B. Pfannenrandabbrüche).

Der Versorgungszeitpunkt sollte immer so früh wie möglich sein.

Bei Polytraumatisierten ist die allgemeine Stabilisierungsphase im Rahmen der intensivmedizinischen Betreuung abzuwarten, bevor die definitive Acetabulumosteosynthese erfolgen kann.

Besteht bei instabilen Frakturen (z.B. großen Pfannenrandabbrüchen) eine **permanente Reluxationsneigung**, so ist zur Vermeidung von Nervendruckschädigungen vor der Definitivversorgung eine Extensionsbehandlung (transkondylär) zur Sicherung des Repositionsergebnisses notwendig.

Operationstechnik

In der Regel wird nach anatomischer Reposition die Zugschrauben-/Plattenosteosynthese durchgeführt.

Entlang des dorsalen Pfeilers kommt die schmale DCP bzw. Rekonstruktionsplatte zur Anwendung.

Bei ilioinguinalem Zugang wird das Plattenimplantat entlang der Linea terminalis ausgerichtet.

In Ausnahmefällen, wie z.B. bei alten Patienten, die der Sofortbelastbarkeit bedürfen, kann die Plattenosteosynthese kombiniert werden mit dem totalendoprothetischen Hüftgelenksersatz.

Zugangswege

Der hintere Zugang erfolgt in Seitenlage des Patienten und bietet die Exposition des dorsalen Pfannenrandes und Pfeilers.
Der ilioinguinale Zugang in Rückenlage des Patienten bietet die Versorgungsmöglichkeit vorderer Pfannenrand- bzw. Pfeilerfrakturen.

Kombinierte Frakturformen am vorderen wie hinteren Pfeiler bedürfen des **erweiterten iliofemoralen Zugangs nach Judet**, der jedoch wegen hoher Komplikationsträchtigkeit nur in Ausnahmefällen anzuwenden ist.

Nachbehandlung

Sie gestaltet sich freifunktionell.
   Mobilisation unmittelbar postoperativ,
nach etwa 1 Woche Gehtraining unter Entlastung,
ab der 10. postoperativen Woche Belastungsaufbau.
Eine Metallentfernung ist nach knöcherner Konsolidierung der Acetabulumfraktur normalerweise nicht notwendig (iatrogene Schädigungsmöglichkeit des N. ischiadicus).

Komplikationen

Eine postoperative **Ischiadicusläsion** (in ca. 8,6 %) kann traumabedingt (präoperative Dokumentation!) sein oder auch direkte Operationsfolge (z.B. Hakendruckschädigung).

Die postoperative **Infektionsrate** wird nach Letournel mit 5,6 % angegeben, die von ektopen Ossifikationen mit ca. 7 %.

Die **Ossifikationen** führen in zunehmendem Maße zur Bewegungseinschränkung des traumatisierten Hüftgelenkes. Als prophylaktische Maßnahmen haben sich die Bestrahlung oder aber die Gabe von Indometacin (25 mg 3 × tägl. für 6–8 Wochen) etabliert.

Trotz operativer Stabilisierung und Wiederherstellung der Kongruenz der Gelenkflächen ist bei jeder Actabulumfraktur höheren Dislokationsgrades mit der Ausbildung einer posttraumatischen Arthrose des Gelenkes zu rechnen.

Literatur

Baumgaertel, E: Diagnostik, Klassifikation und Indikationsstellung bei Azetabulumfrakturen-Orthopäde 21 (1992) 427.

Fenzl, G., G. Fischer, P. Galle: Azetabulumfrakturen – operative versus konservative Behandlung. Unfallchirurgie 16 (1990) 230.

Letournel, E., R. Judet: Fractures of the acetabulum. Springer-Verlag, Berlin-Heidelberg-New York 1981

Müller-Färber, J.: Azetabulumfrakturen. In: Beck, E. (Hrsg.): Traumatologie 4. Untere Extremität. Breitner. B.: Chirurgische Operationslehre. Band XI. 2. Aufl. Urban & Schwarzenberg, München-Wien-Baltimore 1990.

Tile, M.: Pelvic ring fractures: should they be fixed. Journal Bone Joint Surg. 70-B: 1–12, 1988

ICD 9

Acetabulumfraktur   808.0

Notizen

28. Frakturen des coxalen Femurendes (Kalotten-, Schenkelhals-, pertrochantere Frakturen)

Kalottenfrakturen

Allgemein

Hüftkopfkalottenfrakturen entstehen durch Luxationen des Hüftgelenkes nach dorsokranial und sind charakterisiert durch unterschiedliche lokalisierte Abschlagfragmente bzw. Begleitfrakturen.

Die Einteilung erfolgt nach **Pipkin**.

- Typ I: Kopffragment außerhalb der Gelenkbelastungszone (kaudaler Kopfquadrant).
- Typ II: Kraniales Kopffragment aus dem Bereich der Belastungszone.
- Typ III: Kalottenfragment + Schenkelhalsfraktur.
- Typ IV: Kalottenfraktur + dorsaler Pfannenrandabbruch

Unfallmechanismus ist meist eine Sportverletzung mit Kniegelenksanpralltrauma (kinetische Kette).

Klinik

Lokalisierter Schmerz.

Meist federnd fixierte Fehlstellung des Beines in Innenrotation und Verkürzung, evtl. begleitende N. ischiadicus-Läsion mit entsprechender peripherer Symptomatik.

28

Diagnostik

Röntgen-Beckenübersichtsaufnahmen (evtl. Schrägaufnahme nach Sven Johannsen). CT/Spiral-CT mit der Möglichkeit der dreidimensionalen Rekonstruktion und Darstellung intraartikulärer Fragmente.

Therapie

Schnellstmögliche Reposition in Narkose und OP-Bereitschaft.

Im Falle der **Fragmentadaptation**, insbesondere im Bereich von weniger belasteten Kopfarealen, funktionell konservative Weiterbehandlung mit Entlastung für ca. 8 Wochen.

Operative Interventionsnotwendigkeit bei Frakturtypen II–IV:
Refixation des Kalottenfragments mittels Schraubenosteosynthese oder resorbierbarer Stifte,
kleine Kalottenfragmente können u.U auch exstirpiert werden.

Begleitende **Schenkelhalsfrakturen** (Typ III) sowie Pfannenrandabbrüche (Typ IV) sind in der Regel ebenfalls durch Osteosynthese zu stabilisieren.
Bei alten Patienten, insbesondere bei präexistenter Degeneration des Hüftgelenkes, evtl. Primärversorgung durch Totalendoprothese.

Komplikationen

Kopfnekrose, posttraumatische Degeneration > 20 %.

Schenkelhalsfrakturen

Allgemein

Häufige Verletzung des alten Menschen (Frauen mehr als Männer), meist in Folge von Bagatelltraumen bei Osteoporose oder seltener auch als pathologische Fraktur bei Tumoren (Metastasen).
Nach der Lokalisation teilt man ein in mediale (ca. 80 %), sowie intermediäre und laterale extrakapsuläre Frakturen.

Pauwels sieht als Klassifikationskriterium den Winkel zwischen Frakturlinie und Horizontale:

- Typ I   Winkel < 30°, Abduktionsfraktur, ca. 12 % der medialen Frakturen.
- Typ II   30–70°, Adduktionsfraktur.
- Typ III   > 70°, Abscherfraktur mit der Gefahr der Pseudarthosenbil-
  dung.

Garden beschreibt in seiner Einteilung 4 Dislokationsgrade, wobei ähnlich
der Pauwel'schen Klassifikation **Grad I als stabile Fraktur** anzusehen ist,
wohingegen die Dislokationsgrade II–IV als ausgesprochen instabile Frak-
tursituationen zu werten sind (siehe Abschn. V).

Versorgungsprinzip ist für die stabilen Frakturen die konservative Therapie durch frühfunktionelle Behandlung.

Alle instabilen Frakturen bedürfen der Operation. Kinder, Jugendliche
und aktive Erwachsene sind durch Osteosynthese zu versorgen. Bei einem
biologischen Lebensalter von > 60–70 Jahren kommt die Totalendoprothese zur Anwendung.

Als Komplikationen nach *Osteosynthesen* sind die Infektion (1–2 %), die
Kopfnekrose (11–30 %) sowie die Pseudarthrose (0–10 %) zu werten.

Nach *Endoprothesen* ereignen sich Infektionen (0,5–2 %), Luxationen
(1–3 %) sowie Spätlockerung.

Klinik

Typischer Unfallmechanismus (Sturz/Bagatelltrauma).
Schmerzhafte Bewegungseinschränkung mit Beinverkürzung und Rotationsfehlstellung.

Diagnostik

- Röntgen (Beckenübersicht, axiale Aufnahme),
- peripherer neurovaskulärer Status,
- Begleitverletzungen ausschließen,
- Begleiterkrankungen erkennen (multimorbide alte Patienten!),
- Labor, ggf. mit Kreuzblut zur Operationsvorbereitung.

Therapie

Entscheidung:

- Konservativ funktionell → eingestauchte stabile Frakturtypen Pauwels I/Garden I.
- Osteosynthetische Versorgung → hohe Dringlichkeit < 6 Stunden.
- Endoprothese → verzögert.

Konservativ funktionelle Therapie

Nur bei eingestauchten stabilen Frakturtypen Pauwels I/Garden I sinnvoll, auch bei diesen Typen kann evtl. eine Osteosynthese sinnvoll sein, insbesondere bei jüngeren Patienten:

- Analgetika/Antiphlogistika,
- Lagerung in Schaumstoffschiene,
- Gangschulung ohne Rotationsbewegung ab dem 3. Tag/Belastungsaufbau,
- Röntgenverlaufskontrolle,
- Risiko → sekundäre Dislokation (15–20 %), Femurkopfnekrose (11–20 %).

Operative Therapie

Osteosynthese:

- Schraubenosteosynthese mit drei kanülierten Schrauben (Kinder/Jugendliche).
- Dynamische Hüftschraube (DHS) ohne und mit zusätzlicher kranialer Spongiosaschraube.
- 130°-Winkelplattenosteosynthese mit zusätzlicher kranialer Schraube.
- Valgisierende Umstellungsosteotomie mit Osteotomieplatten.

Zugang lateral, longitudinal mit Ablösung des Vastus lateralis oder auch nach Bauer transmuskulär.

Technisches Vorgehen

Kapselinzision zur Druckentlastung, geschlossene oder offene Reposition und temporäre Fixation mit 3–4 Kirschner-Drähten (2,0 mm).

Retention:

- Schrauben- und DHS-Osteosynthese (leicht valgisierend/< 10°).
- 130°-Winkelplatten und Osteotomie (obligat valgisierend).
- Führungsdrähte bei kanülierten Schrauben in beiden Ebenen parallel,
- bei DHS zentral in beiden Ebenen, evtl. im unteren Kopfanteil.
- Klinge bei Winkelplattenosteosynthese unter der Kreuzung der Trabekel.

Risiken

- Thrombose,
- Lungenembolie,
- lokale Infektion 1–2 %,
- Redislokation 2–6 %,
- Pseudarthrose 5–20 %,
- Kopfnekrose 11–30.

Endoprothese

Zumeist zementierte Totalendoprothese,
alternativ Duokopf bzw. Kopfprothese für bettlägerige, inaktive Patienten
mit hohem OP-Risiko.

Zugang lateral longitudinal nach Bauer (in Ausnahmefällen von dorsal/
southern approach).

Technisches Vorgehen

Je nach verwendetem Prothesentyp unterschiedlich.
Grundsätzlich korrekte Länge nach Beckenübersicht und Planzeichnung
und Valgisierung der Schaftkomponente erstrebenswert.
Ausreichende Entlüftung vor Einbringen des Knochenzementes in den
Schaft.
Zementstopper.

Risiken

- Thrombose
- Lungenembolie, Fettemboliesyndrom
- Zementierte Totalendoprothese → Fettemboliesyndrom
  (Knochenmarkseinschwemmung)

- Lokal:
  Luxation 1–3 %,
  Infektion 0,5–2 %,
  Lockerung
- Duokopfprothese → Pfannenprotrusion

Nachbehandlung

- Lagerung des Beines in Abduktion (Schaumstoffschiene),
- Physiotherapie ab dem 1. Tag,
- Frühmobilisation mit Gangschulung,
- nach zementierten Endoprothesen Vollbelastung
- nach Osteosynthese Teilbelastung.
- Tägliche Wundkontrolle.
- Entfernen der Drainagen am 2. Tag.
- Röntgenkontrolle (Beckenübersicht, a.p. and axial).
- Thromboseprophylaxe mit niedermolekularem Heparin.

Pertrochantere Femurfraktur

Allgemein

Hierbei handelt es sich um Frakturen im Bereich zwischen zervikobasal und der distalen Ausdehnung des Trochanter minor.

Häufige Fraktur des alten Menschen bei häuslichem Sturz.
Bei Jugendlichen und Erwachsenen Ausdruck eines Rasanztraumas.

Klassifikationskriterium nach Evans und AO ist die Frakturstabilität.
Sie nimmt ab bei zerstörter posteromedialer kortikaler Abstützung sowie Schädigung des Trochanter major wie minus.
Trümmerzonen führen zur Varusdislokation.
Pertrochantere Frakturen mit Ausdehnung nach subtrochantär sowie Reversefrakturen sind ebenfalls instabil.
Behandlungsprinzip ist die operative Versorgung mit stabiler Fixation der Fraktur.

Dabei ist die **Stabilität** abhängig von der:

- Knochenqualität,
- dem Frakturmuster (Klassifikation),
- dem Repositionsergebnis bzw. ausgewähltem Osteosynthesematerial sowie
- der Position des Osteosynthesematerials am Knochen.
  Das Behandlungsziel besteht in Frühmobilisation unter Teil- bzw. Vollbelastung.

Klinik

Unfallanamnese (Bagatellereignis, Rasanztrauma, Hinweis auf pathologische Fraktur).
Beinverkürzung und Außenrotation bei dislozierten Frakturen (Trochanterhochstand), Prellmarke und Hämatom meist posterolateral am Trochanter major.
Druckschmerz über dem Trochanter / Krepitation.

Begleitverletzung (ipsilaterale Femurschaftfraktur / Mehrfachverletzung).
Risikofaktoren und Begleiterkrankungen (Multimorbidität).

Diagnostik

Röntgenuntersuchung

Tiefes Becken a.p. und wenn möglich axiale Aufnahme (Sven Johannsen).

Labor

Präoperative übliche Untersuchung, Kreuzblut (2–4 Konserven je nach Hb praeop.)

Erstversorgung

Lagerung des verletzten Beines mit leicht gebeugtem Hüftgelenk, Transport auf Vakuummatratze, Kniegelenk unterpolstern.
Analgetikagabe.

> Repositionsmanöver bei allen instabilen Frakturen wegen einwirkendem Muskelzug sinnlos!

Definitive Versorgung

Therapie der Wahl ist die Operation, deren Ziel die stabile Reposition und Retention mit mechanisch stabilem Implantat ist, um eine Früh- bzw. Sofortmobilisation unter Teilbelastung zu erreichen.

Im Rahmen von Mehrfachverletzungen Versorgung zur Minderung der Komplikation und Verbesserung der Pflegefähigkeit.

Operationszeitpunkt beim **alten Menschen** so rasch wie möglich, innerhalb von 24 Stunden nach dem Unfallereignis.

Diese Zeit wird genutzt zur Stabilisierung des Verletzten und Verbesserung der kardiopulmonalen Situation.

Beim **jüngeren Patienten** (Hochrasanztraumen im Rahmen von Mehrfachverletzungen) zügige Operation entsprechend der Kreislaufstabilisation des Patienten, wenn immer möglich innerhalb der 6-Stundengrenze.

Je nach Frakturform kommen folgende Implantate zum Einsatz:

Stabile Frakturen

- DHS (Dynamische Hüftschraube),
- Gammanagel / Classic Nail
- Hüftprothese,
- Endernagelung

Instabile Frakturen

- Kondylenplatte
- Gammanagel / Classic Nail
- Hüftprothese
- DCS (Dynamische Kondylensschraube)
- DHS mit Antigleitplatte

Reversefrakturen

- DHS mit Antigleitplatte,
- 95° Kondylenplatte,
- Gammanagel / Classic Nail

Operationsverfahren

Dynamische Hüftschraube

Verbindung von innerer Schienung und Zuggurtung.
Intraoperative kontrollierte Sinterung/Impaktion der Fraktur kann aus instabilen Frakturen stabile erzeugen.
Extensionstisch nicht unbedingt erforderlich.
DHS-Platten 130°/150° (130° am gebräuchlichsten)

Plazierung der Schraube im unteren äußeren Quadranten.

Bei Trochanterausbruch und sehr medialen Frakturen zusätzliche Spongiosaschraube mit Unterlegscheibe oder Zugschraube.
Bei Defekt am Kalkar oder am Trochanter minor zusätzlich Zuggurtung des Trochanter minor, evtl. Spongiosaplastik.

Gammanagel/Classic Nail

Intramedulläre Schienung bei zerstörtem Trochantermassiv.
Extensionstisch erforderlich.
Evtl. Problem bei der Plazierung der Gleitschraube am Kopf.

95° Kondylenplatte

Exaktes Setzen der Klinge,
Gefahr der Fragmentierung des proximalen Fragmentes, insbesondere bei Osteoporose.

DCS

Alternativverfahren zur Kondylenplatte (biegesteifer als die Kondylenplatte).
Anteversion intraoperativ korrigierbar.

Ender-Simon-Weidner-Nägel

3–5 elastische Federnägel, in der Regel nicht für instabile Frakturen geeignet.

Endoprothese mit langem Schaft

Insbesondere bei Patienten mit Osteoporose,
präexistenter Coxarthrose,
pathologischen Frakturen bzw. intraoperativen Katastrophen.
Vorteil der sehr frühen Vollbelastung und schnellen Rehabilitation.

Verbundosteosynthese

Kombinationsmontage aus Knochenzement und Implantat (DHS, DCS, Kondylenplatte),
bewährt bei hochgradiger Osteoporose oder pathologischer Fraktur.

Nachbehandlung

- Lagerung in Schaumstoffschiene,
- Kompressionsstrümpfe (besser als elastische Binden),
- Thromboseprophylaxe,
- evtl. Antibiotikaprophylaxe (Cephalosporin).
- Frühmobilisation (Gehschule mit Teil-/Vollbelastung, je nach OP-Verfahren).
- Kontrolle BSG, Blutbild, CRP 1mal/Woche.

Dauer der stationären Behandlung 2–4 Wochen (Reha-Maßnahmen).

Komplikationen

Thrombembolie
Infekt
Ausbrechen des Implantates (Osteoporose)
Allgemeine kardiopulmonale Probleme.

Literatur

Asche, D., H. Asche: Die Gamma-Nagelung. Ein neues Verfahren zur Stabilisierung pertrochantärer Oberschenkelfrakturen. Operat. Orthop. Traumatol. 4 (1992) 237.
Babst, R., O. Martinet, N. Renner, R. Rosso, A. Bodoky, M. Heberer, P. Regazzoni: Die DHS-Abstützplatte für die Versorgung der instabilen proximalen Femurfrakturen. Schweiz. med. Wschr. 123 (1993) 566.
Schlickewei, W. (Hrsg.): Behandlungskonzept bei Schenkelhalsfrakturen. Hefte z. Unfallheilk. 228 (1993) 1.

ICD 9

Hüftkopffraktur   820.8
Schenkelhalsfraktur   820.0
Pertrochantäre Fraktur   820.2

Notizen

29. Femurschaftfrakturen

Allgemein

In über der Hälfte der Fälle Kombinationsverletzung bei Polytrauma. Mit erheblichem Blutverlust verbunden (> 2 l).

Bei inadäquatem Trauma an pathologische Frakturen denken!

Die Frakturen werden in subtrochantere, Frakturen des mittleren sowie des distalen Drittels eingeteilt.
Die AO klassifiziert
- einfache (A),
- Frakturen mit Drehkeil (B) sowie
- komplexe Frakturen (C-Typen) (siehe Abschnitt V)

Klinik

Verkürzung und abnorme Stellung des Oberschenkels, ausgedehntes Frakturhämatom,
Weichteileröffnung (offene Fraktur), evtl. peripheres neurovaskuläres Defizit.

Diagnostik

Erfassung der Gesamtsituation (Mehrfachverletzung mit hämorrhagischem Schock)

Röntgen:

Oberschenkel in 2 Ebenen (einschließlich Kniegelenk und Becken).
Wegen der Gefahr eines Kompartmentsyndroms fortlaufende Durchblutungs- bzw. neurologische Kontrolle.

Behandlung

Für Transport Lagerung unter vorsichtiger Extension auf Vakuummatratze.

Schockbehandlung.

Therapieentscheidung (konservativ/operativ)

Konservativ

In der Regel nur bei Kindern (in ca. 80–90 % der Fälle):
- Undislozierte Femurfrakturen bei Kindern bis ca. 10. Lebensjahr (Bekkenbeingips),
- bei jüngeren Kindern mit dislozierter Fraktur ohne Verkürzungstendenz.

Ansonsten wird Extensionsbehandlung vorgeschaltet:
- Kleinkinder → Heftpflasterverband über 3–4 Wochen
- ältere Kinder → Weber-Tisch oder
- ab dem 10. Lebensjahr suprakondyläre Extension

Alternativ:

operative Reposition und Retention mittels Fixateur externe bzw. Prevot-
Nägeln.

Operative Therapie

Jede Schaftfraktur des Erwachsenen.
Wenn immer möglich nach Reposition Retention mittels intramedullärer
Stabilisation (Marknagel), alternativ extramedullär (Plattenosteosynthese,
z. B. subtrochantere Frakturen mit Kondylenplatte).

Marknagelung

Konventionell (Aufbohren/Reaming):

- Querfraktur mittleres Drittel,
- Kurze Schrägfraktur,
- Pseudarthrose.

Verriegelungsnagelung (VMN)

- Lange Torsions-/Segmentfrakturen,
- Trümmerbrüche,
- Frakturen mit Knochendefekten,
- Frakturen am Übergang Diaphyse/Metaphyse (gelenksnah).

Solider unaufgebohrter Marknagel (UFN, Unreamed Femoral Nail)

- Trümmerbrüche
- I°/II° offene Frakturen

Plattenosteosynthese

Schafttrümmerbrüche bei vorliegenden Interponaten,
Weichteil-Begleitverletzung (z.B. offene Frakturen/Polytrauma mit begleitendem Thoraxtrauma).
In diesen Fällen jedoch meist Primärbehandlung durch Fixateur externe, in Tube-to-Tube-Technik und erst sekundär Stabilisation mit Überbrückungsosteosynthese.

Lagerung

Marknagelung:
- Auf Extensionstisch strenge Seitenlage, suprakondyläre Drahtextension,
- Kniegelenk rechtwinklig abwinkeln.
  Alternativ Patient in Rückenlage auf dem Extensionstisch.
- Bildwandlerkontrolle in 2 Ebenen erforderlich.

Plattenosteosynthese:
Patient in Rückenlage, Oberschenkel in Schaftmitte mit gerolltem Tuch unterlegt (physiologische Antekurvation).

Technik

Zugänge

Marknagelung:
Modifiziert nach Watson-Jones (gedachte Linie zwischen Spina iliaca posterior superior und Trochanterspitze.

Plattenosteosynthese:
Lateraler Zugang, gedachte Linie zwischen Trochanter major und Epicondylus lateralis femoris,
ventrales Abschieben des M.vastus lateralis vom Septum intermusculare.

Technische Durchführung

Marknagelung:
Konventionelle Nagelung mit Vorbohren,
Verriegelungsmarknagelung,
Unreamed Nail (s. spezielle Literatur, z. B. AO-Handbuch).

Plattenosteosynthese:
Reposition offen, evtl. Distraktor bei Trümmerbrüchen (Antekurvation des Femurs beachten).

Als Implantat kommt die Oberschenkel-DCP zur Anwendung, distal evtl. Kondylen oder Abstützplatten.

Die Plattenosteosynthese ist durch interfragmentäre Zugschrauben zu komplettieren, evtl. kontralaterale Abstützung der Plattenosteosynthese durch corticospongiösen Span.

Nachbehandlung

Lagerung:
Rechtwinkellagerung des Knie- und Hüftgelenkes für 4–5 Tage (z.B. Krapp-Schiene). Danach Wechsellagerung (Motorschiene = CPM)

Röntgenkontrolle: Postoperativ/nach 6 Wochen.

Krankengymnastik:
Sofort postoperativ Gelenksmobilisation, PNF und Muskelaufbautraining. Mobilisation an Unterarmgehstützen oder im Gehwagen ab dem 2. postoperativen Tag.

Belastung:
- Marknagel konventionell → sofortige zunehmende Belastung!
- VMN Teilbelastung 30–40 kg für 4–6 Wochen, danach Vollbelastung.
- Plattenosteosynthese: Teilbelastung 15–20 kg für 6 Wochen (Röntgenbefund), danach Belastungsaufbau (Vollbelastung in der Regel nach 8–10 Wochen).

Metallentfernung:
- Marknagel konventionell → 1 1/2–2 Jahre.
- VMN → Entriegelung nach 6–8 Wochen, ME → nach 1 1/2–2 Jahren.
- Plattenosteosynthesen → 1 1/2–2 Jahre.

Komplikationen

- Infekt
- Heilungsstörung (Pseudarthrose)
- Fehlstellung (Torsion)

Literatur

Sim, E., K. Höcker: Die Oberschenkelverriegelungsmarknagelung – Problem- und Fehleranalyse anhand von 80 Frakturen. Unfallchirurg 95 (1992) 626.

ICD 9

Femurfraktur 821.0

Notizen

30. Distale Femurfrakturen

Allgemein

Supra- und interkondyläre Frakturen des Femurs werden bei Jugendlichen durch Hochenergietraumen verursacht, wohingegen alte Patienten mit Osteoporose diese Frakturen auch im Rahmen von Bagatelltraumen erleiden können.

In 2–3 % sind distale Femurfrakturen vergesellschaftet mit Gefäßverletzungen, eine begleitende Nervenläsion ist selten.

Die AO-Klassifikation (siehe Abschnitt V) kennt den

- extraartikulären Verletzungstyp (A),
- die unikondylären Frakturen (B) sowie
- die bikondyläre Schädigung (C).

Klinik

Sie umfaßt die klassischen Frakturzeichen mit aufgehobener Funktion bei bestehender Dislokation.

Periphere neurovaskuläre Defizite müssen aufgedeckt werden.

Ein bestehender Weichteilschaden beeinflußt ganz entscheidend das therapeutische Vorgehen.

Evtl. begleitende Bandschädigungen des Kniegelenkes bleiben in der Regel wegen der knöchernen Instabilität primär unerkannt.

Diagnostik

- Röntgen → Oberschenkel und Kniegelenk in 2 Ebenen.
- Doppler
- evtl. Angiographie.

Behandlung

Konservative Therapie
lediglich bei Inoperabilität (reduzierter AZ) und wenig dislozierten/
impaktierten extraartikulären Frakturen.

Primär dorsale Oberschenkelgipsschiene, später zirkulärer Oberschenkelgips (8–12 Wochen).

Operative Therapie

Extraartikuläre Frakturen, die mehr als 8 cm vom Kniegelenk entfernt
sind, können vorzugsweise mit dem Verriegelungsmarknagel versorgt werden (evtl. retrograde Nagelung!).

Gelenkfrakturen sind offen anatomisch exakt zu reponieren und anschließend intern zu stabilisieren.
Als Implantate kommen zur Anwendung
- komprimierende Spongiosaschrauben,
- die Kondylenplatte,
- die Kondylenabstützplatte sowie
- die DCS.

OP-Zeitpunkt

Bei Monoverletzungen ist die Sofort-OP als Definitivmaßnahme innerhalb
von 8 Stunden vorzusehen.

Auch beim Polytraumatisierten möglichst frühzeitige Definitivversorgung nach Stabilisierung der vitalen Funktionen.

Falls der Allgemeinzustand keine endgültige Versorgung ermöglicht
oder wenn offene Frakturen mit schwerwiegender Weichteilverletzung vorliegen, ist primär ein ventrolateraler **gelenküberbrückender Fixateur in
Tube-to-Tube-Technik** einzubringen und erst sekundär die Definitivversorgung innerhalb von 1–2 Wochen vorzunehmen.

Technik

Lagerung

Rückenlage
leicht gebeugtes Kniegelenk mit zusammengerolltem Tuch unter dem Femurschaft.

Zugang

Standardzugang von lateral.

Inzision in der Verlängerungslinie des Trochanter major zum Condylus lateralis, distal nach ventral bogenförmig abbiegend, ca. 2 QF distal der Tuberositas tibiae auslaufend.

Längsspalten des Tractus iliotibialis, bei B- und C-Frakturen Durchtrennung des lateralen Retinaculums mit anschließender Arthrotomie.

Rekonstruktionsprinzip:

- Reposition des Gelenkblockes unter Sicht und
- Rentention mittels interfragmentär komprimierenden Spongiosaschrauben.
- Danach Verbindung des wiederhergestellten Gelenkblockes mit dem diaphysären Hauptfragment unter
- Zuhilfenahme einer Kondylen-/Abstützplatte bzw. DCS.

Nachbehandlung

Lagerung: Rechtwinkellagerung von Hüfte und Kniegelenk für 4 Tage, danach Wechsellagerung (CPM)

Krankengymnastik: Muskelanspannübungen ab dem 1.postoperativen Tag sowie Beginn mit einer Bewegungstherapie durch KG und Motorschiene (0–10–70° während der ersten Woche).

Belastung: *Mobilisation* an Gehstöcken ab dem 2.–3.Tag unter Abrollbewegung des Fußes. Vollbelastung je nach Frakturtyp und Versorgung 10–12 Wochen postoperativ.

ME nach 12–18 Monaten.

Komplikationen

- Wundheilungsstörung
- Infekt
- Bewegungseinschränkung
- Gelenksinkongruenz

Literatur

Haas, N., P. Schandelmaier, C. Krettek: Therapeutisches Konzept bei der distalen Femurfraktur mit Gelenkbeteiligung. Hefte z. Unfallheilk. 186 (1990) 179.
Schmitt-Neuerburg, K. P., J. Hanke, St. Assenmacher: Osteosynthese der distalen Femurfraktur. Chirurg 60 (1989) 711.
Müller, M. E., M. Allgöwer, R. Schneider, H. Willenegger: Manual of Internal Fixation, 3rd ed. Springer, Berlin-Heidelberg-New York 1992.

ICD 9

Femurfraktur	821.0
Femurfraktur distal	821.2

Notizen

31. Patellafraktur

Allgemein

Ca. 1 % aller Frakturen betreffen die Kniescheibe. Überwiegend handelt es sich um ein direktes Trauma.

Andererseits kann die lateralseitige Luxation osteochondrale Flakes abscheren.

Einteilung in:

- Quer-,
- Längs-,
- Mehrfragment- bzw.
- Trümmerfrakturen sowie
- proximale wie distale Polabrisse.

Klinik

Prellmarken, Schmerzen, aktiver Streckausfall in Abhängigkeit von mitbeteiligtem Reservestreckapparat, Schwellung, Hämarthros, tastbare Diastase.

Diagnostik

Röntgen → a. p., seitlich, axial.

Arthroskopie → Chondrale/osteochondrale Frakturen, Hämatomausspülung.

DD: Patella bi-/tripartita, Quadriceps- bzw. Ligamentum patellae-Ruptur.

Behandlung

Konservative Therapie

Nur im Ausnahmefall (Fissuren, Randabrisse, nicht dislozierte Längsfrakturen).
Kurzfristige Ruhigstellung, Antiphlogistika,
Oberschenkelgipstutor bzw. frei funktionell.

Operative Therapie

Sie ist bei Diastase, Stufenbildung und offenen Frakturen immer indiziert, da es sich um eine ausgesprochen komplikationsträchtige Abrißfraktur handelt.

Technik

Lagerung

Rückenlage, gestrecktes Bein,
Blutsperre in Position (jedoch nur vereinzelt in Anwendung!).

Zugang

Parapatellar längslateral, evtl. Querinzision.
Bei offenen Frakturen Ausschneidung der Wunde und S-förmige Erweiterung.

OP-Technik

Darstellung der Fraktur nach zuvor evtl. erfolgter Bursektomie. Gelenksspülung, Revision,
Reposition mit großer Weber-Zange.

Zuggurtung:

Einbohren von 2 parallelen Spickdrähten (1,6 mm) zur Fragmentfixation,
Spickdrähte passend kürzen.
U-förmiger Durchzug eines 1,2 mm Drahtes zwischen Ligamentum patellae, Sehnenansatz und Quadrizepssehne (Quirl lateral neben Spickdraht zur Erleichterung der Metallentfernung).

Spickdrähte um 180° umbiegen und in den Knochen einschlagen.

Schraubenosteosynthese:
Verschraubung mit Kleinfragment-Spongiosaschrauben (Quer-/Längsfrakturen), evtl. mit Unterlegscheiben, ggf. Kombination mit Zuggurtung.

Teilresektion
Nach Gelenksrevision und evtl. notwendiger unterer Polresektion, 2 parallele, längsverlaufende Bohrkanäle durch die Patella.
Durch diese Kanäle Anlage von Kessler-Nähten zur Adaptation des Ligamentum patellae-Ansatzes.
Entlastung der adaptierten Sehnennaht durch **McLaughlin-Schlinge:** (U-förmige Drahtschlinge, die über Querbohrungen durch die Patella bzw. Tuberositas tibiae eingebracht wird).

Osteochondrale Flake:
Arthroskopie, entweder Entfernung von zur Refixation ungeeigneten Fragmenten bzw. Refixation mit Schrauben bzw. resorbierbaren Stiften.

Nachbehandlung

Lagerung
Kurze postoperative Immobilisation auf dorsaler Gipsschiene zur Weichteilerholung für 3–4 Tage,

Krankengymnastik
isometrische Quadricepsübungen.
Passive/aktive Bewegungsübungen und Gehen unter Teilbelastung bis zur Frakturkonsolidierung für etwa 6–8 Wochen.
Bei unzuverlässigen Patienten und unsicheren Osteosynthesen Gipstutor für 4–6 Wochen.
ME 6–9 Monate post operationem.

Komplikationen

- Gelenksstufen (primär/sekundär)
- Materialbruch
- Pseudarthrosen, Retropatellararthrose.

Bei Trümmerfrakturen mit ausgedehntem Knorpelschaden kann die primäre Patellektomie sinnvoller sein als ein Erhaltungsversuch!.

Literatur

Carpenter, J. E., R. Kasman, L. S. Matthews: Fractures of the patella. J. Bone Jt. Surg. (A) 75 (1993) 1550.
Glötzer, W.: Verletzungen des Kniegelenks. In: Beck, E. (Hrsg.): Traumatologie 4. Untere Extremität. Breitner, B.: Chirurgische Operationslehre. Band XI. 2. Aufl. Urban & Schwarzenberg, München-Wien-Baltimore 1990.
Heim, U., K. M. Pfeifer: Periphere Osteosynthese. Springer, Berlin-Heidelberg-New York 1981.

ICD 9

Patellafraktur geschlossen   822.0
Patellafraktur offen   822.1

Notizen

32. Tibiakopffraktur

Allgemein

Mono- oder bikondyläre intraartikuläre Frakturen der proximalen Tibia sind meist kombiniert mit Kapselbandverletzungen sowie ausgeprägtem Weichteilschaden als Ausdruck eines Hochenergietraumas.
Es wird unterschieden in (vgl. Abschnitt V)
- extraartikuläre Frakturen (A),
- partiell artikuläre (B) sowie
- bikondyläre Brüche (C).

Klinik

Schmerz, Schwellung und Deformierung des Kniegelenkes sind Hinweiszeichen. Periphere neurovaskuläre Defizite sind aufzudecken:
- N.fibularis-Schaden!
- Kompartmentsyndrom!

Diagnostik

- Röntgen → 2 Ebenen (morphologische Einordnung in Randabbrüche, Plateau- bzw. Luxationsfrakturen).
- Tomographie/Spiral-CT.

Begleitende Kapselbandläsionen lassen sich präoperativ kaum überprüfen, intraoperativ ist nach ihnen zu fahnden.

Behandlung

Konservative Therapie

nur indiziert bei unverschobenen und stabilen Frakturen sowie reponierten Frakturen ohne Dislokationstendenz.

Ein Hämarthros sollte bei konservativer Therapie unter sterilen Kautelen abpunktiert werden.

- Beinhochlagerung
- lokale Eisbehandlung sowie Antiphlogistika.
- Frühzeitige Lagerung auf Bewegungsschiene und
- Beginn mit passiver/aktiver Bewegungstherapie,
- isometrisches Muskeltraining.

Evtl. weitere funktionelle Nachbehandlung oder aber Oberschenkelgips für 3–4 Wochen.
Teilbelastung abhängig vom Frakturtyp ca. nach 8–10 Wochen.

Operative Therapie

Bei dislozierten intraartikulären Frakturen ist die anatomische Reposition unabdingbar. Gleichzeitig besteht Interventionsnotwendigkeit bei begleitendem neurovaskulären Schaden, offenen Frakturen sowie begleitenden Kapselbandverletzungen größeren Ausmaßes.

Technik

Lagerung

- Rückenlage mit Arthroskopiebeinhalter,
- Blutsperre in Position (jedoch nicht zwangsläufig in Anwendung),
- gleichzeitiges Vorbereiten des Beckenkammes zur Spongiosaentnahme.

Zugang

Lateral (2–3 cm lateral der Tibiavorderkante)
evtl. zusätzlich medialseitige kleine Inzision

Hautbrücke mindestens 7 cm breit!

OP-Technik (teilweise arthroskopisch unterstützt)

- Typ A: Plattenosteosynthese in Form der Abstützplatte (L/T),
  seltener DCP bzw. alleinige Schraubenosteosynthese.
- Typ B: Alleinige Schraubenosteosynthese,
  evtl. kombiniert mit Abstützplatte, zuvor jedoch Anheben des
  Imprimates über ein Knochenfenster mit anschließender Auf-
  fütterung durch Spongiosaplastik.
- Typ C: Anatomiegerechte Reposition des Gelenkblockes in Kombination mit Spongiosaunterfütterung, lateraler Abstützplatte und
  zusätzlicher medialer Minimalosteosynthese (evtl. in Form
  eines Fixateur externe).

Sind Tibiakopffrakturen Teil des Verletzungsmusters **Mehrfachverletzter**
oder aber besteht ein ausgeprägter **lokaler Weichteilschaden**, so kann es
sinnvoll sein, primär gelenksüberbrückend, wie auch bei den distalen
intraartikulären Femurfrakturen, über einen Fixateur vorübergehend
unter Nutzung der Ligamento-taxis zu reponieren und zu stabilisieren.

Die **Definitivversorgung** erfolgt dann sekundär nach Weichteilerholung
bzw. Stabilisierung des AZ mit dem Ziel der anatomiegerechten Rekonstruktion.

Nachbehandlung

Lagerung: hohe Schaumstoffschiene

Krankengymnastik
A- und B-Frakturen werden nach dem operativen Eingriff frei funktionell
bzw. je nach ligamentärer oder meniskaler Begleitverletzung behandelt.

In der Regel erfolgt die Mobilisation unter Entlastung ab dem 3. postoperativen Tage.

Belastung

Mit dem Belastungsaufbau kann nach 6–10 Wochen begonnen werden.
Sind C-Frakturen durch stabile Osteosynthesen versorgt, so gestaltet sich
die Nachbehandlung wie für A/B angegeben, mit dem Unterschied eines
zeitlich verzögerten Belastungsaufbaus.

Wurde primär ein gelenküberbrückender Fixateur eingebracht, so muß
auf frühzeitigen Verfahrenswechsel (2.Woche) geachtet werden.

Metallentfernung

Die ME ist am Tibiakopf in der Regel nach einem Jahr durchführen.

Komplikationen:

- Kompartmentsyndrom
- N.fibularis-Schädigung,
- postoperative Weichteil- und Knochendefekt sowie
- die Gelenksdegeneration (die eindeutig mit dem traumatisch gesetzten
  Knorpelschaden sowie der intraoperativ erreichten Rekonstruktion korreliert).

Literatur

Caspari, R. B., P. M. J. Hutton, T. L. Whipple, J. F. Meyers: The role of arthroscopy in
the management of tibia plateau fractures. Arthroscopy 1 (1985)76.
Tscherne, H., P. Lobenhoffer: Tibia plateau fractures. Management and expected
results. Clin. Orthop. relat. Res. 292 (1993) 87.
Wagner, H., R. P. Jakob: Zur Problematik der Plattenosteosynthese bei den bicondy-
lären Tibiakopffrakturen. Unfallchirurgie 89 (1986) 304.

ICD 9

Prox. Tibiafraktur geschl. 823.0
Prox. Tibiafraktur offen 823.1

Notizen

Notizen

33. Unterschenkelfraktur

Allgemein

Definitionsgemäß handelt es sich um diaphysäre Frakturen von Tibia und Fibula. Sie sind häufig Ausdruck von Hochenergietraumen und bei Motorradfahrern und Fußgängern anzutreffen.

Wegen der sukutanen Lage der anteromedialen Tibiaschaftfläche sind diese Frakturen oft verbunden mit Weichteilschaden und -Defekten.
Die Klassifizierung der Frakturen berücksichtigt

* deren Lokalisation (proximales, mittleres und distales Drittel),
* den Typ der Fraktur und
* das Ausmaß der Dislokation sowie
* den bestehenden Weichteilschaden (geschlossen/offen).

Klinik

33

Anamnestisch indirektes (z. B. Torsionsbruch beim Skifahren) oder direktes Trauma. Allgemeine Frakturzeichen mit Instabilität und unterschiedlich stark ausgeprägter Weichteilschädigung.
Evtl. peripheres neurovaskuläres Defizit.

Gefahr des Kompartmentsyndroms
vornehmlich → Tibialis anterior-Loge!

Diagnostik

Röntgenaufnahmen (großformatig) des Unterschenkels mit angrenzenden Gelenken in 2 Ebenen.

Periphere Pulskontrolle (ggf. Doppler/Angio),
Prüfung der Sensomotorik.

Behandlung

Konservative Therapie

Sie ist indiziert bei geschlossenen, wenig oder nicht dislozierten Frakturen
sowie allen Unterschenkelfrakturen im Wachstumsalter

Ausnahme 2./3.gradig offene Frakturen!

Eine akzeptable Stellung ist erreicht:
- $<8°$ Varus-/Valgusdeviation,
- $<10°$ Anterior/posterior-Angulation,
- $<5°$ Rotation sowie
- $<1\,cm$ Verkürzung.

Primär wird eine anmodellierte dorsale Oberschenkelgipsschiene evtl. in
Kombination mit Kalkaneusdrahtextension angelegt und nach dem
Abschwellen in einen zirkulären Oberschenkelgips umgewandelt, wobei
dieser nach 3–4 Wochen zu einem Oberschenkelgehgips komplettiert wird.
   Alternativ kann nach Weichteilabschwellung ab der 3.Woche ein **Sarmientogips** zur Anwendung kommen,
wobei dieser an den Femurkondylen abstützt und das Kniegelenk bei Vollbelastung mobil bleibt.
Mit einem Durchbau der Fraktur ist nach 6–10 Wochen zu rechnen.

Operative Behandlung

Sie ist indiziert bei
- allen offenen sowie dislozierten und instabilen geschlossenen Frakturen.
  Sie ist weiterhin notwendig bei
- begleitender gleichseitiger Femurfraktur,
- bilateraler Schädigung,
- vaskulärem oder ligamentärem Begleitschaden am Knie,
- vorliegendem Kompartmentsyndrom oder pathologischer Fraktur.
Entscheidungsrichtlinien zur operativen Versorgung siehe Algorhythmen
(S. 311).

Technik

Lagerung

- Rückenlage,
- Blutsperre angelegt (falls erforderlich schließen)
  u.U. Beinhalter bei VMN/UTN

Zugang:

Abhängig von OP-Verfahren
Wichtig: Nicht Tibiakante kreuzen i.d.R. lateral

OP-Technik:

siehe Algorhythmus zur Unterschenkelfraktur (S. 311)

OP-Zeitpunkt

Meist unproblematisch direkt posttraumatisch.
Bei ausgeprägter Schwellung offene Wundbehandlung kombiniert mit der Vakkumversiegelung (VVS),
sekundärer Wundverschluß durch Naht bzw. Mesh graft.

Alternativ →Abwarten der Abschwellung mit zwischengeschalteter Extensions- bzw. Gipsbehandlung (weniger günstig!).

Weichteilverschluß:

Dieser hat immer spannungsfrei zu erfolgen!
Ist dies nicht möglich, so kommt nach Implantatdeckung durch vitales Gewebe die offene Wundbehandlung (VVS) zur Anwendung.
Nach Wundkonditionierung ist meist der Sekundärverschluß oder ein Mesh graft ausreichend, selten wird ein Verschiebe- oder frei gestielte Lappenplastik notwendig.

Nachbehandlung

Lagerung
Hohe Schaumstoffschiene
Bei Kompartment → Flachlagerung!
Röntgenkontrollen p.o./ nach 4 bzw. 8 Wochen.

Krankengymnastik

Im Rahmen der konservativen Behandlung Teilbelastung nach 3–4, Vollbelastung nach 6–8 Wochen.
Die Gipsabnahme erfolgt 8–10 Wochen nach dem Unfallereignis.

Belastung

Nach Osteosynthesen ist der Belastungsaufbau je nach Osteosynthesetyp unterschiedlich anzuordnen.
Intramedulläre Stabilisation erlaubt in der Regel eine frühzeitige Teil- bzw. Vollbelastung.

Metallentfernung

Nach Plattenosthesynthes ist diese nicht vor Ablauf von 6 Wochen zu erlauben!
ME nach 12–18 Monaten.

Komplikationen

- Im Rahmen der konservativen Behandlung → Fehlstellungen, Längendifferenzen und Pseudarthrosen sowie Immobilisationserkrankungen (Thrombembolien/Sudeck'schen Dystrophie).
- Nach Osteosynthesen komplizieren → Infekte Kompartmentsyndrome, Pseudarthrosen, Thrombembolien und vereinzelt auch Sudeck'sche Dystrophie den Heilungsverlauf.

Literatur

Heim, D., R. Regazzoni, S. Perren: Der Fixateur externe bei offenen Frakturen: Gegenwärtiger Stand seiner Anwendung. Injury 23 Suppl. 2 (1993).
Strecker, W., O. Gonschorek, U. Brückner, D. Berger. M. Marzinzig, W. Fleischmann, Beeinflussung der pulmonalen Hämodynamik durch metabolische Veränderungen bei der Unterschenkelmarknagelung. Unfallchirurg (1993) 233, 37

ICD 9

Tibiafraktur   823.2
Tibiafraktur offen   823.3

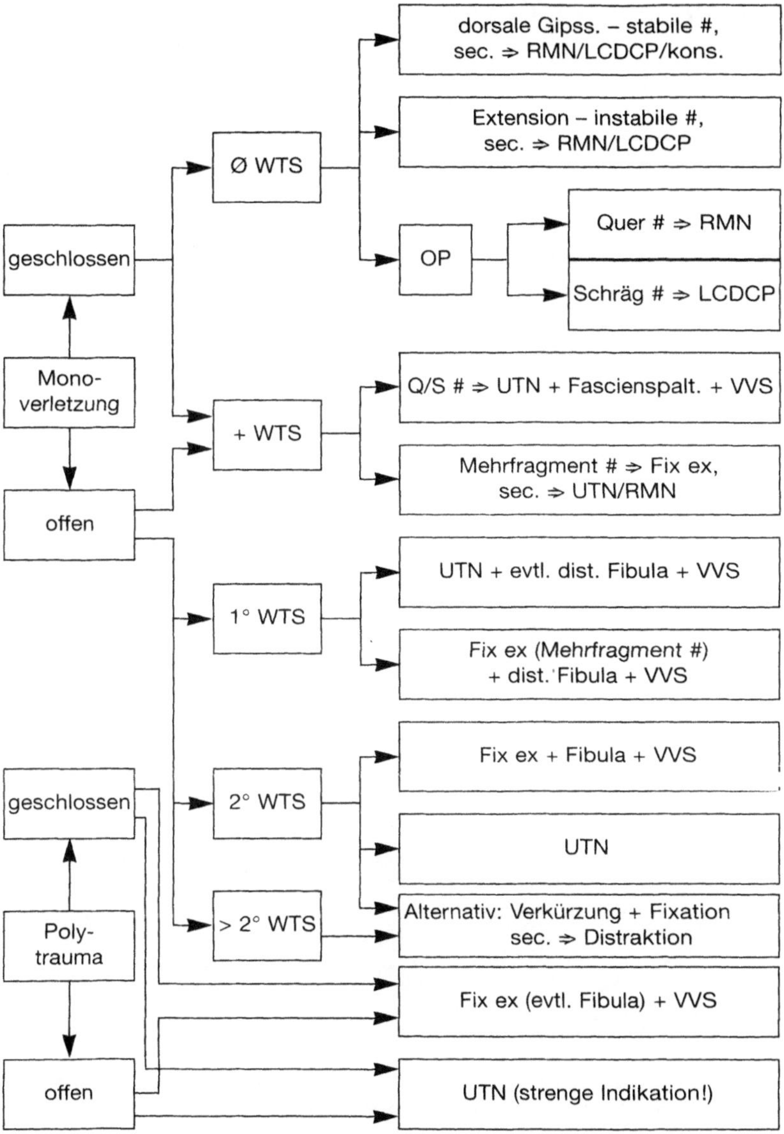

WTS. Weichteilschaden, **RMN:** gebohrter Marknagel, **LCDCP:** Low contact dynamic compression Plate, **UTN:** unreamed tibial nail, **VVS:** Vacuumversiegelung

Notizen

34. Pilon tibial-Fraktur

Allgemein

Sie ist charakterisiert durch eine unterschiedlich stark ausgeprägte Zerstörung der distalen tibialen Gelenkfläche, meist verbunden mit ausgeprägtem Weichteilschaden.

Klinik

Massive Schwellung mit verstrichener Malleolengabel, Quetschmarken, Schürfungen sowie ausgeprägten subkutanen Hämatomen.

Diagostik

- Röntgen in 2 Ebenen,
- evtl. Tomographie bzw. Spiral-CT.

Behandlung

Konservative Therapie

Nur ausnahmsweise bei undislozierter Gelenksfraktur konservative Gipsbehandlung angezeigt.

34

Operative Therapie

In der Regel operative Gelenksrekonstruktion, die sich wegen der begleitenden Weichteilschädigung schwierig gestaltet und differenziert durchgeführt werden muß.

Technik

Lagerung

* Rückenlage
* Blutsperre angelegt (bei Bedarf schließen)

Zugang

* von ventro lateral (Standard)
* von ventral-medial (Zusatzincision)

Rekonstruktionsprinzip/Technik

* Fibulalängenausgleich und Stabilisation mit Plattenosteosynthese.
* Gelenkblockrekonstruktion und Retention (minimalinvasiv mit Kirschnerdrähten und Schrauben).
* Bei optimalem Weichteilmantel:
  Verbindung des rekonstruierten Gelenkblockes mit dem Schaftbereich über medialseitig liegendes Plattenimplantat (Kleeblattplatte).
* Im Falle der geringsten Weichteilschwellung
  bevorzugt primär gelenksüberbrückende externe Fixation (alternativ Hybridfixateur) und
  sekundärer Verfahrenswechsel auf internes Stabilisationsverfahren.
* Bei bestehenden subchondralen knöchernen Defekten:
  weichteilschonender knöcherner Defektaufbau durch autologe Spongiosatransplantation.

Ein primärer Hautverschluß darf nie erzwungen werden!

Es ist die offene Wundbehandlung in Versiegelungstechnik durchzuführen.
Nach Wundkonditionierung sekundäre Wundnaht bzw. Mesh graft.

Nachbehandlung

Lagerung:
- hohe Schaumstoffschiene
- eventuell Unterschenkelgipsschiene

Allgemeine Kriterien wie bei Unterschenkelbrüchen sind zu berücksichtigen.

Eine gelenküberbrückende externe Fixation sollte nicht länger als 2–3 Wochen belassen werden,
danach Verfahrenswechsel entweder auf
- Hybridmontage mit metaphysärer externer Fixation über ein Ringsystem oder aber
- Umstieg auf ein internes Verfahren mit frei funktioneller Nachbehandlungsmöglichkeit.

Belastung:
Ein Belastungsaufbau ist frühestens nach 8 Wochen zu gestatten.
Vollbelastung in der Regel nach 10–12 Wochen!

Metallentfernung:
Nach 12–18 Monaten

Komplikationen

- Weichteilnekrose,
- Infekt,
- Pseudarthrose,
- ausgeprägte posttraumatische Degeneration mit der
- potentiellen Gefahr einer posttraumatischen Versteifung des OSG.

Literatur

Heim, U.: Die Pilon-tibial-Fraktur: Klassifikation, Operationstechnik, Ergebnisse. Springer, Berlin-Heidelberg-New York 1991.
Müller, M. E., M. Allgöwer, R. Schneider, H. Willenegger: Manual of Internal Fixation, 3rd ed. Springer, Berlin-Heidelberg-New York 1992.

ICD 9

Trimalleolarfraktur   824.6
Trimalleolarfraktur offen 824.7

Notizen

Notizen

35. Maisonneuve-Verletzung

Allgemein

Darunter ist die hohe Fibulafraktur mit Ruptur der Membrana interossea, Syndesmose und Verletzung des Innenknöchels zu verstehen.
Als Verletzungsmechanismus kommt immer ein indirektes Trauma zum Tragen.

Klinik

Anamnestisch entsprechender Verletzungsmechanismus mit Supinations- bzw. Pronationstrauma.
Druckschmerz über dem Fibulaköpfchen sowie
Schwellung und Druckschmerz über der Syndesmose.

Diagnostik

35

Röntgen: OSG in 2 Ebenen sowie Übersichtsaufnahmen des gesamten Unterschenkels mit Fibulaköpfchen.
(DD: Direktes Trauma am Fibulaköpfchen!)

Behandlung

Konservative Therapie:

Eine konservative Therapie ist nur bei allgemeinen Kontraindikationen zu verantworten.

Operative Therapie:

Die operative Versorgung sollte grundsätzlich angewandt werden.

Technik

Lagerung:

Rückenlage

Zugang:

lateraler Zugang in Höhe der Syndesmose.

OP-Technik:

Operationsprinzip ist
- die Naht der Syndesmose und
- Einbringung einer supramalleolären-Stellschraube für 6 Wochen.

Zusätzlich kann die operative Versorgung der begleitenden Verletzung am Innenknöchel notwendig werden.

Nach Reposition der Fibula (Zug nach distal und geringgradige Innenrotation), 4,5 mm Kortikalisschraube als Stellschraube 2 QF oberhalb des Gelenkspaltes mit 30° Neigung von hinten nach vorn durch die Fibula und eine Tibiakortikalis. Naht der Syndesmose atraumatisch (4×0).

Mediale Abrißfraktur → Kirschnerdraht + Zugurtung oder 2 Kleinfragmentschrauben. BV-Kontrolle (Mittig eingestellter Talus, korrekte Fibulalänge!).

Nachbehandlung

Lagerung

Hochlagerung, evtl. in dorsaler Unterschenkelgipsschiene bis zur Abschwellung der Weichteile.

Krankengymnastik

6 Wochen funktionell passiv/aktiv unter Entlastung, dann Röntgenkontrollaufnahmen und Entfernung der Stellschraube.

Belastung:

Anschließend Teil- bzw. Vollbelastung.

Metallentfernung:

Stellschraube nach 6 Wochen
Übrige Implantate 6–12 Monate

Komplikationen

Infekt, Pseudarthrose, Fehlstellung.

ICD 9

Maissonneuvefraktur   823.1

Notizen

36. OSG-Frakturen

Allgemein

Gebräuchlichste Einteilung von B. Weber in 3 Typen.
- A: Fibulafraktur distal der Syndesmose (Supinationstrauma).
- B: Fibulafraktur in Syndesmosenhöhe (Pronations-/Eversionstrauma).
- C: Fibulafraktur proximal der rupturierten Syndesmose (Pronations/Eversionstrauma).

Klinik

Schwellung und Druckschmerz im Bereich der Malleolengabel, ansonsten allgemeine Frakturzeichen mit aufgehobener Funktion.

Diagnostik

Röntgenaufnahmen in 2 Ebenen, zentriert auf das OSG.
(DD: Flake fracture an der Talusrolle, Talusfraktur, Maisonneuve-Fraktur, Bandruptur, Peronealsehnenluxation).

Behandlung

Typ A:

Konservative Therapie nur bei einwandfreier anatomischer Reposition und Retention.

- Hochlagerung mit Gipsschiene für 14 Tage bis zur Abschwellung,
- dann entweder 4 Wochen Gehgips oder funktionell mit Abrollen (20 kg bis zur 6. Woche),
- danach Röntgenkontrollaufnahme und Vollbelastung.

Bei dislozierten Frakturen und zusätzlichem medialen Abrißfragment immer **operative Intervention.**
- Osteosynthese mit 2 parallelen Kirschnerdrähten und Zuggurtung oder
- 2 Kleinfragmentspongiosaschrauben mit Unterlagscheiben als Zugschrauben.

Die postoperative **Nachbehandlung** erfolgt durch Hochlagerung in Gipsschiene bis zur Wundheilung über 14 Tage, danach freifunktionelle Nachbehandlung mit Abrollen des Fußes bis zur 6. postoperativen Woche. Danach Belastungsaufbau/Vollbelastung.

Typ B:

Eine **konservative Behandlung** nur in Ausnahmefällen.

In der Regel kommt die **Osteosynthese** mit Drittelrohrplatte möglichst dorsal-lateral in Kombination mit einer ventrodorsalen Zugschraube und (partieller) Syndesmosennaht zur Anwendung.

Eine **Innenknöchelabrißfraktur** wird durch Zuggurtung oder Zugschrauben versorgt.

Ein **hinteres Kantenfragment** erfordert bei entsprechender Größe (>1/4 Gelenkfläche) die ventrodorsale Zugschraubenosteosynthese (Kleinfragmentspongiosaschraube).

Typ C:

Die **konservative Therapie** ist nur in Ausnahmesituationen (AZ, AVK) statthaft. Nach Hochlagerung in dorsaler Gipsschiene für 14 Tage Umsteigen auf 4-wöchige Sarmientobehandlung im Unterschenkelgehgips. Danach funktionell und Belastungsaufbau.

Die **operative Behandlung** ist zwingend, da die meisten Frakturen disloziert sind und eine Ruptur der Syndesmose und Gelenkkapsel vorliegt. Zusätzlich finden sich mediale Abrißfrakturen sowie hintere Kantenfragmente.
Die **Osteosynthese** wird mit Drittelrohrplatte dorsolateral durchgeführt, separate Zugschraube in a.p.-Richtung.
Syndesmosennaht und Stellschraube.
Zugschrauben oder Zuggurtung sichern die medialseitige Abrißfraktur. Das hintere Kantenfragment wird wie bei den B-Frakturen behandelt.

Technik

Lagerung:

Rückenlage, Blutsperre angelegt

Zugang

- Längsschnitt hinter der Fibula in Höhe der Fraktur. Zur besseren Darstellung der Syndesmose leicht bogenförmig nach distal ventral auslaufend.

OP-Technik

- Fibulareposition mit kleinem Spanier oder Weber-Zange
- evtl. separate Kleinfragmentzugschraube ventrodorsal.
- Drittelrohrplatte (6–8-Loch) möglichst dorsolateral konturieren und mit entsprechend langen Schrauben fixieren, wobei im mittleren Implantatabschnitt eine durch das Plattenloch gehende Schraube als Zugschraube angelegt werden sollte.
- Syndesmosennaht atraumatisch (4×0).
- Einbringen einer Stellschraube (s. Maisonneuve-Fraktur).
- Hinteres Kantenfragment wird durch ventrodorsale Zugschraube (Kleinfragmentspongiosaschraube) versorgt.
- Abrisse des Tubercule de Chaput (knöcherner Syndesmosenansatz an der Tibia) werden mit ein oder zwei Kleinfragmentspongiosaschrauben an der Tibia refixiert.

Nachbehandlung

Lagerung

Hochlagerung der betroffenen Extremität (Spitzfußprophylaxe/dorsale Gipsschiene).

Krankengymnastik

Frühest möglich funktionelle Nachbehandlung mit Abrollen der Fußsohle (20 kg) bis zur 6.postoperativen Woche.
Danach Entfernung der Stellschraube und Belastungsaufbau bis zur Vollbelastung.

Metallentfernung:

Stellschraube nach 6 Wochen, übriges Implantat nach 12–18 Monaten.

Komplikationen

- Postoperativer Infekt,
- Nervenverletzung (Ast des N.suralis),
- Pseudarthrose,
- OSG-Arthrose.

Literatur

Heim, U.: Malleolarfrakturen. Unfallheilkunde 86 (1983) 248
Willenegger, H.: Evaluation of ankle fractures non-operative and operative treatment. Clin. Orthop. 138 (1979) 111

ICD 9

Innenknöchelfraktur	824.0
Außenknöchelfraktur	824.2
Bimalleolarfraktur	824.4
Trimalleolarfraktur	824.7
OSG Luxation	838.0

Notizen

Notizen

37. Talusfraktur

Allgemein

Mit 0,5–1 % relativ seltene Fraktur, jedoch oft folgenschwer durch ungünstige Gefäßversorgung und der Gefahr einer avaskulären Nekrose.

Nach Marti/Weber sind 4 Frakturtypen zu differenzieren.
- I   Periphere Frakturen (nicht nekrosegefährdet),
- II   Nicht dislozierte zentrale Frakturen,
- III Dislozierte zentrale Frakturen,
- IV Zentrale Frakturen mit Luxation des Korpus aus der Knöchelgabel (hochgradig nekrosegefährdet).

Klinik

Schmerzhaft eingeschränkte Beweglichkeit im oberen Sprunggelenk. Schwellung, Hämatom, palpable dislozierte Fragmente.
Bei schmerzhafter Großzehenflexion meist Fraktur des Proc. posterior tali.
Talusfrakturen sind meist Ausdruck einer Kettenverletzung bei axialer Traumaeinwirkung.

Diagnostik

Röntgenaufnahme des Fußes in a. p. und seitlicher Projektion.
Schichtaufnahmen.
CT (Spiral-CT).

Behandlung

Bei Luxationsfrakturen ist schnellstmöglich zu reponieren, um die Gefahr der Talusnekrose zu minimieren.

Konservative Therapie

Typ I, evtl. auch II.
6 Wochen funktionell unter Entlastung, evtl. Anlegen eines Allgöwer-Gehapparates.

Operative Thrapie

Typ II-IV
Typ III und IV stellen eine Notfallindikation dar und sollten zwecks Minimierung des zu erwartenden Perfusionsschadens so schnell wie möglich versorgt werden!

Technik

Lagerung:

Rückenlage, u.U. Blutsperre

Zugang

- Ventromedialer Zugang → Hals- und proximale Korpusfrakturen.
- Medialer Zugang (Osteotomie des Innenknöchels) → Dislozierte und luxierte Korpusfrakturen.
- Dorsolateraler Zugang → Proc.posterior-Frakturen.

OP-Technik

Die Retention der reponierten Fragmente erfolgt über Kleinfragmentschrauben, evtl. auch resorbierbare Stifte bei osteochondralen Fragmenten.

Abbrüche des Proc. lateralis und posterior müssen exakt reponiert und mit einer Zugschraube versorgt werden.
Kleine osteochondrale Fragmente sind evtl. arthroskopisch zu entfernen.

Nachbehandlung

Lagerung:

flache Schaumstoffschiene u.U. Gipsschiene bis gesicherte Wundheilung

Krankengymnastik

6–10 wöchige funktionelle Nachbehandlung unter strikter Entlastung.

Belastung:

Danach Belastungsaufbau über 2 Wochen zur Vollbelastung.

Komplikationen

- Talusnekrose (insbesondere bei III- und IV-Typen).
- Übersehene Randabbrüche mit persistierenden Beschwerden,
- posttraumatische Arthrose (Inkongruenzarthrose),
- Weichteilnekrose
- Sudeck'sche Dystrophie,
- Thrombembolie.

Literatur

Kuner, E. H., H. L. Lindenmaier, P. Münst: Talus Fractures. In: Tscherne, H., J. Schatzker (eds.): Major Fractures of the Pilon, the Talus and the Calcaneus. Springer, Berlin-Heidelberg-New York 1993.
Marti, R.: Talus- und Calcaneusfrakturen. In: Weber, B. G., C. F. Brunner, F. Freuler (Hrsg.): Die Frakturbehandlung bei Kindern und Jugendlichen. Springer, Berlin-Heidelberg-New York 1978.
Schwarz, N.: Klassifikation, Prognose und Therapie zentraler Talusfrakturen im Wachstumsalter. Unfallchirurg 90 (1987) 281.

ICD 9

Talusfraktur   825.2
Talusfraktur offen   825.3

Notizen

38. Kalkaneusfraktur

Allgemein

Frakturursache ist meist ein Sturz aus größerer Höhe.
Oft doppelseitig und kombiniert mit weiteren Frakturen der unteren
Extremität und der Wirbelsäule.
Bei mehr als 2/3 findet sich eine Mitbeteiligung des Gelenkes, was Anlaß
gibt zu posttraumatischer Arthrose, gefolgt von unfallbedingter Invalidi-
tät.
Eine praktikable Einteilung hat Essex-Lopresti angegeben:
- Typ A: Extraartikuläre Frakturen,
- Typ B: Intraartikuläre Frakturen,
  - 0 ohne Dislokation
  - 1 Joint depression-Typ
  - 2 Tongue-Typ
  - 3 unklassifizierbare Gelenkfrakturen
- Typ C: Offene Frakturen

Klinik

Schmerzhafter, belastungsunfähiger Fuß.
Ausgedehnte Hämatombildung im Fersenbereich mit sichtbar verkürzter
Ferse und traumatischer Plattfußbildung.

Diagnostik

Röntgenaufnahmen seitlich und axial.
CT mit 3-D-Rekonstruktion zur Therapieplanung empfehlenswert!

Behandlung

Zu berücksichtigen sind:
- Frakturtyp,
- Begleitverletzung,
- Weichteilverletzung,
- Alter und Beruf
- Kooperationsfähigkeit des Patienten
- Reponierbarkeit und Alter der Fraktur sowie
- Erfahrung des Operateurs.

Als Richtlinie hat zu gelten, den jungen aktiven Patienten mit Gelenksinkongruenzen eher zu operieren und freifunktionell nachzubehandeln.

Therapieeinleitung immer mit:
- Hochlagerung,
- Thromboseprophylaxe,
- Analgetika,
- Antiphlogistika und lokaler Eisbehandlung.

Konservative Therapie

– Bei allen undislozierten extraartikulären Frakturen,
– Frakturen mit schwerem Weichteilschaden sowie
– bei allgemeinen OP-Ausschlußkriterien (z. B. AVK).
– Hochlagerung des Fußes, evtl. Unterschenkelgipsschiene bei 90°
Nach Abschwellung funktionelle Nachbehandlung mit Abrollen, evtl. Allgöwer-Apparat für 10–12 Wochen.

Operative Therapie

Indiziert bei dislozierten A-Frakturen (z. B. Entenschnabelbruch). B1-, 2- und 3-Frakturen sowie den offenen Brüchen.

OP-Zeitpunkt: Selten sofortige OP möglich.
Meist frühsekundär nach 5- bis 6-tägiger Fußhochlagerung (Cave: Fußkompartmentsyndrom!).

Technik

Lagerung:

Die operative Versorgung erfolgt in Rückenlage des Patienten.

Zugang

Als Standardzugang hat sich von lateral ein ausgedehnter, bogenförmiger, hinter dem Außenknöchel bis zur Basis des MT V ziehender Einstieg bewährt.

Direktes Eingehen auf den lateralen Kalkaneus unter Durchtrennung des Ligamentum fibulocalcaneare und Schonung der Peronealsehnen.

Eine medialseitige, kleine, zusätzliche Inzision kann vereinzelt notwendig werden.

OP-Technik:

Beim **Joint depression-Typ** ist es vorteilhaft, primär medialseitig einen Fixateur externe (Tuber calcanei/Os naviculare) anzulegen, danach Anheben des Subtalargelenkes und Spongiosaunterfütterung.
Stabilisierung mit Kalkaneusrekonstruktionsplättchen.

Beim **Tongue-Typ** erfolgt die Reposition mit Schanz'scher Schraube von dorsal, dann wie beim Joint depression-Typ.

Bei den meisten **unklassifizierbaren Frakturen** wird der primäre Rekonstruktionsversuch von lateral vorgenommen, wobei vorgeschaltet ein medialer Fixateur externe das verkürzte Fersenbein längs ausrichtet.

In manchen Fällen wird die frühsekundäre dorsolateral konturieren und dig.

Die **offenen Frakturen** des 1. und 2.Grades lassen sich wie oben angegeben versorgen,
die **3.gradig offenen Brüche** bedürfen der medialseitigen externen Fixation.

Nachbehandlung

Lagerung

Hochlagerung evtl. bis zur Abschwellung und Spitzfußprophylaxe mit dorsaler Unterschenkelgipsschiene in 90° Winkelstellung.

Krankengymnastik:

Nach Wundheilung funktionelle Nachbehandlung mit Abrollen des Fußes für 8–10 Wochen, evtl. während dieser Zeit Anlegen eines Allgöwer Apparates.

Metallentfernung:

Metallentfernung sollte 6–9 Monate postoperativ erfolgen (Bei Plattenverankerung im Kuboid auf jeden Fall früher!).

Komplikationen

- Wundheilungsstörungen,
- tiefer ossärer Infekt,
- Nervenläsion,
- Krallenzehen bei nicht entlastetem Kompartmentsyndrom

Literatur

Bauer, G., W. Mutschler, M. Zenkl, T. Heuchemer, G. Lob, T. Mittelmeier: Zur operativen Therapie von intraarticulären Calcaneusfrakturen Hefte zu der Unfallchirurg (1993) Heft 230, 265

Bauer, G., W. Mutschler, Th. Heuchemer, G. Lob: Fortschritte in der Diagnostik der intraarticulären Calcaneusfrakturen durch die Computertomographie. Unfallchirurg 90 (1987) 496.

Benirschke, S. K., K. A. Mayo, B. J. Sangeorzan, S. T. Hansen: Results of Operative Treatment of Calcaneal Fractures. In: Tscherne, H., J. Schatzker (eds.): Major Fractures of the Pilon, the Talus and the Calcaneus. Springer, Berlin-Heidelberg-New York 1993.

Hansen, S. T.: Biomechanical Considerations in the Hindfoot. In: Tscherne, H., J. Schatzker (eds.): Major Fractures of the Pilon, the Talus and the Calcaneus. Springer, Berlin-Heidelberg-New York 1993.

Regazzoni, P., P. Mosimann, D. Calthorpe: Classification and Results of ORIF of Calcaneal Fractures. In: Tscherne, H., J. Schatzker (eds.): Major Fractures of the Pilon, the Talus and the Calcaneus. Springer, Berlin Heidelberg-New York 1993.

ICD 9

Calcaneusfraktur 825.0
Calcaneusfraktur offen 825.1

Notizen

39. Vor- und Mittelfußfrakturen/Luxationen

Allgemein

Sie entstehen meist durch direkte Traumen, seltener durch Umknicken des Fußes (z. B. Abrisse Metatarsale I bzw. V).

Am Vorfuß lassen sich einteilen:
- Frakturen der Phalangen und Metatarsalia (Basis-, Schaft-, Köpfchenfrakturen/**Sonderfall** Metatarsale V-Basisfraktur).
- Luxation der Zehengelenke.
- Luxation im Lisfranc'schen Gelenk (distale Fußwurzelreihe)
  Typ A: (Total)   → homolateral nach medial oder dorsal,
  Typ B1: (Partiell)   → 1.Strahl nach medial,
  Typ B2:   → 2.–5.Strahl nach lateral,
  Typ C: (Divergierend)   → Luxationsfrakturen.

Am Mittelfuß imponiert
- die Navicularefraktur (Ausriß-, Sagittal-, Trümmer-/Ermüdungsbruch).
- Kuneiforme I – III-Frakturen (häufig mit Luxationsfrakturen der Metatarsalia kombiniert) sowie die
- Kuboidfraktur (Trümmerbruch/Nußknackerfraktur).

Klinik

Umschriebene Schwellung und Belastungsschmerz mit Abflachung des Fußgewölbes und sichtbarer Deformation, vor allem bei Fraktur des Metatarsale I.

Diagnostik

Röntgenaufnahmen des Fußes in 2 Ebenen.

Behandlung

Konservative Therapie

Luxierte Zehen werden sofort durch Längszug reponiert, ebenso erfolgt die Behandlung von Zehenfrakturen.
Anschließend Pflasterzügelverband zusammen mit der Nachbarzehe.
Undislozierte Frakturen der Großzehe, wenig dislozierte Metatarsale-Frakturen II – IV sowie undislozierte Fußwurzelfrakturen werden nach dem Abschwellen für 3 Wochen mit Unterschenkelgehgips behandelt.

Bei Lisfranc'scher Luxationsfraktur einmaliger Repositionsversuch,
dann bei erreichter anatomischer Ausrichtung Gipsschiene bis zum Abschwellen,
danach Unterschenkelgehgips bis zum Ende der 4.Woche.

Operative Therapie:

Meist gegeben bei
- dislozierten Groß- und Kleinzehenfrakturen,
- Frakturen der Metatarsalia I und V,
- über 20 ° abgekippten Metatarsaleköpfchen,
- der dislozierten MT-V-Basisfraktur,
- nicht reponiblen oder veralteten Lisfranc-Verletzungen sowie
- Fußwurzelzertrümmerung.

Technik

Prinzip operative Maßnahmen:

Nach Reposition geschlossene Spickdrahtosteosynthese.
Gelingt die Reposition nicht, so ist offen zu reponieren und retrograd zu spicken.
Bei Fußwurzelfrakturen kombinierte Spickdraht-/Schraubenosteosynthese, evtl. mit Spongiosaplastik.
Bei Gelenkszerstörung primäre Arthrodese.

Zugang

Dorsomediale und/oder laterale Längsinzisionen zwischen D1 und D2 bzw. zwischen D4 und D5.

OP-Technik

Zehen: Axialer 1,2–1,4 mm Spickdraht orthograd,

Metatarsale II V: 1,4–1,6 mm Spickdraht plantar in das Metatarsaleköpfchen bei dorsal extendierter Zehe oder retrograd von der freigelegten Fraktur aus mit beidseits angespitztem Draht.

Metatarsale I (evtl. V): Plattenosteosynthese (Kleinfragment-, Drittelrohrplatte), evtl. mit temporärer Gelenksüberbrückung.
Bei Trümmerfrakturen und Weichteilverletzungen gelenksüberbrückender externer Fixateur.

Basisfraktur Metatarsale V: Bei schrägem Frakturverlauf Zuggurtung mit Spickdrähten und dünner PDS-Kordel,
Plattenosteosynthese bei der "Jones-Fraktur" (basisnahe Querfraktur).

Lisfranc'sche Luxation (Luxationsfraktur): Exakte Reposition, vor allem des 2. Strahles Spickdrahttransfixation mit mehreren Drähten von dorsal.
Alternativ → Einbringen von Stellschrauben.

Mittelfuß: Nach offener Reposition Spickung, ggf. Schraubenosteosynthese. Bei Trümmerfrakturen evtl. gelenküberbrückende Platte in Kombination mit Spongiosaplastik.

Nachbehandlung

Lagerung

Nach durchgeführten Osteosynthesen 2-wöchige Gipsruhigstellung bis zur Weichteilerholung.

Krankengymnastik

Funktionelle Behandlung mit Abrollen des Fußes bis zum Ende der 4. postoperativen Woche,
danach Belastungsaufbau.

Metallentfernung

In der Regel frühzeitige Metallentfernung nach 3–6 Monaten.

Komplikationen

- Verletzungen von A.dorsalis pedis und Hautnervenästen,
- Kompartmentsyndrome,
- übersehene Luxationen,
- ungenügende Reposition sowie
- avaskuläre Nekrosen (vornehmlich am Naviculare)
- posttraumatische Arthrose.

Literatur

Heckmann, J. D.: Fractures and Dislocations of the Foot. In: Rockwood, C. A., D. P.
   Green: Fractures in Adults. Vol. 2. 3rd ed. Lippincott, Philadelphia 1991.
Heim/Pfeifer: Periphere Osteosynthesen, 3.Auflage, Springer 1988
Suren, E., H. Zipp: Luxationsfrakturen im Chopard- und Lisfranc'schen Gelenk.
   Unfallchirurgie 92, 1989, 130–39

ICD 9

Mittelfußfraktur 825.2
Zehenfraktur   826.0

Notizen

40. Schultergürtelfrakturen

Claviculafrakturen

Eine der häufigsten Frakturlokalisationen, insbesondere bei Kindern.

Entstehungsmechanismus ist meist ein direkter Schlag oder Sturz auf die Schulter, seltener wird die Kraft nach einem Fall auf die gestreckte Hand über den Arm übertragen.

Entsprechend der Lokalisation unterscheidet man Frakturen des mittleren Drittels (80 %), des distalen/lateralen Drittels (10–15 %), sowie des sternalen/proximalen Drittels (5–10 %).

Differentialdiagnostisch sind Subluxationen und Luxationen des AC-Gelenkes sowie am Sternoclaviculargelenk abzuklären.

Begleitverletzungen sind neben den angegebenen Gelenksluxationen
- Frakturen der 1.Rippe
- ein Pneumothorax
- partielle Schädigungen des Armplexus bzw. der V. subclavia

Klinik

Bei einschlägiger Anamnese ergibt die Inspektion
- eine Asymmetrie des Schultergürtels mit
- Verkürzung auf der betroffenen Seite und
- einer sichtbaren Fehlstellung.

Durch Zug des Sternocleidomastoideus ist das zentrale Fragment meist höher stehend und kann bei entsprechendem Frakturverlauf die Haut perforieren. Die Beweglichkeit im Schultergelenk ist schmerzhaft eingeschränkt.

Stufen und Krepitation sind palpabel.

40

Diagnostik

Röntgen

Schulter mit Clavicula a.p. und tangential.
Überprüfung der peripheren Sensomotorik bzw. Pulsationen geben Aufschluß über die seltenen Läsionen am Plexus brachialis bzw. der A.subclavia.

Behandlung

Konservative Therapie

Ca. 9 von 10 Claviculafrakturen sind konservativ zu behandeln.
Dabei gilt es, das Abdriften der Scapula nach vorne entlang des knöchernen Thorax zu korrigieren.
Dies kann nur indirekt durch Druck von vorn gegen die Schulter annäherungsweise erreicht werden und wird durch das Anlegen eines Ring- oder **Rucksackverbandes** bewerkstelligt.
Der Rucksackverband ist in der ersten Woche täglich nachzuziehen (auf Nervenläsionen und Durchblutungsstörungen ist zu achten).

Tragedauer

- bei Kindern ca. 10 Tage
- bei Erwachsenen 3–4 Wochen.
  Dabei frühe Schultermobilisation entsprechend des Beschwerderückgangs.

Operative Therapie

Sie ist indiziert bei
- neurovaskulärem Begleitschaden,
- offenen Frakturer
- dislozierten Frakturen mit der Tendenz der Hautperforation sowie bei
- dislozierten Frakturen des distalen Drittels.

OP-Technik

Rückenlagerung des Patienten mit mobiler Armabdeckung.
Je nach Frakturlokalisation S-förmiger Zugang unterhalb der Clavicula bzw. Säbelhiebschnitt.

Als dominante Stabilisierungsform ist die Plattenosteosynthese in Kombination mit Zugschrauben anzusehen (6–8-Loch-Rekonstruktionsplatte). Die intramedulläre Drahtstabilisierung ist oft unzureichend und verbunden mit den Gefahren der Sekundärdislokation sowie Pseudarthrosenbildung.

Lateralseitige Claviculafrakturen lassen sich, wie die Schultereckgelenksprengung, auch durch Zuggurtung effizient behandeln, wobei in der Regel auch der coracoclaviculäre Bandapparat mit zu versorgen ist.

Nachbehandlung

In der direkten postoperativen Phase Immobilisation der Schulter durch Gilchristverband.

- Frühzeitige aktive Schultermobilisation, unterstützt durch krankengymnastische Maßnahmen.
- Nach 4–6 Wochen Belastungsaufbau.
- Um die 8.–12.Woche (abhängig vom Röntgenbild) Behandlungsabschluß.
- Metallentfernung nicht vor Ablauf eines Jahres (Gefahr von Refrakturen).

Komplikationen

- Infektion
- intraoperative Gefäß-Nerven-Schädigung,
- Pseudarthrosenbildung.

Scapulafraktur

Meist handelt es sich um Komplexverletzungen als Ausdruck starker Gewalteinwirkungen im Zusammenhang von Verkehrs- oder Sportunfällen.

Begleitend finden sich
- ipsilaterale Rippenfrakturen
- Lungenkontusion (Pneumothorax) sowie
- assoziierte Extremitätenverletzungen.

Die Kombinationsverletzung von Scapulahalsfraktur mit gleichseitiger Claviculafraktur führt zu erheblicher Schulterinstabilität.

Die Schulterblattbrüche lassen sich einteilen in
- Korpus- und Fortsatzfrakturen,
- Collumfrakturen, sowie
- Gelenkfrakturen (ca. 10 %).

Klinik

Deformierte Schulterkonturen mit Weichteilschwellung, Prellmarken und Weichteilhämatomen.
Es findet sich eine schmerzhafte Bewegungseinschränkung sowie ein lokaler Druckschmerz.

Diagnostik

Röntgen

Schultergelenk in a.p. und axialer Positionierung.
Scapula-Tangentialaufnahmen.
Bei Pfannenfrakturen → CT/Rekonstruktion.

Überprüfung der Sensomotorik (N.axillaris, Plexus brachialis, N.suprascapularis).
Peripherer Gefäßstatus (Doppler, evtl. Angio).
Differentialdiagnostisch ist die Schulterluxation und Claviculafraktur abzuklären.

Behandlung

Konservative Therapie

Sie stellt die Regelbehandlung dar bei:
- den Korpusfrakturen
- nicht dislozierten Halsfrakturen oder
- nicht dislozierten Gelenksfrakturen.

Nach Armruhigstellung im Desault- oder Gilchristverband für nur wenige Tage ist mit der frühzeitigen aktiven Bewegungstherapie, vornehmlich der Abduktion und Außenrotation zu beginnen.

Thermalbewegungsbad ab der 2.–3. Woche (Brustschwimmen).

Operative Therapie

Sie ist indiziert bei:
- dislozierten Abrißfrakturen
- stark dislozierten Frakturen des Glenoides bzw.
- des Pfannenrandes sowie
- instabilen Korpusfrakturen.

Die **Kombinationsverletzung** von **Scapulahalsabriß-** und **Claviculafraktur** ist operationsbedürftig, wobei allerdings oft die Osteosynthese der Clavicula ausreicht, da sich der Scapulahalsbruch konsekutiv ausrichtet.

OP-Technik:

Die technische Durchführung der operativen Maßnahmen bedarf bis auf die ventralseitigen Abrißfrakturen großer operativer Erfahrung, da der Zugangsweg schwierig ist und entweder über eine S-förmige, sich auf den lateralen Scapularand projezierende Inzision vorgenommen wird oder aber den von Judet angegebenen rechtwinkligen Zugang unterhalb der Spina.

Die Korpusfrakturen werden zumeist mit Plattenosteosynthesen vom lateralen Scapularand her stabilisiert.
Pfannenrandabbrüche sowie größere Frakturen des Glenoids sind mit Kleinfragmentschrauben zu fixieren.
Für die stark dislozierten Fortsatzabbrüche (Coracoid) hat sich die Zuggurtung oder Verschraubung bewährt.

Nachbehandlung

Direkt postoperativ Kältebehandlung (Cryo-Cuff).
Frühzeitige passive Mobilisation auf Bewegungsschiene, kombiniert mit krankengymnastischer Übungsbehandlung zur Unterstützung aktiver komplexer Bewegungsmuster.
EAP-Behandlung
Thermal-Bewegungsbad (Brustschwimmen).
Nach 6–8 Wochen ist mit einer Frakturkonsolidierung zu rechnen und die Behandlung in der Regel abzuschließen.

Auf eine Metallentfernung ist in der Regel zu verzichten (Weichteil-Zugangsproblematik).

Komplikationen

Je nach Verletzungsschwere ergeben sich unterschiedlich stark ausgeprägte funktionelle Ausfälle, die bedingt sein können durch periartikuläre Ossifikationen, Nervenschädigungen oder muskuläres Defizit.

Literatur

Fleischmann, W., L. Kinzl: Philosophy of ostheosynthesis in shoulder fractures Orthopedics (1993) Vol. 16, 1, 59
Habermeyer, P., P. Krueger, L. Schweiberer (Hrsg.): Schulterchirurgie. Urban & Schwarzenberg, München-Wien-Baltimore 1990.
Tscherne, H., M. Blauth, W. Kasperczyk: Indikationen zur konservativ-funktionellen und operativen Therapie von Frakturen am Schultergürtel. In: Rahmanzadeh, R., A. Meißner (Hrsg.) Unfall- und Wiederherstellungschirurgie des Schultergürtels. Springer, Berlin-Heidelberg-New York 1992.

ICD 9

Claviculafraktur 810.0
Skapulafraktur   811.0

Notizen

41. Humerusfraktur

Oberarmkopffrakturen

Ereignen sich häufig bei alten Patienten mit Osteoporose und werden verursacht durch

- einen Fall auf die Seite,
- durch direkte Gewalteinwirkung oder
- durch einen Sturz auf die überstreckte Hand.

Es ergeben sich eine Vielfalt unterschiedlicher Frakturmuster. Gebräuchlichste Klassifikationen sind die von Neer und der AO.
Im Prinzip betreffen die Frakturen

- das Collum anatomicum (selten),
- Collum chirurgicum,
- Tuberculum majus oder Tuberculum minus.

Kombinationen sind die Regel, wobei mit zunehmender Anzahl der Einzelfragmente die Heilungsaussichten ungünstiger wer ιen und mit einer Partial- bzw. totalen Kopfnekrose zu rechnen ist.

Klinik

Meist hält der Patient seinen verletzten Arm mit der gesunden Hand.
Es besteht ein druck- bzw. bewegungsabhängiger Schmerz.
Bei Abduktionsfrakturen deutlich defomierte Schulterkulisse.
Ein großes, sich wegen der Schwerkraft nach distal ausbreitendes Hämatom wird zum Hinweiszeichen.

41

Diagnostik

Röntgenaufnahmen sichern letztlich die Diagnose.

Neben der a.p.-Aufnahme ist eine weitere Projektion wünschenswert, wobei schräg apikale oder streng lateral transthorakale Aufnahmen angefertigt werden sollten.

Zusätzliche Aufnahmen des Ellengelenkes in 2 Ebenen (tangential) sowie der Scapula (tangential) sind wünschenswert.

Orientierende **neurologische Untersuchung** sowie Pulsstatus sind zu dokumentieren.

Behandlung

Therapieentscheidung

1. Nicht oder geringfügig **dislozierte Frakturen** sind in einer Cuff- and Collar-Schlinge zu immobilisieren.

Es werden Analgetika für die erste Woche verordnet und der Patient nach spätestens 8–10 Tagen einer intensiven passiven/aktiven Physiotherapie zugeführt. Geringfügige Achsabweichungen können sich im Rahmen der Cuff- and Collar-Schlingenbehandlung aufgrund der Schwerkraft des abgewinkelten Ellenbogens ausgleichen.

2. Zweifragmentfrakturen werden geschlossen reponiert, wobei man den Arm primär in Richtung der Gliedmaße zieht, um dann in einer bogigen Bewegung den Arm in Adduktion zu bringen.

Erweist sich die reponierte Fraktur als **stabil,** so wird im Valpeaux- oder Gilchristverband ruhiggestellt.

Erweist sich die Reposition als **unmöglich** (z. B. interponierte Bizepssehne) oder aber kommt es sofort wieder zur Redislokation, so ist die offene Reposition und interne Fixation notwendig.

3. Dreifragmentfrakturen erfordern in der Regel die offene Reposition mit anschließender interner Fixation.

4. Alle Vierfragment- und Mehrfragmentfrakturen stellen bei älteren Patienten eine Indikation zum totalendoprothetischen Oberarmkopfersatz dar.

Lediglich bei jungen Patienten ist der Rekonstruktionsversuch trotz der großen Gefahr einer Kopfnekrose zu fordern.

Konservative Therapie

Die Immobilisation der Schulter durch Schlingen, Valpeaux- oder Desaultbehandlung sollte so kurzfristig wie nur möglich beibehalten werden um spätestens zwischen der 2. und 3. Behandlungswoche mit der **aktiven und passiven Physiotherapie** zu beginnen.

OP-Technik

Im Falle der gegebenen Indikation:
Rückenlagerung des Patienten in halbsitzender Position und frei beweglichem Arm.

Zugang → anterolaterale Inzision, wobei der Hautschnitt ca. 1 QF unterhalb der Claviculahöhe beginnt, bogenförmig im Sulcus deltoideus pectoralis nach distal verläuft und die V.cephalica als Leitschiene nimmt.
Eingehen lateral der Vene auf die Rotatorenmanschette.
Je nach Frakturtyp und Fragmentanzahl Reposition der Fragmente, wobei eine Interposition der Bizepssehne vermieden werden muß.
Die temporäre Retention wird durch Spickdrähte vorgenommen, um nach Durchleuchtungskontrolle die Definitivversorgung vorzunehmen.
Als Versorgungsmontagen kommen:
- die Zuggurtung,
- die Kombination von einzelnen Zugschrauben mit einer Zuggurtung oder
- Plattenfixationen mit T-/L-Platten bzw. der LCDCP in Frage.

Versorgungsprinzip ist dabei ein minimal invasives Vorgehen, um die Restdurchblutung der betroffenen Kopffragmente nicht noch sekundär zu schädigen.

Nachbehandlung

Sie hat sich auszurichten nach der erreichten Montagestabilität. Schrauben- und Plattenosteosynthesen lassen sich ebenso wie beispielsweise ein verschraubter Tuberculum majus-Abriß sofort funktionell nachbehandeln.

Minimalosteosynthesen, vornehmlich bei älteren Patienten mit osteoporotischem Knochen, bedürfen hingegen der anfänglichen postoperativen Immobilisation im Gilchristverband, wobei aber schon frühzeitig mit Pendelbewegungen zu beginnen ist und passiv krankengymnastisch interveniert werden sollte.
Über den Einsatz der Bewegungsschiene ist dann nach Ablauf von 2–3 Wochen die aktive seitliche Elevation und Rotation zu forcieren.

Die Metallentfernung ist differenziert durchzuführen.
Störendes Implantatmaterial nach Minimalosteosynthese ist auch bei älteren Patienten zu entfernen, bei denen ansonsten Schrauben und Platten belassen werden könnten.
Je jünger ein Patient ist, desto eher besteht die Tendenz nach 9–12 Monaten die Implantate wiederum zu entfernen.

Komplikationen

Kopfnekrose sowie bleibende bzw. zunehmende Bewegungseinschränkung sind primär belastende Momente.
Gelenksinkongruenzen führen zu posttraumatischer Arthrose.
Die nicht rekonstruierte, mitverletzte Rotatorenmanschette kann ihre eigene Symptomatik entwickeln.

Oberarmschaftfraktur

Frakturen des Oberarmschaftes können durch indirekte Gewalteinwirkung (Sturz auf den ausgestreckten Arm) oder durch direkten Schlag entstehen.
Bei Frakturen des oberen Drittels neigt das proximale Fragment wegen des M.pectoralis-Zuges zur Adduktionsfehlstellung.
Bei Frakturen des mittleren Drittels disloziert das proximale Fragment nach lateral durch den Deltoideuszug.
Frakturen in Schaftmitte sind in 5–10 % vergesellschaftet mit N.radialis-Schädigung.

Klinik

Der betroffene Arm hängt funktionsunfähig an der Thoraxseite herab.
Es finden sich die entsprechenden Frakturzeichen bzw. Weichteilschädigungen bei einer auf die Verletzung hinweisenden Anamnese.

Diagnostik

Röntgenaufnahmen in 2 Ebenen.
Neurologische Untersuchung → bei Radialisschädigung Fallhand sowie sensible Störungen am Handrücken.

Behandlung

Konservative Therapie

Sie ist gerechtfertigt bei allen stabilen Frakturen (lange Torsionsfrakturen, Frakturen in Schaftmitte).
Die Rentention erfolgt durch U-förmig gestalteten Gipsschienenverband.
Die Länge ist so zu wählen, daß die Gipsschiene von der Arminnenseite um den Ellbogen herum bis hoch zur Schulterspitze reicht.
Nach Abschwellung ist ab der 2.Woche ein Sarmiento-Brace (Oberarmgipsmanschette) anzulegen und die funktionelle Behandlung zu beginnen.

Nach ca. 9 Wochen erfolgt die klinische und radiologische Überprüfung der Knochenbruchheilung und evtl. die Freigabe der Fraktur zur uneingeschränkten Physiotherapie mit Muskelkräftigungs- und Koordinationsübungen.

Operative Therapie

Sie ist indiziert bei:
- bilateralen Frakturen,
- assoziierter Unterarmfraktur,
- Mehrfachverletzten (Polytraumatisierten) sowie bei
- primärer Radialisparese.

OP-Technik

Das standardmäßige Stabilisationsverfahren ist in der dorsalseitigen Plattenosteosynthese zu sehen.
Alternativ kommen geschlossene oder offene Marknagelungen zur Anwendung, die Bündelnagelung, sowie bei drittgradig offenen Verletzungen der Fixateur externe.

Für die Durchführung der Plattenosteosynthese ist es vorteilhaft, den Patienten in Seiten- bzw. Bauchlage zu positionieren.
Der Arm ist in der Schulter abduziert, das Ellenbogengelenk frei beweglich.
Dorsalseitiger gerader Hautschnitt unter Spaltung des Triceps.
Darstellung des N.radialis, Frakturreposition und Plattenstabilisation mittels breiter LCDCP ausreichender Länge (mindestens 8-/10-Loch-Platte).

Nachbehandlung

Nach durchgeführter Plattenosteosynthese sollte eine sofortige funktionelle Nachbehandlung nach Weichteilheilung möglich sein.
Frühzeitiger Beginn mit aktiver Bewegungsübung, evtl. CPM.
Entlastung bis zum Frakturdurchbau, ca. 6–8 Wochen post operationem.

Die Metallentfernung ist nur indiziert bei Beschwerdesymptomatik, ansonsten wird das Plattenimplantat belassen, da bei der Implantatentfernung häufig **iatrogene Radialisverletzung** aufgrund der bestehenden Vernarbungen.

Wenn eine Metallentfernung indiziert sein sollte, so ist diese nicht vor Ablauf des ersten Unfalljahres vorzunehmen.

(Die Technik der Bündelnagelung bzw. Nagelung mit soliden Implantaten, zumeist von distal her, ist speziellen Operationslehren zu entnehmen).

Komplikationen

- Radialisparese
  (bei primärer Läsion ist immer die operative Abklärung indiziert,
  bei posttraumatischem Auftreten abwartendes Regime, da Erholung
  meist nach 6–8 Wochen → Fallhandschiene),
- Pseudarthrosen.

Distale Oberarmfrakturen

Sie werden generell unterschieden in intra- und extraartikuläre Frakturen, wobei der Unfallmechanismus meist zu sehen ist in einem Sturz auf das gestreckte oder gebeugte Ellbogengelenk (Monoverletzung) sowie als Ausdruck eines Hochenergietraumas bei Polytraumatisierten.
Nach der AO-Klassifikation entspricht der
* Typ A den extraartikulären Frakturen
* Typ B den intraartikulär unikondylären Brüchen sowie
* Typ C den intraartikulären bikondylären Frakturen.

Klinik

Umschriebene Schwellung, schmerzhafte Bewegungseinschränkung und oft sichtbare Fehlstellung.

Diagnostik

Röntgenaufnahmen in 2 Ebenen.
Beurteilung der Sensomotorik (Irritation von N.ulnaris, radialis und medianus!).
Pulsstatus (dislozierte suprakondyläre Frakturen gefährden die A.brachialis!).

Behandlung

Konservative Therapie

Nur indiziert bei undislozierten distalen Humerusfrakturen.
Die Ruhigstellung erfolgt mittels Oberarmgips in rechtwinkliger Beugung sowie in mittlerer Drehstellung zwischen Pro- und Supination für ca. 4 Wochen.
Danach intensive Mobilisationsbehandlung.

Operative Therapie

Sie ist bei allen dislozierten Gelenksverletzungen indiziert und als absolut **dringliche Notfallmaßnahme** durchzuführen bei begleitendem **Gefäß- und Nervenschaden** bzw. **offenen Frakturen.**
A- und B-Frakturen können in Rückenlage der Patienten operiert werden.
Alle C-Frakturen bedürfen der Bauchlagerung.

OP-Technik:

Bei monokondylären Verletzungen sind singuläre radiale oder ulnare Längsinzisionen sinnvoll,

für alle anderen Versorgungen angemessene dorsalseitige Längsinzision mit radialer Umschneidung des Olecranons.
Der N.ulnaris ist langstreckig darzustellen, ggf. muß auch der N.radialis identifiziert werden.
Eingehen bilateral des M.triceps oder vorzugsweise keilförmige Olecranonosteotomie mit Kranialwärtsklappen des distalen Trizepsanteils.

A1-Frakturen werden temporär mit Kirschnerdrähten und definitiv mit Kleinfragmentspongiosaschrauben refixiert,

bei A2-/A3-Frakturen bewähren sich die Rekonstruktionsplatten, Y-Platten oder Kleinfragment-DCP.

B1-/B2Frakturen bedürfen der 4,0 mm-Spongiosaschraubenrefixation, als Zugschrauben für *B3*-Frakturen eignen sich Kleinfragmentschrauben.

Die C-Frakturen bedürfen eine anatomiegerechten Rekonstruktion des Gelenkblockes (Spongiosaplastik, transkondyläre quere Kompression) und der anschließenden Verbindung des Gelenkblockes mit den beiden distalen Oberarmpfeilern unter Zuhilfenahme von schmalen Rekonstruktionsplatten.

Weit offene Frakturen sind primär durch die Anlage eines Fixateur externe zu behandeln, wobei dieser an der Lateralseite des Humerus und am dorsalseitigen Aspekt der Ulna zu verankern ist.

Nach Erholung des Allgemeinzustandes bzw. der lokalen Weichteilverhält-
nisse kann an die Gelenksrekonstruktion gedacht werden.

Nachbehandlung

Je nach erreichter Montagestabilität kann frei funktionell nachbehandelt
werden bzw. muß aus Gründen der Weichteilerholung eine vorübergehende kurzfristige Ruhigstellung in dorsaler Gipsschiene mit Hochlagerung angeordnet werden.

So früh wie möglich passive, dann aktive Bewegungsübungen aus der
Schiene heraus, evtl. Motorbewegungsschiene.

Metallentfernung 9–12 Monate post operationem.

Komplikationen

Entsprechend der primären Weichteilschädigung postoperative Infekte
(0–6 %), Pseudarthrosen (4–8 %), heterotope periartikuläre Verkalkung
sowie Nervenläsionen (3–12 %).

Literatur

Heim, D., F. Herkert, P. Hess, P. Regazzoni: Surgical Treatment of Humeral Shaft
    Fractures – the Basel Experience. J. Trauma 35 (1993) 226.
Kellam, J. F., J. B. Jupiter: Diaphyseal Fractures of the Forearm. Skeletal Trauma. Vo.
    II. W. B. Saunders, Philadelphia-London-Toronto 1992.
Kinzl, L., Fleischmann, W.: Die Behandlung der distalen Oberarmfrakturen. Unfall-
    chirurg (1991) 94, 455
Kuner, E. H.: Die Frakturen des proximalen Humerus. Einteilung und Behandlungs-
    kriterien. Z. Unfallchir. Vers.med. 85 (1992) 156
Nast-Kolb, D., W. T. Knoefel, L. Schweiberer: Die Behandlung der Oberarmfraktur.
    Ergebnisse einer prospektiven AO-Sammelstudie. Unfallchirurg 94 (1991) 447
Schweiberer, L., A. Betz, F. Eitel et al.: Bilanz der konservativen und operativen Kno-
    chenbruchbehandlung – Obere Extremität. Chirurg 54 (1982) 226.

ICD 9

Prox. Humerusfraktur   812.0
Schaftfraktur Humerus   812.2
Distale Humerusfraktur 812.4
offene Humerusfraktur   812.3

Notizen

Notizen

42. Ellengelenksfraktur

Radiusköpfchenfraktur

Unfallursache ist meist der Sturz auf die Hand bei ausgestrecktem Arm. Das Radiusköpfchen prallt gegen das Capitulum humeri und wird je nach momentaner Stellung des Ellenbogengelenkes unterschiedlich ausgeprägt in Mitleidenschaft gezogen.
Man unterscheidet:
- Meißel-,
- zentrale Impressions-,
- Hals- und
- Trümmerfraktur.

Starke axiale Gewalteinwirkung kann zur Zerreissung der Membrana interossea mit Zertrümmerung des Radiusköpfchens und Schädigung der Gelenkfläche des Capitulum humeri führen, gleichzeitig findet sich eine Subluxation des distalen Ulnaendes durch die Proximalverschiebung des Radius.

Klinik

Schmerzen bei Bewegung des Ellengelenkes, Hämatom und/oder Schwellung. Schmerzbedingte Einschränkung der Pro- und Supination.

Diagnostik

Röntgenaufnahmen des Ellengelenkes in 2 Ebenen.
Ggf. Kapitulumaufnahme/Zielaufnahme
Überprüfung der Neurologie (tiefer N.radialis-Ast → - Fingerstrecker).

Behandlung

Konservative Therapie

Nicht dislozierte Frakturen.
Nach primärer Ruhigstellung in dorsaler Gipsschiene oder Gilchristverband, baldige passive und aktive Mobilisationsbehandlung.
Frakturdurchbau nach 4–5 Wochen.

Operative Therapie

Indiziert bei dislozierten Gelenksfrakturen.

OP-Technik

- In Rückenlage Auslagerung des Ellbogens auf Armbänkchen im mittlerer Flexionsstellung und proniertem Vorderarm,
- dorsolaterale Längsinzision,
- Ringbanddurchtrennung, so nicht schon traumatisch zerrissen.
- Reposition und Anheben imprimierter Areale
- evtl. Spongiosaplastik aus dem Epicondylus,
- Stabilisierung mit Kleinfragmentschrauben, L-/T-Plättchen sowie resorbierbaren Stiften.
- Überprüfung der Montagestabilität und freien Rotation.

Bei nicht rekonstruierbaren *Trümmerbrüchen* subkapitale Osteotomie und Exstirpation des Radiusköpfchens
Evtl., bei entsprechendem Alter der Patienten, prothetischer Köpfchenersatz (Silikon bzw. bipolare Prothese).

Nachbehandlung

Je nach postoperativem Schwellungszustand Anlegen einer dorsalen Gipsschiene in mittlerer Beugestellung des Ellengelenkes.
Alsbaldige frühfunktionelle Nachbehandlung durch passive bzw. aktive Bewegungsübungen.
In der Regel keine Metallentfernung.

Komplikationen

- Kopfnekrose
- Pseudarthrose
- Läsion des N.radialis (Supinatorlogensyndrom),
- ektope periartikuläre Ossifikationen.

Olecranonfraktur

Als Insertion der Trizepssehne erweisen sich Olecranonfrakturen als hochgradig dislokationsgefährdet (Abrißfraktur).
Unfallmechanismus ist der direkte Sturz auf den angewinkelten Ellenbogen.

Bei Luxation ereignen sich verschieden stark ausgeprägte Abrisse des Proc.coronoideus ulnae (letztere sind bei rezidivierender Luxationstendenz nach operativer Freilegung von ventral durch Schraubenosteosynthese zu refixieren!)

Klinik

Schmerzbedingte Bewegungseinschränkung, palpable dislozierte Olekranonspitze, aufgehobene Funktion.

Diagnostik

Röntgenaufnahmen des Ellengelenkes in 2 Ebenen.

Behandlung

Konservative Therapie

Bei allen undislozierten Frakturen etwa 3–4wöchige Ruhigstellung in dorsaler Oberarmgipsschiene in Rechtwinkelstellung des Ellengelenkes.

Operative Therapie

Indiziert bei allen dislozierten intraartikulären Querfrakturen.

OP-Technik:

In Rückenlage des Patienten wird der Arm über den Thorax gelegt.
Dorsolateraler bogenförmiger Zugang
nach Reposition
Osteosynthese mittels Zuggurtung (alternativ Schrauben- bzw. anmodellierte Plattenosteosynthese).

Nachbehandlung

Frühfunktionelles Nachbehandlungskonzept
Die Frakturkonsolidierung ist in der Regel nach 8–12 Wochen abgeschlossen.
Eine Metallentfernung sollte nach Ablauf eines halben Jahres durchgeführt werden.

Komplikationen

- Periartikulare Verkalkung
- Pseudoarthrose

Komplexverletzungen des Ellbogengelenkes

Wegen der exponierten Lage des Ellengelenkes wird dieses häufig von Komplexverletzungen betroffen.
Definitionsgemäß versteht man darunter ein Gelenkstrauma mit
- einer seriellen Verletzung der Extremität,
- schwerem Weichteilschaden oder
- begleitendem Kompartmentsyndrom sowie
- zusätzlichem Gefäß- oder Nervenschaden.

Ist bei Monoverletzungen eine primär definitiv operative Versorgung des Gelenkes möglich, so muß eine stabile Osteosynthese angestrebt werden, um eine rasche Mobilisierung des Gelenkes zu ermöglichen.

Behandlung

Im Bereich des distalen Humerus haben sich, wie am proximalen Unterarm, die zuvor beschriebenen Versorgungsprinzipien bewährt.

OP-Technik

Für eine adäquate Rekonstruktion des Gelenkes sind häufig erweiterte Zugänge angezeigt.
Insbesondere bei der Versorgung der proximalen Ulna haben sich indirekte Repositionstechniken etabiliert.

Radiusköpfchen und Coronoid stellen wichtige dynamische Stabilisatoren dar.
Bei der Weichteilversorgung sind meist nur lokal rekonstruktive Maßnahmen erforderlich.

Die Indikation zur *Kompartmentspaltung* des Unterarmes muß bei diesen Verletzungen großzügig gestellt werden.

Begleitende *Gefäßverletzungen* sind notfallmäßig zu versorgen.

Die initiale Rekonstruktion von *Nervenverletzungen* bleibt dem Einzelfall vorbehalten. In der Regel erfolgt diese sekundär nach einem Intervall von ca. 3 Monaten.

Bei Polytraumatisierten oder aber schwerstem Weichteilschaden ist es oft nicht möglich primär eine Definitivversorgung vorzunehmen, was zur Anlage eines gelenküberbrückenden Fixateurs zwingt (Fixation am Humerus von lateral, am Olekranon von dorsal).
Unter allen Umständen ist das nicht versorgte Gelenk dann zum frühest möglichen Zeitpunkt einer definitiven Versorgung und das rekonstruierte Gelenk möglichst einer begrenzten Mobilisierung zuzuführen.

Jede komplette Ruhigstellung des Gelenkes über einen längeren Zeitraum ist in keinem Fall akzeptabel und erfordert die temporäre Lösung der gelenküberbrückenden externen Fixation zur Durchbewegung.

Komplexverletzungen des Ellengelenkes (floating elbow) zwingen in Einzelfällen, die Amputation als Alternative zur Rekonstruktion des Gelenkes anzusehen.

Im Rahmen einer solchen Entscheidung sind zu berücksichtigen:

- das Ausmaß der artikulären Zerstörung,
- die Ausdehnung und Schwere des Weichteilschadens (Kontaminationsgrad),
- die Art der Nervenläsion und/oder des Gefäßschadens (Ischämiezeit) sowie
- die Schwere der Allgemeinverletzungen.

Literatur

Müller, M. E., M. Allgöwer, R. Schneider, H. Willenegger: Manual der Osteosynthese. Springer, Heidelberg-Berlin-New York 1992.
R. Rgel et al: Komplexverletzungen des Ellbogengelenkes. Unfallchirurg (1996) 99:92–99
Wadsworth, T. G.: The elbow. Churchill Livingstone, Edinburgh 1982.

ICD 9

Komplexe Luxation	832.1
dist. Humerusfraktur	812.4
Prox. Unterarmfraktur	813.0

Notizen

43. Unterarmfraktur

Allgemein

Radius und Ulna werden durch das Lig.annulare radii, die Membrana interossea und die Capsula articularis radioulnaris distalis zusammengehalten.

Bei einer direkten Gewalteinwirkung ist es möglich, daß nur isoliert einer der beiden Untarmknochen bricht (z.B. Parierfraktur der Ulna).

Häufiger wird der Unterarm jedoch in Folge einer indirekten Gewalteinwirkung verletzt, so z.B. beim Fall auf die Handfläche oder den Handrücken bei ausgestrecktem Arm.

Dies führt, je nach Aufschlagstärke, zur Kraftübertragung bzw. Bruch beider Knochen.

Ist nur ein Unterarmknochen gebrochen und abgewinkelt, so ist dieser unweigerlich verkürzt. Bleibt dabei seine Bandverbindung an Handgelenk und Humerus intakt, muß der andere Knochen luxieren.

Häufigste Luxationsfraktur dieser Arm ist die Ulnafraktur mit einer Luxation des Radiusköpfchens (**Monteggiaschaden**).

Dasselbe Verletzungsmuster tritt bei der **Galeazzi-Luxationsfraktur** ein, wo eine Ulnaluxation eine Radiusschaftfraktur begleitet.

Bricht bei einer Verletzung des Unterarmes die **Ulna**, dann kann diese, wie jeder andere Knochen auch, abknicken und dislozieren.

Bricht dagegen der **Radius**, kann zusätzlich zur Achsabknickung oder Dislokation noch das eine Fragment gegenüber dem anderen um seine Längsachse rotieren.

Die AO-Klassifikation unterscheidet drei unterschiedliche Unterarmschaftsegmenttypen:
- Typ A Einfache Fraktur eines oder beider Knochen,
- Typ B Keilfrakturen, bei denen ein oder beide Knochen beteiligt sind sowie

- Typ C Frakturen als komplexe Bruchformen ohne Kontakt der Hauptfragmente.

Klinik

Allgemeine Frakturzeichen mit Schmerz, Schwellung und Deformation des Unterarmes.

Diagnostik

Röntgenaufnahme in 2 Ebenen,
Neurovaskulärer Status.

Behandlung

Im Gegensatz zu Kindern findet sich bei Erwachsenen in der Regel eine ausgeprägte Fragmentverschiebung mit Kontaktverlust der Fragmentenden des Knochens oder der Knochen zueinander.

Häufig treten *Rotationsfehlstellungen* auf.

Die geschlossene Reposition ist schwer erreichbar oder unmöglich.
Selbst wenn man eine akzeptable Position halten kann und ein Gipsverband mit Erfolg angelegt wurde, kommt es sekundär zum Abrutschen der Fraktur, was zur Nachreposition bzw. operativen Revision zwingen muß.

Konservative Therapie

Nach Reposition erfolgt primär die Retention in **dorsaler Oberarmgipsschiene**. Nach Abschwellung zirkulärer Oberarmgipsverband mit 90° Beugestellung im Ellbogengelenk und angedeuteter Supinationsstellung des Unterarmes.
Wöchentliche Röntgenkontrollen zur Frühdiagnose und Korrektur der Fragmentverschiebung sind notwendig.
In der Regel wird der Gipsverband belassen bis die knöcherne Heilung nach ca. 8 Wochen zur Frakturkonsolidierung geführt hat.

Operative Therapie

Alle dislozierten, nicht reponierbaren (Muskelinterposition) Schaftfrakturen an Ulna oder Radius bzw. beiden Knochen sind offen zu reponieren sowie intern zu fixieren.

OP-Technik

Die Plattenosteosynthese wird in der Regel möglich über 2 getrennte Zugänge.
Als Implantat kommt die 6–8-Loch-LCDCP zur Anwendung.
Alternativ Einbringung von intramedullär schienenden Marknägeln, die allerdings keine sichere Rotationsstabilität gewährleisten.

Nachbehandlung

Je nach Weichteilschwellung dorsale Gipsschiene. Aus dieser Schiene passive/aktive Mobilisation.
Frakturdurchbau nach 6–10 Wochen.
Metallentfernung sollte nach 12 Monaten evtl. zweizeitig erfolgen.

Komplikationen

Heilungsstörungen (delayed/non-union), Infekt, Nervenschädigung (N.interosseus posterior), Kompartmentsyndrom.

Sonderformen

Galeazzi-Luxationsfraktur:

Darunter versteht man eine Radiusfraktur, mit einer Luxation der Elle im distalen Radioulnargelenk einhergehend.
Meist gleichzeitig ausgeprägtes Weichteiltrauma.
Auf Durchblutung und periphere Nervenkompressionssymptome ist zu achten.

Bei einem Erwachsenen schalten die **offene Reposition** und die Versorgung mit einer Platte über einen dorsalseitigen Zugang das Risiko der späteren Fehlstellung aus.

Der Reposition des Radius folgt die spontane Reposition der Ulna-(Sub-)-Luxation.

Bei verbleibender Instabilität im Radioulnargelenk evtl. temporäre Stellschraubenfixation.

Die Prognose ist bei primär guter Fraktur- und Gelenksstellung gut.

Bei Ausheilung der Radiusfraktur unter Verkürzung sowie bei persistierender Subluxation der distalen Ulna:

Tendenz zur distalen radioulnaren Arthrose bzw. Handgelenksarthrose.

Monteggia-Fraktur

Hierbei geht ein Ellenbruch mit einer **Radiusköpfchenluxation** einher.

Die Fraktur entsteht durch Sturz auf den Vorderarm bei gebeugtem Ellenbogen.

Ist bei Kindern die konservative Therapie zu rechtfertigen,

so bedürfen alle Monteggia-Frakturen bei Erwachsenen der operativen Intervention.

Nach exakter Reposition der Ulna über einen dorsalen Zugang erfolgt die interne Stabilisation über eine Plattenosteosynthese.

Durch die Stabilisation der Ulna kommt es konsekutiv zur Reposition des Radiusköpfchens.

Ein rupturiertes Ringband ist nicht zu rekonstruieren, wohl hingegen eine zerrissene Gelenkskapsel.

Bei **veralteten Luxationen** des Radiusköpfchens ist meist eine geringfügige Fehlstellung der Ulna für die Persistenz der Luxation verantwortlich.

Klinisch findet sich ein Cubitus valgus sowie eine Vorwölbung in der Ellenbeuge.

Therapieansatz ist die operative **Korrekturosteotomie der Ulna** mit Angulation und Verlängerung, wodurch meist die spontane Reposition des Radiusköpfchens erreicht wird.

Literatur

Kellam, J. F., J. B. Jupiter: Diaphyseal Fractures of the Forearm. Skeletal Trauma. Vo. II. W. B. Saunders, Philadelphia-London-Toronto 1992.

Müller, M. E., M. Allgöwer, R. Schneider, H. Willenegger: Manual der Osteosynthese. Springer, Heidelberg-Berlin-New York 1992.

Wadsworth, T. G.: The elbow. Churchill Livingstone, Edinburgh 1982.

Schweiberer, L., A. Berz, F. Eitel et al.: Bilanz der konservativen und operativen Knochenbruchbehandlung. Obere Extremität. Chirurg 54 (1982) 226.

ICD 9

Prox. Unterarmfraktur	813.0
Unterarmschaftfraktur	813.2
offene Schaftfraktur	813.3
Dist. Unterarmfraktur	813.4

Notizen

44. Handgelenksfrakturen

Distale Unterarmfrakturen mit Handgelenksbeteiligung

Sie ereignen sich in der Regel durch Sturz auf die ausgestreckte oder palmar flektierte Hand und führen am Radius zu
- extraartikulären bzw. artikulären Frakturen mit Extensionsfehlstellung (Collesfrakturen) sowie
- Flexionsbrüchen (Smith-Frakturen mit Dislokation des distalen Fragments nach palmar) sowie Trümmerfrakturen.

Der Altersgipfel liegt zwischen 6 und 12 Jahren sowie zwischen 60 und 80 Jahren.

Die AO-Klassifikation teilt ein in
- Typ A Extraartikulär,
- Typ B Partielle Gelenksfraktur bzw. Randfraktur des Radius sowie
- Typ C mit intraartikulärer Fraktur des Radius mit Trümmerzone.

Als **Instabilitätskriterien** sind zu werten
- dorsale oder palmare Trümmerzone,
- Dislokation nach palmar,
- distale radioulnare Dissoziation,
- dislozierte distale Ulnafraktur/Abriß des Proc.styloideus ulnae,
- Dorsalabknickung >10–15°,
- Verkürzung des Radius um mehr als 3 mm (Vergleich mit Gegenseite).

Klinik

Schwellung, Druckschmerz und schmerzhafte Bewegungseinschränkung im Handgelenk.

Bei den am häufigsten zu findenden Extensionsfrakturen besteht eine Bajonettfehlstellung der Hand durch Dislokation des distalen Fragmentes mitsamt der Hand nach dorsoradial.

Diagnostik

Röntgenaufnahmen der Hand a.p. und seitlich.
(Ausschluß von Scaphoid- und perilunären Luxationsfrakturen, scapholunäre Dissoziation).
Prüfung der Sensomotorik (Medianusirritation).
Pulsstatus.

Behandlung

Konservative Therapie

Indiziert bei
- nicht dislozierten stabilen Frakturen ohne intraartikuläre Stufenbildung,
- allgemeinen Kontraindikationen zur Operation bzw.
- bei alten, multimorbiden Patienten und fortgeschrittener Osteoporose.

Zunächst für suffiziente Anästhesie sorgen → Plexusanästhesie, i.v. regionale Narkose, schlechtestensfalls Bruchspaltanästhesie.

Extensionsfraktur:
Reposition durch Längszug über 2–5 Min. mit anschließender Palmarflexion, Ulnarabduktion und Pronation mit Druck auf das distale Fragment von dorsoradial und Gegendruck von palmar.

Flexionsfraktur:
Reposition entgegengesetzt (Dorsalextension, Radialabduktion und Supination mit Druck von palmar).

Die Retention erfolgt zunächst über eine dorsale Gipsschiene vom Ellenbogen bis zu den Zwischenfingerfalten unter Freilassung von Daumen und Fingern, so daß ein Faustschluß möglich bleibt.

Danach für 3 Wochen Umwandlung der Gipsschiene in einen zirkulären Gipsverband.

Klinische wie radiologische Kontrolle am 1., 4., 14.Behandlungstag und nach 4 Wochen.
Frühzeitige aktive Bewegungsübungen der Finger, des Ellenbogens und der Schulter, nach Gipsabnahme aktive Bewegungstherapie.

Komplikationen
- Sekundäre Dislokation (Nachreposition in Narkose),
- Medianuskompression (evtl. operative Intervention),
- lokaler Dekubitus,
- Sudeck'sche Dystrophie
  (Ursachen: Häufige Nachreposition, ungenügende Schmerzbekämpfung, keine Ödemprophylaxe).

Operative Therapie

Indiziert bei:
- offenen Frakturen,
- allen Flexionsfrakturen (Dislokationstendenz);
- nicht geschlossen reponiblen Extensionsfrakturen bei
- Dorsalabkippung und/oder intraartikulärer Stufenbildung sowie
- allen instabilen Frakturen sowie
- Frakturen mit Zirkulations- und Innervationsstörungen.

Technische Durchführung
- Perkutane Spickdrahtfixation, danach Gipsbehandlung.
- Schraubenosteosynthese,
- Plattenosteosynthese,
- Fixateur externe (bei Trümmerfrakturen mit begleitendem Weichteilschaden mit der Möglichkeit sekundär auf ein internes Stabilisationsverfahren umzusteigen).

Primäre Spongiosaplastik (bei Defektzonen präoperativ Aufklärung über autologe Spongiosaplastik → ventraler Beckenkamm).

Nachbehandlung

Postoperative Hochlagerung des Armes, ausreichende Analgesie. antiphlogistische Therapie.
Danach frühfunktionelle Therapie nach Beendigung der Ruhigstellung.
Metallentfernung nach 6 Wochen (K-Drähte/Fixateur externe) bzw. 6–12 Monaten (Plattenosteosynthese).

Komplikationen

- Begleitverletzung des N.medianus (Karpaltunnelsyndrom),
- Ruptur der Sehne des EPL/Extensor pollicis longus (auch sekundär bzw. bei konservativer Behandlung möglich).
- Reflexdystrophie bei starker Traumatisierung (s. konservative Behandlung).
- Verletzung des Ramus superficialis des N.radialis.
- Sekundäre Dislokation nach Reposition und Spickdrahtfixation.

Literatur

Jakob, R.P.: Die Behandlung der distalen Radiusfraktur mit dem Fixateur externe. Z. Unfallchir. Vers. med. Berufskr. 82 (1989) 5.
Kienle, K. H., G. Bindel, U. Holz: Die differenzierte Therapie der distalen Radiusfraktur. Akt. Traumat. 19 (1989) 11.
Meine, J.: Die Früh- und Spätkomplikationen der Radiusfraktur loco classico. Z. Unfallchir. Vers. med. Berufskr. 82 (1989) 25.
Wüstner-Hofmann, M., Hofmann, A.K., Kinzl, L.: Behandlung der einfachen intraartikulären Radiusfrakturen. Chirurg (1993) 64, 889

ICD 9

Distale Unterarmfraktur	813.4
Dist. Unterarmfraktur offen	813.5

Notizen

Notizen

45. Handverletzungen

Die Untersuchung eines Handverletzten beginnt mit der Anamnese.
Dabei ist es wichtig, **Kenntnisse** zu gewinnen über
- den Verletzungsmechanismus
- den Zeitpunkt der Verletzung,
- die Position der Hand während des Verletzungsvorganges,

Informationen über
- potentielle Kontamination,
- frühere Handverletzungen bzw.
- Operationen,

Angaben
- zum Beruf sowie
- zur dominanten Hand und
- Begleiterkrankungen (z. B. Gicht, Diabetes, PcP).

Die Untersuchung wird stets im **Vergleich zur Gegenseite** durchgeführt.

Die Inspektion vermittelt einen Eindruck von

- Form und Haltung der Hand (z. B. Krallen-/Fallhand),
- Achsfehlstellungen,
- Schwellungen
- Muskelatrophien,
- Hautfarbe
- Verlauf und Zustand alter Narben sowie
- der palmaren Beschwielung.

Die Palpation gibt Aufschluß über

- die Oberflächenbeschaffenheit
- Verschieblichkeit und

- Konsistenz der Haut.
- die Temperatur sowie
- Schmerzlokalisation.

Als Ergänzung zur Beurteilung der Fingerdurchblutung dient das Betasten zur Prüfung des Turgors sowie des kapillären Refluxes.

Sehnen, Nerven und Gelenksverletzungen werden durch Funktionsprüfungen verifiziert:
- Grob-, Spitz-, Schlüssel-Griff,
- Faustschluß
- Streckung/Beugung, Ab- und Anspreizen der Finger,
- Opponierbarkeit gegenüber dem Daumen,
- Sensibilitätsprüfung
- Prüfung der groben Kraft sowie
- der peripheren Pulsation (evtl. ergänzend Doppleruntersuchung).

Die schriftliche Befunddokumentation ist zwingend. Von schweren Handverletzungen empfiehlt es sich, Fotografien anzufertigen.

Eine **Röntgendiagnostik** in 2 Ebenen dient dem Ausschluß von Fremdkörpereinsprengungen sowie Frakturen.

Unter Umständen sind Spezialeinstellungen (z. B. für Navicularefrakturen, perilunäre Luxationen) notwendig.
Bandverletzungen erfordern ggf. gehaltene Aufnahmen.

Regionalanästhesie der Hand

Mit wenigen Ausnahmen sind sämtliche Eingriffe der dringlichen Handchirurgie in Leitungsanästhesie durchzuführen.

Als **Lokalanästhetika** eignen sich

- Mepivacain (Scandicain® 1 %ig),
- Bupivacain (Carbostesin® 0,5 %ig),

Adrenalin-Zusätze sind **nicht** zu verwenden!

Oberst'sche Leitungsanästhesie an der Fingerbasis (zur Versorgung von Mittel- und Endgliedverletzungen).

Eine Tourniguet an der Fingerbasis zur Aufrechterhaltung der Blutleere sollte zur Vermeidung von Schädigungen des Gefäßnervenbündels nicht länger als 30 Min. angelegt werden.

Technik

Von dorsal her wird auf beiden Seiten der Grundgliedbasis eingestochen und zunächst ein kleines Depot zur Ausschaltung der streckseitigen Nerven gesetzt. Dann wird die Nadel nach palmar vorgeschoben bis in die Höhe des palmaren Gefäßnervenbündels.
Beidseits werden etwa 2 ml einer 1 %igen Mepivacainlösung injiziert. Wirkungseintritt nach ca. 5 Minuten.

Mittelhandleitungsanästhesie

Durch Umspritzen der Fingernerven weiter proximal im Mittelhandbereich lassen sich auch Grundglied und Grundgelenksbereich analgesieren.

Technik wie bei der Oberst'schen Leitungsanästhesie angegeben.
Auf beiden Seiten 3–4 ml 1%iges Mepivacain.

Leitungsanästhesie im Handgelenksbereich:

Die Ausschaltung der Nerven am Handgelenk erfolgt entweder zusätzlich bei nicht vollständiger Plexusbetäubung oder eigenständig für kurz dauernde Eingriffe im entsprechenden Versorgungsgebiet.
- **Medianusblock** (Verlauf zwischen Palmaris longus-Sehne und Flexor carpi radialis),
- **Radialisblock** (radiale Handgelenkszirkumferenz) ,
- **Ulnarisblock** (im Sulcus ulnaris).

Plexusanästhesie

Subaxillärer Zugang (Technik siehe spezielle Literatur).

Frakturen

Diagnostik

Nachweis oder Ausschluß nur anhand von Röntgenaufnahmen möglich,
immer Einstellung in 2 Ebenen,
Für die Mittelhand ist eine Schrägprojektion zusätzlich zu fordern.
Dasselbe gilt für die Darstellung der Basis des 1.Mittelhandknochens.

Die Handwurzel erfordert zur korrekten Beurteilung Aufnahmen in 4
Ebenen. Bei Verdacht auf Bandrupturen und Instabilitäten ist das
Handgelenk exakt in Neutralstellung aufzunehmen,

während bei Verdacht auf *Kahnbeinfraktur* die sog. Kahnbeinserie eine
Streckstellung von etwa 30° erfordert.

Für den *Karpaltunnel* wird zusätzlich noch eine axiale Aufnahme nötig,
auch Brüche des Hamulus des Os hamatum lassen sich meist nur auf
diesen Aufnahmen erkennen.

> Lassen sorgfältig angefertigte und ausgewertete Röntgenaufnahmen
> keine Fraktur erkennen und besteht nach klinischem Befund und
> Unfallhergang besonders am Kahnbein der Verdacht auf eine Fraktur
> weiter, so werden Röntgenaufnahmen nach 8–14 Tagen wiederholt
> (Resorptionsvorgänge am Bruchspalt).

Spezielle Behandlung

Endgliedfrakturen

Einteilung in:
- Nagelkranzfrakturen,
- Endgliedbasisfrakturen mit Glelenksbeteiligung (knöcherner Sehnen-
  ausriß, Busch-Fraktur)
- Endgliedluxationsfrakturen,
- Trümmerfrakturen.

Konservative Therapie

ist angezeigt bei allen **nicht dislozierten** Endgliedschaftfrakturen, Endgliedbasisfrakturen sowie knöchernen Sehnenausrissen.
Die Frakturen werden durch dorsale Unterarmfingerschiene ruhiggestellt.
Nach dem Abschwellen Stack' sche Schiene.
Ruhigstellung insgesamt für 3–4 Wochen, dann funktionelle Nachbehandlung.
Nagelkranzfrakturen werden nur ca. 1 Woche ruhiggestellt, dann bereits funktionelle Nachbehandlung.

Operative Therapie

Sie ist indiziert bei **nicht reponierbarer** Achsenfehlstellung oder Dehiszenz,
insbesondere bei knöchernen Sehnenausrissen mit **Dislokation** sowie Endgelenksluxationsfrakturen mit **Dislokation**.

Die **Lagerung** der Hand erfolgt auf dem Armtisch,
die **Anästhesie** in Oberst'scher Leitungsanästhesie.

Als Zugang wird streckseitig über dem Endgelenk eine H-förmige Inzision gewählt, beugeseitig ist diese zickzackförmig. (Brunersche Inzision)

Die Stabilisationstechnik bedient sich der
- perkutanen Kirschnerdrahtosteosynthese (schräg eingebrachter, nicht versenkter K-Draht → ME nach 4–6 Wochen),
- bei knöchernem Sehnenausriß Minititanschraube bzw.
- Ausziehnaht oder
- DIP-Transfixation mit K-Draht (ME nach 5–6 Wochen).

Postoperativ vorübergehende dorsale Unterarmfingergipsschiene für 2–3 Wochen, danach funktionelle Behandlung.

Komplikationen

- Infektpseudarthrose,
- Bewegungsstörungen im DIP,
- Nagelwachstumsstörungen.

Mittel- und Grundgliedfrakturen

Sie werden eingeteilt in
- Köpfchen- und Basisfrakturen,
- quere und schräge Schaftfrakturen sowie
- Trümmerfrakturen.

Konservative Therapie

Sie ist anzuwenden **bei guter Reposition** und Retention
Achsknickung bis ca. 20 °.
Die spongiösen Köpfchen-/Basisfrakturen werden über 3–4 Wochen in dorsaler Unterarm-Finger-Schiene ruhiggestellt, die Schaftfrakturen 4–5 Wochen.

Operative Therapie

Sie ist indiziert **bei nicht reponierbaren und instabilen** Frakturen mit Achsfehlstellung und Gelenkstufenbildung.

Die **Lagerung** erfolgt auf dem Armtisch,
die **Anästhesie** in Plexusanästhesie.
Die **Inzision** liegt mediolateral bzw. bogenförmig dorsal über dem DIP, PIP, MP.

Stabilisationstechnik:

- Köpfchen-/Basisfrakturen → Kirschnerdraht (evtl. auch perkutan)/Titanschraube.

- Mittelgliedschaftfrakturen → schräg eingebrachter Kirschnerdraht in Kombination mit intraossärer Drahtnaht, evtl. Titanschraube.

- Grundgliedschaftfrakturen → Titanplättchen/-schrauben.
- Bei geschlossenen Ouetschverletzungen → perkutane Kirschnerdrahtosteosynthese.

Nachbehandlung:

Kirschnerdrahtosteosynthesen bedürfen der Ruhigstellung mit dorsaler Unterarm-Finger-Gipsschiene für 2–3 Wochen, danach funktionelle Behandlung.
Metallentfernung nach 6 Wochen.

Schrauben- und Plattenosteosynthesen bedürfen einer kürzeren Ruhigstellung in Unterarm-Finger-Gipsschiene (10–14 Tage), danach freifunktionelle Behandlung
Eine Metallentfernung bei Titanimplantaten ist nur ausnahmsweise indiziert und kann nach 8–12 Wochen erfolgen.

Mittelhandfrakturen

Sie werden eingeteilt in
* Köpfchen- und subkapitale Frakturen,
* quere und schräge Schaftfrakturen,
* Basisfrakturen MHK II-V mit ohne Gelenksbeteiligung,
* Basisfrakturen MHK I (Benett → Luxationsfraktur des Daumensattelgelenkes durch intraartikulären Bruch der Basis des Metacarpale I), Rolando → T oder Y-förmiger Trümmerbruch der Metacarpale-I-Basis, Winterstein → extraartikuläre Schrägfraktur der MC I Basis)
* Trümmerfrakturen.

Konservative Therapie nur indiziert **bei guter Reposition und Retention** in dorsaler Unterarmgipsschiene sowie bei Trümmerfrakturen.
Köpfchen- und Basisfrakturen werden 3–4 Wochen ruhiggestellt, Schaftfrakturen 1–2 Wochen Iänger.

Operative Therapie

Sie ist angezeigt bei
* **verschobenen Gelenksfrakturen,**
* **Achsabknickungen** um mehr als 30°
* **nicht reponierbaren** Schaftfrakturen
* Serienfrakturen und
* Basisfrakturen im MHK I.

Die **Lagerung** erfolgt auf dem Armtisch,
die **Anästhesie** in Plexusanasthesie.
Die **Inzision** liegt dorsal bogen- bzw. S-förmig, über dem Sattelgelenk streckseitig L-förmig.

Technik

- Köpfchenfraktur → Titanschraube, Titanplatte, K-Draht.
- Subkapitale Fraktur → perkutaner, längsverlaufender K-Draht, Titanplatte.
- Schaftfraktur → Titanplatte bzw. Titanschrauben.
- Basisfraktur → Kirschnerdraht, Titanplatte .
- Bennett-Fraktur → Titanschraube, evtl. Kirschnerdraht.
- Rolando-Fraktur → Titanschraube, Platte, evtl. K-Draht.
- Bei geschlossenen Quetschverletzungen → perkutane K-Drahtosteosynthese.

Nachbehandlung

Kirschnerdrahtosteosynthesen bedürfen der 4- bis 5-wöchigen Ruhigstellung, dann ME und funktionelle Nachbehandlung.
Schrauben-/Plattenosteosynthesen werden 2 Wochen durch dorsale Gipsschiene ruhiggestellt, dann funktionelle Weiterbehandlung.

Komplikationen sind:
- Rotationsfehler,
- Pseudarthrose,
- Infekte sowie
- Nervenverletzungen.

Offene Trümmerdefektfrakturen

Sie bedürfen der primären Stabilisierung durch K-Drähte oder Fixateur externe.
Defektauffüllung durch PMMA-Ketten (Platzhalter/Infektprophylaxe).
Die Spanplastik erfolgt sekundär nach ca. 3–4 Wochen.

Handwurzelfrakturen

Die Brüche der einzelnen Handwurzelknochen werden in der Regel konservativ behandelt **mit Ausnahme** der verschobenen, nicht reponierbaren Frakturen des
- Os trapezium, os scaphoideum sowie os capitatum.

Technik

- Os trapezium → Spongiosaschraube/K-Drähte,
- Os scaphoideum → Herbert-Schraube
  (im Gegensatz zur konservativen Therapie nur kurzfristig Ruhigstellung im Kahnbeingips über 8–12 Wochen, wobei der zirkuläre Oberarmgips distal den Daumen bis zum Grundgliedköpfchen in mittlerer Opposition fixiert und palmar die Grundgelenke der Langfinger freiläßt. Umgipsen auf Unterarmgips nach 6 Wochen).

Luxationen und Bandverletzungen

Die klinische Verdachtsdiagnose wird durch Röntgenaufnahmen in mindestens 2 Ebenen gesichert bzw. durch gehaltene Aufnahmen (seitliche Aufklappbarkeit bei Seitenbandrupturen der Finger oder Überstreckbarkeit bei Ruptur der palmaren Platte) bestätigt.

Die streng seitliche Aufnahme der Handwurzel läßt Verrenkungen einzelner Handwurzelknochen sowie ganzer Handwurzelabschnitte erkennen.

- **Lunatumluxation**
  Das Lunatum ist gegenüber dem Karpus und dem distalen Radius nach volar disloziert.
- **Perilunäre Luxation des Karpus**
  (Luxation/Subluxation des Kahnbeins),
- **Scapholunäre Dissoziation**
- **Transscaphoideo-perilunäre Karpusluxation** (de Quervain-Verrenkungsbruch).

Allgemeine Behandlungsgrundsätze

- **Nicht reponierbare oder reponierte Luxation**, die zu reluxieren drohen müssen operativ versorgt werden.
- Luxationen mit **Kompressionssymptomen** von Nerven sind dringliche Operationsindikationen.
- Luxationen, die nach Reposition **instabil sind**, müssen temporär mit Kirschnerdrähten fixiert werden.
- **Bänderrisse** an der radialen Seite der Langfinger und an der ulnaren Seite der Daumengelenke sollen operativ versorgt werden (für die Radialseite des Daumens und für die Ulnarseite der Langfinger ist die Operationsindikation relativ).
- Dislozierte **knöcherne Bänderausrisse** mit Beteiligung von Gelenkflächen sind absolute OP-Indikationen.

Das Repositionsergebnis muß im Operationssaal röntgenologisch dokumentiert werden.

Der postoperative Gipsverband muß nachträglich bis auf die Haut aufgeschnitten und mit einer elastischen Binde fixiert werden.

Die Fingerkuppen sollen frei von Verbänden bleiben, um die Durchblutung und Sensibilität überwachen zu können.

Spezielle Behandlungstechniken siehe Literatur.

Beugesehnenverletzungen

Einteilung und Diagnostik

Die Diagnose einer kompletten Beugesehnendurchtrennung ist aus der fehlenden Funktion der betroffenen Sehne zu stellen.

Bei Sehnenteildurchtrennungen, bei denen die Funktion erhalten bleibt, gibt die Schmerzangabe bei Prüfung der Sehnenfunktion gegen Widerstand einen Anhalt.

Die korrekte Diagnose ist jedoch erst nach intraoperativer Inspektion zu stellen.

Durchtrennung von tiefer (FDP) oder oberflächlicher (FDS) Beugesehne führt zu:

- FDP + FPL → keine Beugung im Endglenk,
- FDP + FDS → keine Beugung im Mittel-/Endgelenk (Beugung im Langfingergrundgelenk erhalten durch Mm. interossei!).
- Isoliert FDS → keine Beugung im Mittelgelenk
- Prüfung bei Fixation der übrigen Finger in Streckstellung
        → Quadrigaphänomen!
- Prüfung von Sensibilität und Durchblutung.

Behandlung

Operative Indikation immer gegeben!

Offene Beugesehnenverletzungen werden innerhalb der 6-Stundengrenze notfallmäßig versorgt,

ist dies nicht möglich, dann frühsekundäre Naht nach Abheilen der Primärverletzung (Intervall 2–3 Wochen).

Geschlossene Beugesehnenrupturen werden innerhalb von 3 Wochen versorgt.

Vom Operateur werden eine Beherrschung der atraumatischen Operationstechnik sowie eine genaue Kenntniss der Anatomie der Beugesehnen, deren Blutversorgung und der Bedeutung der Ringbänder erwartet.

Ein gewebeschonendes Operieren wird durch Benutzung einer Lupenbrille zur Darstellung der Strukturen und zur genauen Adaptation der Sehnenenden erleichtert. Zur Verhinderung unerwünschter Narbenbildung finden nur zarte Instrumente und sehr feines Nahtmaterial (4–6×0) Verwendung.

Die Lagerung des Patienten erfolgt auf dem Handtisch,
Plexusanästhesie.

Vorhandene Hautwunden sollen möglichst wenig erweitert werden, um eine Narbenbildung gering zu halten.

Ist zum Aufsuchen der Sehnenstümpfe eine Erweiterung der primären Wunde notwendig, so dürfen die Erweiterungsschnitte nicht längsgerichtet über Gelenke verlaufen (Narbenbildung).

Die **Schnitterweiterung** muß durch Mediolateralschnitt oder schrägverlaufenden Zick-Zackschnitt erfolgen.

Schonung der Sehnenscheiden und Ringbänder.

Durchtrennte Ringbänder müssen genäht werden (PDS 6×0).

Darstellung der benachbarten Gefäßnervenbündel, ggf. Nerven- und Gefäßversorgung nach der Sehnennaht.

Blockieren der Sehne durch horizontal eingestochene Kanüle, damit nicht unter Spannung genäht werden muß.

Gequetschte Anteile der Sehnenenden müssen sparsam reseziert werden.

Sehnennaht nach Kessler,
Kernnaht (PDS 4×0), Zirkulärnaht (PDS 6×0 oder Maxon 6×0). Matratzennähte bei Verletzungen der FDS-Sehne distal des Sehnenschlitzes.

Transossäre Ausziehnaht bei Verletzungen der FDP-Sehne distal des A4-Ringbandes (PDS 4×0)

Die Nachbehandlung erfolgt dynamisch nach Kleinert!

→ 3 Wochen Gummizügel in Beugesehnenschiene (20° Beugung im Handgelenk, 40° Beugung im Grundgelenk, Mittel- und Endgelenke gestreckt, Finger frei, aktive Fingerstreckung möglich, passive Beugung durch Gummizügel).

Eine Woche Gummizügel ohne Schiene (bei Verbandswechsel vorsichtiges Durchbewegen in Handgelenksbeugung),
nach der 4.Woche KG ohne passive Überstreckung,
ab der 7.Woche auch passive Streckung.

Keine dynamische Behandlung bei Kindern sowie bei begleitenden Gefäß- und Nervenverletzungen → hierbei 3 Wochen Ruhigstellung in Beugesehnenschiene.

Komplikationen

- Ringbandverletzung,
- Wundrandnekrosen,
- verbleibende Streck- und Beugedefizite (Verklebungen)
- Rerupturen.

Strecksehnenverletzungen

Allgemeine Ursachen sind subkutane Strecksehnenverletzungen z. B. bei gewaltsamer Beugung des Endgelenkes oder
offener Durchtrennung bei scharfer, perforierender Verletzung.

Funktionsausfall bei entsprechender Lokalisation:

Endgelenk/Mittelgelenk

40–60° Beugestellung des DIP-Gelenkes bei kompletter Durchtrennung (Schwanenhals)

PIP-Gelenk

Knopflochdeformität bei zerstörtem Mittelzügel (Grundgliedköpfchen tritt zwischen den Seitenzügeln durch → Beugestellung im PIP- und Hyperextension im DIP-Gelenk).

MP-Gelenk

Streckfunktionsausfall im Grundgelenk, erhaltene Streckfähigkeit im PIP- und DIP-Gelenk (Handbinnenmuskulatur).

Handrücken

Evtl. nur partieller Streckverlust im Grundgelenk wegen Verbindung der Strecksehnen untereinander.

Handgelenk

Meist deutlicher Streckausfall der betroffenen Finger im MP-Gelenk, die Verletzungen der dorsalen Handgelenksstrecker ECR longus/brevis und ECU kann bei Funktionsprüfung übersehen werden (Funktionsprüfung: aktive Streckung gegen Widerstand).

Die konservative Therapie

ist angezeigt bei geschlossenen subkutanen Strecksehnenverletzungen am Endgelenk → Stack'sche Schiene über 6 Wochen.

Operative Therapie

ist indiziert bei frischen offenen Verletzungen → primäre Sehnenrekonstruktion (U-Nähte im Bereich der Finger und des distalen Handrückens, im Bereich des proximalen Handrückens Naht nach Kessler, je nach Sehnendurchmesser).
Periphere Rupturen und Abrisse bedürfen der temporären Gelenktransfixation mittels eines K-Drahtes in Streckstellung des End- und Mittelgelenkes.
Bei geschlossenen Strecksehnenverletzungen primäre und frühsekundäre Rekonstruktion, EPL möglichst innerhalb von 8 Tagen.

Nachbehandlung

Palmare Kunststoffschiene → Handgelenk in 20° Streckung, MP-Gelenke 60° Beugung, Fingergelenke gestreckt.
Funktionelle Nachbehandlung,
Entfernung der K-Drähte nach 4–5 Wochen.

Literatur

Buck-Gramcko, D., et al: Der handchirurgische Notfall, Hippokrates-Verlag 1989
Georgieff, M., U. Schirmer, Klinische Anästhesiologie. Springer Verlag Berlin-Heidelberg 1995: 285–308

Schmidt, H. M., U. Lanz: Chirurgische Anatomie der Hand. Hippokrates, Stuttgart
   1992.
Nigst, H., D. Buck-Gramcko, H. Millesi (Hrsg.): Handchirurgie. Thieme, Stuttgart-
   New York 1983.

ICD 9

Fraktur Handwurzelknochen	814.0
Fraktur Mittelhandknochen	815.0
Fraktur Fingerglieder	816.0
Multiple Frakturen Hand	817.0
Sehnenverletzung Hand	882.2
Sehnenverletzung Finger	883.2
Amputation Daumen	885.0
Amputation Finger	886.0
Amputation Hand	887.4

Notizen

46. Kapsel-/Band-/Sehnenverletzungen

Ruptur der Rotatorenmanschette

Verletzungen im Bereich der Rotatorenmanschette ereignen sich entweder als Folge eines Sturzes akut oder sind Folge dauernder (chronischer) lokaler Mikrotraumen, die letztendlich in der Verletzung bzw. Zerstörung der Integrität der Rotatorenmanschette enden.

Klinik

Lokaler Druckschmerz bei Palpation der Supraspinatussehne,
Nachtschmerz,
lokale Krepitation,
schmerzhafter Bogen (painful arc),
Pseudoparalyse,
Trickbewegungen bei der Elevation des Armes.

Diagnostik:

Klinische Funktionstests:
- 0° Abduktion-Test
- 90° Supraspinatus-Test
- Außenrotationstest (90° Abduktion, 30° Anteversion, Außenrotation: für M. infraspinatus)
- Innenrotationstest (90° Abduktion, 30° Anteversion, Innenrotation: für M. supraspinatus)
- Drop arm sign (der passiv abduzierte Arm kann durch den Patienten nicht in der Position gehalten werden)

Klinische Schulteruntersuchung

Inspektion

- Muskelrelief: Atrophie der Infra- und/oder Supraspinatusmuskulatur bei RM-Ruptur, des M.deltoideus (Prüfung des n.axiliaris Hautareals)
- Claviculahochstand

Beweglichkeit

- Prüfung *aktiv* und *passiv* nach Neutral-0-Methode:
  Schmerzhafter Bogen 70–120 Grad Abdukt. bei Impingement
  Schmerzhafter Bogen 140–170 Grad Abdukt. bei ACG
- Prüfung mit Fixierung des unteren Scapulawinkels → Frühzeitige Scapulamitbewegung bei Abdukt. bei Impingement

Palpation

- AC-Gelenk
- Codman-Griff

Funktionstest

- **Horizontal-Adduktionstest:** positiv bei Affektion des ACG oder bei Impingement
- **Fracktaschengriff:** positiv bei Impingement
- **Neer-Test:** positiv bei Impingement
- **Jobe-Test** (90 Grad): positiv bei Impingment oder RM-Läsion (Kraftverlust). Differenzierung des Kennmuskels durch Armrotation. Daumen nach oben = Infraspinatus, nach unten = Supraspinatus. „Drop arm sign", wenn Pat. Arm nicht in 90° Abdukt halten kann
- **Null-Grad Abduktionstest:** positiv bei RM-Läsion (Kraftverlust)
- **AR/IR-Test:** Prüfung der Kraft der Außen- und Innenrotatoren
- **Apprehension-Test:** schmerzhaft bei Impingement, positiv bei Schulterinstabilität
- **unterer Schubladen-Test:** „Sulcus-sign" = untere Instabilität
- **Yergason-Test:** positiv bei Affektionen der langen Bicepssehne

Röntgen

- Übersichtsaufnahmen in 2 Ebenen, Y-Aufnahme
- Sonographie der Rotatorenmanschette im Seitenvergleich

- Arthro-CT-Untersuchung
- u. U. Kernspintomographie

Arthroskopische Diagnostik !

Behandlung

Die Ruptur der Rotatorenmanschette wird eingeteilt nach der Größenausdehnung der Läsion:

- Klein bis   1 cm,
- mittel   1–3 cm,
- groß   3–5 cm,
- massiv über   5 cm.

Die *Stadieneinteilung* erfolgt nach Neer:

- Stadium I: traumatisch (5 %, meist < 40 Jahren)
- Stadium II: mit Schulterluxation kombiniert
- Stadium III: Supraspinatus-Outlet Syndrom.

Konservative Therapie:
Gerechtfertigt in Stadium I – III bei biologisch über 50–60jährigen Patienten:
Eine Woche Gilchrist-Verband:
anschließend krankengymnastische Übungsbehandlung.

Operative Therapie:
Im **Stadium** I meist gegeben, insbesondere bei jüngeren, aktiven Patienten.
Im **Stadium** II wenn im Rahmen der Arthroskopie der Defekt festgestellt wird.
Im **Stadium** III bei erfolgloser konservativer Therapie über 12 Monate sowie bei Impingementsyndrom.

Technik:

Lagerung in Beachchair-Position bei
Arthroskopie des Schultergelenkes und arthroskopischer Naht.

Bei **offener** Technik:
Superolateraler Zugang
(**Cave:**
Axillarisschädigung bei zu weiter Schnittführung nach distal → 5 cm!).

Die Ruptur wird genäht,
ggf. ist eine Mobilisation der Supraspinatussehne oder plastische Verschiebung des Subscapularis/lnfraspinatus notwendig.
Die operative Versorgung der Rotatorenmanschette umfaßt stets die subacromiale Dekompression (Detrapment).

Nachbehandlung:

Gilchrist-Verband für 8–10 Tage.
Krankengymnastische Übungsbehandlung, zunächst passiv beginnend mit Pendelübungen.
Aktive Abduktion ab der 4.–6.Woche postoperativ.

A Nachbehandlungsprogramm nach Schulteroperationen

(funktionelle Problematik, z.B. Akromioplastik, Narkosemobilisation)

freifunktionelle Übungsbehandlung mit:

- isometrischen Muskelkräftigungsübungen in einzelne Bewegungsrichtungen
- Freihalten der thorako-scapulären Gleitebene, Haltungsschulung
- Kapsel -detonisierende und -dehnende Maßnahmen, Behandlung von tendo-myotischen Veränderungen
- passive/assistive Bewegungsübungen
- Motorschiene (CPM)

bei Schmerzfreiheit

- isotonische Bewegungsübungen (auch gegen Widerstand)
- PNF
- Muskelkräftigung mit „Thera-Band", MTT, o.ä.
- Rückenschwimmen

B Nachbehandlungsprogramm nach Schulteroperationen

(rekonstruktive Maßnahmen, z.B. Kapsel-Labrum-Refixation, Rotatorenmanschette)

0.–3.Woche:

* Ruhigstellung mit TG-Schlauchverband
* Passive/assistive Bewegungsübungen bis 60 Grad Abduktion (Abd) und Elevation (Elev)
* **Keine Außenrotation (AR) !!!**, jedoch AR aus Innenrotationsstellung bis zur Neutral-0-Stellung möglich
* Entstauende Maßnahmen (z.B. Schaumstoffball)
* Freihalten der thorako-scapulären Gleitebene, Haltungsschulung

4.–6. Woche:

* Abnahme der Schulterverbandes
* Passive/assistive Bewegungsübungen bis 90 Grad Abd/Elev
* Weiterhin **keine AR** über Neutral-0-Stellung!!
* Ansonsten wie 0.-3.Woche

Ab 7. Woche:

* Freifunktionelle Nachbehandlung, schrittweise Steigerung der AR
* Schmerzabhängig aktive Bewegungsübungen
* Muskelkräftigung mit z.B. Thera-Band, MTT
* PNF
* Manuelle Therapie

Komplikationen:

* Verletzung des N.axillaris,
* postoperatives Impingementsyndrom nach Rekonstruktion,
* Kraftverlust nach Resektion der Rotatorenmanschette,
* persistierende Bewegungseinschränkung.

Bizepssehnenruptur

Die Zerreissung der Bizepssehne ereignet sich meist als spontanes Ereignis auf dem Bogen degenerativer Vorschäden.
Häufigste Lokalisation ist die Ruptur der langen Bizepssehne, welche entlang ihrer intraartikulären Verlaufsstrecke degeneriert und dort spontan bei Belastung reißen kann.

Seltenere Form ist die distale Bizepssehnenruptur im Bereich des radialen Insertionspunktes.

Klinik

Plötzlicher Kraftverlust
u.U. krachendes Geräusch.
Sichtbarer Muskelbauch im Bereich des Oberarmes.

Diagnostik

Klinische Untersuchung
Palpation und Druckschmerz im Bereich der Ausrißstelle.
Lokales Hämatom.

Ultraschalldiagnostik.

U.U. Anamnese wegweisend (Einnahme von Kortikoiden, Bodybuilding und Einnahme vom Anabolika).

Behandlung

● **Konservative Therapie**
meist indiziert beim älteren Patienten (> 60 Jahre).
Der initiale Kraftverlust wird im Laufe der Zeit durch den M.brachioradialis rekompensiert.
Dauerhaft verbleibend ist ein Muskelwulst im Bereich des kontrahierten, rupturierten Bizepsanteils.

● **Operative Therapie:**
bei jüngeren Patienten.
Bei sportlich aktiven Patienten und bei Patienten, die beruflich auf die volle Kraft angewiesen sind.

Technik:

Lagerung in Rückenlagerung, Arm beweglich eingepackt.
Oberkörper etwas angehoben.

Der Zugang richtet sich nach der Höhe der Rupturstelle.
Bei proximaler Ruptur der langen Bizepssehne →

Hautschnitt antero-lateral im Verlauf der Bizepssehne.
Bei distaler Bizepssehnenruptur →
ventraler Zugang zum proximalen Unterarm.

OP-Technik:
Die proximale Ruptur der langen Bizepssehne wird in der Regel in der
„Schlüssellochtechnik" durchgeführt. Eine Naht ist hier nicht möglich.
Die Ruptur der distalen Bizepssehne erfolgt mittels transossärer Refixie-
rung an der Insertionsstelle am Radius (z.B. Mitec-Haken zur Veranke-
rung).

Nachbehandlung:

Gilchrist-Verband für 4–6 Wochen.
Ab der 2.Woche beginnend passive Bewegungsübungen aus dem Verband.

Komplikationen:

- Verletzung des tiefen Radialisastes,
- Reruptur,
- bleibende Bewegungseinschränkung.
- Kosmetisch störender Muskelbauch
- Kraftverlust

Ruptur der Pektoralissehne

Sehr seltene Verletzung, ereignet sich meist bei Bodybuilding (Butterfly-
Übung). Meist verursacht durch Einnahme von Anabolika oder Kortikoiden.

Klinik:

Verlust der vorderen Axillarfalte.
Druckschmerz und Hämatom im Bereich des proximalen Oberarmes.
Asymmetrie der Muskelbäuche am Thorax.

Diagnostik:

Die Diagnose wird in erster Linie klinisch gestellt.
Ggf. sonographische Untersuchung.

Behandlung:

- Konservative Therapie nur indiziert bei älteren Patienten (> 60).
- Operative Therapie bei allen jungen, aktiven Patienten.

Technik:

Rückenlagerung.
Der Zugang erfolgt am proximalen Oberarm medialseitig.

OP-Technik:

Darstellen der Sehne und transossäre Refixation im Bereich der Ansatz-stelle am proximalen Oberarm.
Dabei ist zu beachten, daß die Pektoralissehne eine natürliche Torquierung besitzt.
Die transossäre Refixation kann erfolgen durch U-Nähte bzw. Mitec-Haken.

Nachbehandlung:

Gilchrist-Verband für 4–6 Wochen.
Ab der 2.postoperativen Woche passive krankengymnastische Übungsbe-handlung unter Vermeidung der Außenrotation und Abduktion.

Komplikationen:

- Gefäß-/Nervenverletzung
- Reruptur,
- Bewegungseinschränkung.

Quadricepssehnenruptur

Bevorzugtes Alter ab dem 45.Lebensjahr.
Bagatelltrauma, häufig unkontrollierte abrupte Bewegung.

Klinik

Aktives Streckdefizit und Schmerzen,
tastbare suprapatellare Delle,
ausgedehntes Hämatom und Schwellung, abnorme Patellaverschieblich-keit.

Diagnostik

Sonographie (Kontinuitätsunterbrechung/Hämatom).
Röntgenaufnahmen des Kniegelenkes in 2 Ebenen → Patellatiefstand (evtl.
knöcherner Ausriß des oberen Patellapols).

Behandlung

Die **operative** Durchflechtungsnaht ist unabdingbar.
Rückenlagerung, keine Blutsperre.
Zur Sicherung kann eine PDS-Rahmennaht eingeflochten werden.
Bei knöchernem Polausriß evtl. Drahtcerclage.

Nachbehandlung

Dorsale Gipsschiene für ca. 2 Wochen,
danach Kunststofftutor für weitere 4 Wochen und Belastungsaufbau.
Nach Gipsabnahme aktive Mobilisierung und Belastungsaufbau mit Beugung!
Uneingeschränkte Körpergewichtsbelastung ab der 8. bis 10.Woche
Sportliche Belastung nicht vor Ablauf eines halben Jahres!

Patellarsehnenruptur

Verletzungsalter um das 45.Lebensjahr, evtl. kombiniert mit knöchernem
Polabriß bzw. Ausriß an der Tuberositas tibae.

Klinik

Aktives Streckdefizit, infrapatellare Delle, Patella*hoch*stand und abnorme
Patellaverschieblichkeit.

Diagnostik

Sonographie: Kontinuitätsunterbrechung und begleitendes Hämatom.
Röntgenaufnahmen in 2 Ebenen: Patellahochstand

Behandlung

Immer operativ:
bei interligamentärer Ruptur End-zu-End-Naht (z. B.Maxon bzw. PDS).

Zusätzliche Sicherung durch Drahtcerclage (McLaughlin-Schlinge →
Patella/Tuberositas tibiae).
Knöcherne Abrisse des Patellapols erfordern neben der McLaughlin-
Schlinge evtl. eine zusätzliche Schraubenfixation.
Beim knöchernen Tuberositasabriß → Zuggurtungsosteosynthese bzw.
Schraubenfixation.

Nachbehandlung

gestaltet sich wie für die postoperative Versorgung nach Quadricepsseh-
nenruptur angegeben.
Entfernung der McLaughlin-Schlinge (Metall) 6 Wochen nach der Erstversorgung.
Cave: Bei Beugung > 60 ° → Ruptur der McLaughlin Schlinge

Komplikationen

- Infekt,
- Reruptur,
- Sudeck'sche Dystrophie,
- Bewegungseinschränkung (Streckdefizit)

Kniebandverletzung

Von großer epidemiologischer Bedeutung, da z.B. in Deutschland von ca.
20.000 vorderen Kreuzbandrupturen pro Jahr auszugehen ist.
Risikogruppen sind Sportler aller Ballsportarten sowie Skifahrer.

Klinik

Anamnestische Angabe eines Distorsionstraumas (sehr häufig nicht Kon-
taktunfälle!).
Zerreissungsgefühl vor und während des Sturzes mit Verschiebegefühl des
Oberschenkels gegen den Unterschenkel.
Sofort oder innerhalb von 24 Stunden Hämarthros
(jedoch nicht obligat, da bei schweren Kapselbandzerreissungen sich der
Hämarthros in die Weichteile drainiert!).
Peripherer Kapselschmerz, Kniekehlenschmerz,
Streck- und Beugehemmung im Sinne von Pseudoblockaden.

In der Vorgeschichte evtl. Meniskusverletzungen.
Wiederholte Distorsions oder Giving-way-Ereignisse.

Neben Schürfung und Weichteilschwellung imponiert bei der Palpation ein
Erguß, evtl. tastbarer Defekt am proximalen bzw. distalen Innenbandansatz (distaler Innenbandansatz 8 cm unterhalb der Gelenklinie!).

Diagnostik

Standard

- Röntgenaufnahmen: Kniegelenk in 2 Ebenen, Patella axial (knöcherne Bandausrisse bzw. Eminentiafraktur).
- Stabilitätsprüfung (Kapselbandapparat):
  Erkennen der Instabilität, des Ausmaßes sowie des Typs (s. S. 412)
- Bewegungsumfang (passiv/aktiv),
- mediale und laterale Aufklappbarkeit (in Streckstellung und 20° Beugung!)
- Vordere Schublade in 90° Flexion (Neutralstellung, Innen und Außenrotation des Unterschenkels).
- Hintere Schublade (Neutralstellung, Innen- und Außenrotation, evtl. spontane hintere Schublade mit negativer Kniegelenkskontur!)
- Lachman-Test (Seitenvergleich) → Provokation einer passiven vorderen Schublade in 20 – 30° Beugestellung (Abklärung einer vorderen Kreuzbandruptur-ACL-Ruptur):

  - → **Fester Anschlag** bei kurzer Strecke: ACL intakt.
  - → **Weicher Anschlag** bei kurzer Strecke bzw. fester Anschlag mit verlängerter Strecke: ACL wahrscheinlich gerissen.
  - → **Weicher Anschlag**, verlängerte Strecke: ACL mit größter Wahrscheinlichkeit gerissen. (Der Lachmann-Test kann in der Akutphase wegen Muskelkontraktionen negativ ausfallen,
- Jerk- und Pivot-Shift-Test sind im Akutstadium meist schmerzbedingt nicht durchführbar).
- Stabilometrie (KT 1000-Messung)
  → Pathologisch sind Seitendifferenzen ab 3–5 mm.
- Gehaltene Röntgenaufnahmen in Lachmann-Position.
- Arthrosonometrie.

Bandverletzungen des Kniegelenkes

Korrelation zwischen klinischen und pathologischen Befunden

	Rotationsinstabilitäten	Kombinierte Instabilitäten
1. medial	**1. antero-medial** (am häufigsten)	**1. ant.-lat. und post.-med.**
Klinik: med. Aufklappbarkeit >10°	Klinik: vordere Schublade in Aro. med. aufklappbar, Lachmann-Test, Pivot-shift-Test	Klinik: vordere Schublade in Iro., hintere Schublade in Aro.
Path.: Dehnung oder partielle Risse des med. Seitenbandes	Path.: vorderes Kreuzband, med. Seitenband und Kapsel, hinteres med. Kapsel, evtl.: Hinterhorn med. Meniskus	Path.: siehe ant.-lat und post.-lat Rotationsinstabilität
2. lateral	**2. antero-lateral**	**2. ant.-lat. und ant.-med.**
Klinik: lat. Aufklappbarkeit >10°	Klinik: vordere Schublade in Iro. Pivot-shift-Test	Klinik: vordere Schublade in Aro. und in Iro., med. und lat. Aufklappbarkeit
Path.: Dehnung oder partielle Risse des lat. Seitenbandes	Path.: vorderes Kreuzband, lat. Seitenband und Kapsel, Lig. arcuatum, evtl. Tractus iliotibialis	Path.: siehe ant.-lat. und ant.-med. Rotationsinstabilität
3. anterior	**3. postero-lateral**	**3. ant.-med. und post.-med.**
Klinik: vordere Schublade, Lachmann-Test	Klinik: hintere Schublade in Aro., Recurvatum-Test, umgekehrte Pivot-shift-Test	Klinik: vordere Schublade in Aro., hintere Schublade in Iro., med. Aufklappbarkeit
Path.: isolierte vordere Kreuzbandruptur	Path.: Lig. arcuatum, lat. Seitenband, lat. Kapsel, Bizepssehne, Popliteussehne, hinteres und evtl. vorderes Kreuzband und Gastrocnemius	Path.: siehe ant.-med. und post.-med. Rotationsinstabilität
4. posterior	**4. postero-medial (selten)**	**4. Knieluxation**
Klinik: hintere Schublade	Klinik: hintere Schublade in Iro., post.-med. Subluxation in Flexion, Valgus	Klinik: völlige Instabilität
Path.: isolierte hintere Kreuzbandruptur	Path.: hinteres Kreuzband, dorso-med. Kapsel, med. Seitenband, evtl. Gastrocnemius	Path.: Ruptur der meisten Bänder und der Kapsel

Aro = Außenrotation, Iro = Innenrotation

Fakultativ

Narkoseuntersuchung:

- Immer seitenvergleichend. Beide Beine müssen frei zugänglich sein.
- Prüfung der Seitenbandstabilität, des Lachmann-Testes, des Jerk-Testes und der hinteren Schublade sowie der Patellastabilität.
- Dokumentation der Instabilität (KT 1000-Messung → pathologisch sind Seitendifferenzen ab 3–5 mm).
  Weiterbestehende Streckhemmung ist ein Hinweiszeichen für Meniskuseinklemmung (frisch/Vorschaden).
  Jerk-Test/Pivot-Shift-Test im Seitenvergleich (bei überstreckbaren laxen Gelenken häufig auf der gesunden Seite positiv).
- Gehaltene Röntgenaufnahmen (Bei unsicherer Differenzierung von vorderer bzw. hinterer Instabilität gehaltene Aufnahmen, bei hinterer Schublade und 90° Beugung)

Arthroskopie:

Die diagnostische Arthroskopie ist rückläufig wegen verbesserter Vordiagnostik (95 % aller Kreuzbandverletzungen können durch Anamnese und klinische Untersuchung diagnostiziert werden!).
In Verbindung mit der Narkoseuntersuchung ist die Arthroskopie die sicherste diagnostische Maßnahme in unklaren Fällen!

Im Rahmen der diagnostischen AS sollte eine arthroskopisch behandelbare Läsion (Meniskus/Knorpel/Band) versorgt werden!

Überflüssige Untersuchungen:

Arthrographie, Sonographie der Kreuzbänder; NMR/CT und Szintigraphie.

ACL-Ruptur

Vorgehensweise (konservativ/operativ) ist abhängig vom **Aktivitätsniveau** des Patienten und der verbliebenen Kniegelenksstabilität. Zugunsten der operativen Versorgung muß man sich beim sportlich aktiven, jungen Patienten mit objektiven Instabilitätszeichen (→ 4 mm Seitendifferenz, verbunden mit deutlich positivem Jerk-, Pivot-Shift-Test) entscheiden.

Konservative Therapie

- Eis- bzw. Kühlbehandlung (Cryo-Cuff).
- Bewegung nach Schmerzvorgabe uneingeschränkt (Streckung auf 0 Grad),
- Muskelkräftigung (Strecker und Beuger),
- Übungen in der „geschlossenen Kette" (belasteter aufgesetzter Fuß, Shuttle-Gerät).
- Normale Belastung,
- Orthese nur bei zusätzlicher Seitenbandinstabilität,
- Vermeidung von Aufklapp- und Rotationsbelastungen (entsprechend der Unfallursache),
- Radfahren, Schwimmen (Kraulbeinschlag), Treppensteigen.

Operative Therapie

Kreuzbandnaht

Nur bei proximalem knöchernen Ausriß bzw. ansatznahen Abrissen (< 20 % der ACL-Verletzungen) indiziert!

Miniarthrotomie → Naht
Anlage von 2 Bohrkanälen (ø 2,5 – 3 mm) im Tibiakopf sowie lateraler Femurkondyle (Isometrie der Bandansätze beachten!), Durchzug der Banddurchflechtungsnähte. evtl. in Kombination mit augmentierender resorbierbarer Kordel und Knoten von Faden und Kordel an der Kondylenaußenseite nach Vorspannung in 30 ° Flexion.

Arthroskopische Naht (Caspari-Technik)
Technisch aufwendig, insbesondere die korrekte, anatomische Plazierung der Bandstümpfe.

Kreuzbandplastik

Bei intraligamentären Rupturen sind Ersatzplastiken zu favorisieren. Sie sind nach Resektion der verbliebenen Kreuzbandreste durchzuführen.
Technisches Ziel ist die anatomisch exakte und mechanisch stabile Implantation der Ersatzgewebe.
Als gebräuchlichste Transplantate werden das **Lig. patellae** bzw. die Semitendinosus-/Gracilissehne verwendet (Lig.patellae überwiegt!).
Augmentationen mit Hilfe von Kunstbändern haben bisher keine Vorteile erkennen lassen.

Auch ist der Ersatz mit Bandprothesen langfristig gescheitert und sollte nicht mehr angewandt werden.
Homologe Transplantate haben keine Bedeutung (Übertragung von Infektionen).

Der Vorteil des Lig.patellae-Transplantates liegt in der Möglichkeit, eine primäre Knochen-Band-Verbindung unter fester knöcherner Verankerung der am Transplantat befindlichen Knochenblöcke zu erreichen.
Die Operation ist sowohl über eine Miniarthrotomie als auch über arthroskopische Instrumentation auszuführen.

Ein Anteil des BTB (Bone-Tendon-Bone) läßt sich durch Press-Fit-Technik verankern, der andere mit Hilfe einer Interferenzschraube (halboffene Technik).
Der femorale Ansatzpunkt muß im dorsokranialen Eck der Innenwand des lateralen Femurkondylus liegen, der tibiale bei ca. 40 % der Tibiakopfbreite, was dem ventralen Areal der Eminentia entspricht (Abstand der Hinterkante des ACL-Transplantates zur Vorderkante des PCL 2 mm!).
Die intraoperative Bewegungsprüfung darf kein Notch-Impingement ergeben (ggf. → Notchplastik).
Der präoperativ positive Lachmann-, Jerk- sowie Pivot-Shift-Test müssen postop. aufgehoben, volle passive Streckbarkeit ohne Transplantatlockerung gegeben sein.

Nachbehandlung
Lagerung in Schaumstoffschiene, Cryo-Cuff.
Kompressionsstrümpfe,
frühestmöglich Bewegungsschiene (CPM) (2.postoperativer Tag).
Ansonsten siehe Kreuzband-Nachbehandlungsschema:

Nachbehandlungsprogramm nach Kreuzbandoperationen

(Auswahl der Anwendung abhängig vom Trainingszustand)

0–6. Woche:

- Kompressionskühlbandage („Cryo-Cuff") postoperativ
- passive und aktive Bewegungsübungen nach Drainagezug (0–0–90˘ anzustreben)
- Motorschiene (CPM) schmerzorientiert in den Grenzen 0–0–90° postoperativ

- aktive Kniestreckung nach gesicherter Wundheilung bis 0 °
- passive und aktive Patellamobilisation
- Ko-Kontraktionen, Isometrieübungen, Training ischiocrurale Muskulatur
- PNF (zunächst Widerstand proximal, später auch distal)
- sukzessive Vollbelastung und freifunktionelle Bewegungsübungen bei Erguß- und Schmerzfreiheit (Vollbelastung nicht bei Streckdefizit > 10 °)
- nach Erreichen der Vollbelastung Steppertraining, Radfahren (hohe Pedal-Umdrehungszahl), Schwimmen (Beinpaddelschlag)

ab 7. Woche:

- Vollbelastung sollte erreicht sein
- keine Limitierung der Bewegung
- Intensivierung des o.g. KG- Übungsprogramms
- zusätzlich manuelle Therapie-Maßnahmen
- isokinetisches Training der Streck- und Beugemuskulatur (Winkelgeschwindigkeit 150 °/s, Strecklimitierung 20 ° für 6 Wochen). Wahlweise Training im geschlossenen System (z.B. „Shuttle")
- Koordinationstraining (z. B. weiche Unterlage, Schaukelbrett, Minitrampolin)
- Intensivierung des selbständigen Muskelaufbautrainings mit z. B. Beinstepper, Radfahren (hohe Pedal-Umdrehungszahl), Joggen auf ebenem Untergrund, Schwimmen (Beinpaddelschlag)

ab 12. Woche:

- - sportartspezifisches Aufbautraining möglich

Begleitverletzungen:

Meniscusresektion:
keine Änderung des Programms erforderlich

Meniscusrefixation:
bis zur 7. Woche nur Teilbelastung mit 20–30 kg

Innenbandläsion:
Grad 1, 2: keine Änderung
Grad 3 (operative Rekonstruktion): zusätzlich Kniegelenksorthese für 6 Wochen

Außenbandläsion:
Kniegelenksorthese für 6 Wochen

Komplikationen
Thrombose trotz Heparin-Prophylaxe (Farbdopplerkontrolle/Phlebographie).
Infekt:
Anhaltendes Fieber, CRP → frühzeitige Revision bei unklaren Situationen auch ohne Keimnachweis.
Bewegungseinschränkung über 3 Monate hinaus → Arthroskopie mit Debridement der Notch, Arthrofibrose, evtl. dorsale Kapsulotomie.

Hintere Kreuzband-PCL-Ruptur

Behandlungsrichtlinien wie bei ACL-Verletzungen.

Konservative Therapie
indiziert bei
- Instabilität geringen Ausmaßes.
- Gonarthrose sowie
- fehlender körperlicher Aktivität.

Behandlung entspricht der postoperativen Nachsorge (siehe S. 415).

Operative Therapie
Angezeigt bei
- disloziertem knöchernen Ausriß,
- leistungsorientierten Patienten sowie
- beidseitig komplex verletzten Kniegelenken.

Technik

Reinsertion bei Bandabrissen und Adaptation bei intraligamentären Rupturen durch Auszugsnähte, evtl. kombiniert mit PDS-Augmentation, Verschraubung bei knöchernen Ausrissen.

46

Zugang

Gestaltet sich je nach arthroskopischem Befund:
* kurzer medialer Längsschnitt   → proximale Ruptur,
* parapatellare laterale Längsinzision → Komplexverletzungen,
* S-förmiger transpoplitealer Zugang → distaler Ausriß.

(OP-Durchführung erfordert Erfahrung und spezielles Instrumentarium!)
Nachbehandlung siehe Kreuzband-Nachbehandlungsschema (s. S. 415)

Komplikationen
Verletzung der Poplitealgefäße sowie des N.fibularis und tibialis.

Knieseitenbandverletzungen (MCL/LCL)

Therapieentscheidung
Geht bei isolierter Seitenbandruptur eindeutig in Richtung konservative
Therapie
* mit frühfunktioneller Behandlung,
* Arthrocareschiene und
* Vollbelastung nach 6 Wochen.

Operationsindikation nur bei
* jungen Sportlern
* äußerst aktiven Patienten und bei
* komplexen Bandverletzungen.

Operationsprinzip

beinhaltet die Reinsertion bei Bandabrissen sowie Adaptation bei interli-
gamentären Rupturen.
Verschraubung bei knöchernen Ausrissen.

Als Zugang

bietet sich die mediale Schräginzision an sowie der laterale parapatellare
Längsschnitt.

Technik

Tiefe Bandschicht wird genäht (z. B. Maxon 3×0),
bei knöchernem Abriß/Ausriß → transossäre Auszugsnaht (z. B. Maxon Stärke 0).
Alternativ Verschraubung oder kleines Fixationsplättchen evtl. Mitec-Anker-Fixation.
Oberflächliche Schicht wird mit U-Nähten adaptiert und die Sicherung mit Rahmennähten (Stärke 2×0) vorgenommen, evtl. zusätzliche Fibrinklebung.
Knöcherne Bandausrisse am Fibulaköpfchen werden mit Zuggurtung oder Schraube refixiert.

Nachbehandlung

Je nach Weichteilschwellung Lagerung in Schaumstoffschiene/dorsaler Gipsschiene, danach Arthrocareschiene und Abrollen für 2–4 Wochen,
Vollbelastung nach 6 Wochen,
intensive KG-Übungsbehandlung im Rahmen einer erweiterten ambulanten Physiotherapie (EAP).

Komplikationen

Ramus infrapatellaris-Verletzung (N. saphenus), Fibularisschaden bei LCL-Versorgung.

Meniskusläsionen

Prädilektionsstellen sind das Hinterhorn des Innenmeniskus sowie die Pars intermedia des Außenmeniskus.
Risse und Rupturen entstehen meist auf dem Boden degenerativer Vorschädigungen.
Nur etwa 1/10 der Meniskusrisse sind primär traumatisch bedingt.
Es finden sich der Längs- und Querriß, der Korbhenkel sowie ein Horizontalabriß.

Klinik

Evtl. traumatische Genese (Unfallereignis)
* Blockierung der Gelenksbewegung mit Einklemmung,

- Streckhemmung sowie Ergußbildung.
- Druckschmerz am Gelenkspalt,
- Hyperflexions- bzw. Extensionsschmerz,
- Steinmann I/II sind positiv,
- medialseitiger Schmerz im Schneidersitz (Payr'sches Zeichen),
- positiver Grinding-Test (Apley-Zeichen),

Überprüfung der Bandstabilität (Kombinationsverletzungen).
Bei degenerierten Menisci zeigen Läsionen oft keine eindeutigen
anamnestischen und klinischen Hinweise.

Diagnostik

- Röntgen Kniegelenk in 2 Ebenen (knöcherne Begleitverletzung),
- Arthrographie (Doppelkontrastverfahren, heute durch die diagnostische Arthroskopie abgelöst),
- NMR (kein Routineverfahren, prinzipiell möglich, teuer),
- Sonographie (schwierige Beurteilung).

Diagnostische Arthroskopie:
immer indiziert bei Hämarthros sowie akuter Blockierung und bei klinisch und röntgenologisch unklarer Diagnose.

Behandlung

Punktion bei Ergußbildung bzw. Hämarthros,
Reposition eines eingeklemmten Korbhenkels (vorsichtige Beugung unter
Extension und Rotation).

Konservative Therapie

von Meniskuseinrissen ist nur bei kleinen Längseinrissen an der Meniskusbasis sinnvoll, ansonsten:

operativ arthroskopische Intervention

Therapieziel: möglichst viel Meniskusgewebe erhalten!

Partielle Meniskektomie bzw. Meniskusrefixation (gerechtfertigt bei kapselnahen longitudinalen Rupturen).

Technik der Arthroskopie

Standardisierte Vorgehensweise (ambulant/stationär).
Wenn immer möglich sollten Längseinrisse refixiert werden.
Nach Anfrischung der Rißränder Reposition und U-Naht-Fixation mit
Auszugsnähten.

Nachbehandlung

Bevorzugt wird heute die frühfunktionelle Nachbehandlung mit Teilbelastung über ca. 2 Wochen,

bei Meniskusrefixation Bewegungslimit in den Grenzen von 0/10/70 ° für
4–6 Wochen, isometrische Anspannungsübungen.

Belastungsaufbau

- bei partieller Meniskusresektion nach 2 Wochen,
- bei Meniskusrefixation nach 4–6 Wochen.

Die Prognose von Meniskusläsionen richtet sich nach dem Ausmaß der
Schädigung. Folgen sind degenerative Knorpelveränderungen und Achsfehlstellungen.

Außenbandruptur am OSG

Häufigste Bandverletzung durch Umknicktrauma (Supination), was zur
Zerrung, Überdehnung, Teilruptur und Ruptur führt.

Klinik

In der Anamnese findet sich ein Supinationstrauma mit schnell auftreten-
dem Hämatom im Bereich des Außenknöchels, Druckschmerz und eingeschränkte bzw. aufgehobene Gehfähigkeit.

Diagnostik

- Aufklappbarkeit bei Varusstress,
- Talusvorschub,

Sicherung der klinische Diagnose durch

- Röntgenaufnahmen in 2 Ebenen zum Frakturausschluß bzw.
  gehaltene Aufnahmen in Varusstress und vorderer Schublade (Seitenvergleich! Bei starken Schmerzen Leitungsanästhesie-Fibularisblock).

Arthrographie (Kontrastmittelaustritt, DD: isolierter Syndesmosenriß!)

Therapie

Entscheidungskriterien sind:
- Alter,
- sportliche Aktivität und
- Vorschäden.

Konservative Therapie

Primär Lokalbehandlung mit Eis und Antiphlogistikaverbänden.
Danach externe Schienung unter Verwendung von Tape-Verbänden, Schie-
nen (Aircast-Schiene), Spezialschuhen (z.B. Adimed) oder Gipsverbänden
in leichter Pronationsstellung des Rückfußes.
Vorteil der konservativen Therapie ist die Vermeidung von OP-Risiken,
Nachteil evtl. verbleibende Restinstabilitäten (ca. 30 %).

Operative Therapie

- Bei deutlicher Instabilität,
- extremer Aufklappbarkeit des Gelenkes,
- dem Verdacht von osteochondralen Frakturen bzw
- ambitionierten Sportlern
  ist das operative Vorgehen zu favorisieren.

Technik

Bogenförmiger Hautschnitt am Hinterrand des Außenknöchels unter
Schonung des N.cutaneus dorsalis intermedius.
Interligamentäre, feine, adaptierende Nähte am Fibulo-talare anterius bzw.
dem calcaneo-fibularen Band, evtl. transossäre Nahttechnik bei Bandaus-
rissen.
Knoten der Nähte in Pronation und Rechtwinkelstellung des OSG.
Nach Blutstillung und Hautverschluß dorsale Gipsschiene in Rechtwinkel-
stellung und leichter Pronation des Fußes.

Postoperative Nachbehandlung

beinhaltet die Hochlagerung und Kühlung,
Thrombose-Prophylaxe und
Frühmobilisation unter Entlastung für die ersten 14 Tage.
Danach Fadenzug und Anlegen eines Unterschenkelgehgipses für 4 Wochen, daran anschließend funktionelle Nachbehandlung mit Belastungsaufbau.

Besonderheiten

Bei Kindern handelt es sich häufig um knorpelige bzw. knöcherne Bandausrisse, die der operativen Refixation mit feinen Spickdrähten, Minischrauben oder Zuggurtungen bedürfen.

Achillessehnenruptur

Bevorzugtes Alter ab dem 30. Lebensjahr.
Meist spontane Ruptur bei überraschender Dorsalflexion des Fußes.
Auch im Rahmen sportlicher Belastung bei Zwischenspurts möglich.
Bei Ruptur meist knallendes Geräusch.

Klinik:

Aktives Defizit der Plantarflexion.
Ausfall des Zehenspitzenstandes.
Lokale Schmerzen und tastbare Delle.
Hämatom.

Diagnostik:

Klinische Untersuchung (tastbare Delle).
Gordon-Test (Kneten der Wade → Ausfall der Plantarflexion i. Seitenvergleich).
Sonographie. Kontinuitätsunterbrechung/Hämatom.

Behandlung:

Konservative Therapie
bei hohen operativen Risikofaktoren der Patienten möglich.

Behandlung zunächst in Spitzfuß-Gipsschiene für 8–10 Tage, anschließend Unterschenkel-Gehgips in Spitzfußstellung für 4 Wochen.
Alternativ Behandlung mit Vakuped®-Schuhsystem (120°-/105°-/90°-Stellungen).

Operative Therapie
In der Regel immer indiziert.

Technik:

Bauchlage des Patienten
Dorso-medialer Zugang
Darstellen der rupturierten Bandanteile, ggf. Darstellen der Plantarissehne, sofern vorhanden.
Kernankernaht nach Kirchmaier-Kessler und Feinadapation.
U. U. Durchflechtung mit Plantarissehne.
Optional Fibrin-Klebung.
Verschluß der Sehnenscheide!

Nachbehandlung:

Die Nachbehandlung nach operativer Therapie entspricht der konservativen Therapie.
Gipsabnahme nach 6 Wochen
Beginn mit krankengymnastischer Übungsbehandlung sowie empfehlenswert Absatzerhöhung für 6 Wochen um 1 cm.
Während der Gipsruhigstellungsdauer **Thrombose-Prophylaxe** unabdingbar.

Komplikationen:

- Thrombose
- Reruptur
- Bewegungseinschränkung

Literatur

Calhoun, J.H.: Delayed Repair of the Achilles Tendon. In: Johnson, K.A. (ed.): The Foot and ankle. Raven Press, New York 1994.
Jakob, R.P., H.U. Stäubli: Kniegelenk und Kreuzbänder. Springer, Berlin-Heidelberg-New York 1990.

Larson, R.A., W.A. Grana (eds.): The Knee – Form, Function, Pathology and Treatment. Saunders, Philadelphia 1993.

Müller, W.: Das Knie. Springer, Berlin-Heidelberg-New-York 1982

Resch, H., E. Beck: Arthroskopie der Schulter. Springer, Wien-New York 1991.

Resch, H.: Traumatische Schultergelenksluxation. OP-Journal 3 (1993) 40.

Wapner, K.L. (1994): Acute Repair of the Achilles Tendon. In: Johnson, K.A. (ed.): The Foot and ankle. Raven Press, New York 1994.

Zwipp, H., H. Tscherne, R. Hoffmann, B.W. Wippermann: Therapie der frischen fibularen Bandruptur. Orthopädie 15 (1986) 446.

ICD 9

Rotatorenmanschettenverl.	840.4
Bicepssehnenverl.	840.8
Pektoralissehnenverl.	840.9
Quadricepssehnenverl.	843.8
Riß Patellarsehne	844.8
Kreuzbandriß	844.2
Kniebandverletzung	844.0/844.1
Meniskusverletzung	836.2
OSG-Bandverletzung	845.0
Achillessehnenverletzung	844.9

Notizen

47. Luxationen

Schulterluxation

Man unterscheidet zwischen einer traumatischen bzw. posttraumatisch rezidivierenden Schulterluxation und einer habituellen, willkürlichen Luxation.

Ursachen der Schulterluxation sind meist direkte Gewalteinwirkung auf den Schultergürtel bzw. Außenrotations-Abduktionsverletzungsmechanismen.

Klinik:

Klinisch federnde schmerzhafte Fehlhaltung des Armes, leere Schulterpfanne.

Diagnostik:

Überprüfung der Motorik und Sensibilität, insbesondere des N.axillaris.
Peripherer Pulsstatus.
Röntgen in 2 Ebenen, ggf. mit Y-Aufnahme.
Optional Sonographie.

Behandlung:

Konservative Therapie
stets in Form der primären Reposition!
Repositionsmethoden nach Hippokrates oder Arlt (vergl. Abschnitt IV).
Ruhigstellung im Gilchrist-Verband bei
Patienten < 40 Jahre für 3 Wochen.
Patienten > 40 Jahre für 5–7 Tage.

Operative Therapie
empfehlenswert bei jüngeren, sportlich aktiven Patienten.
Die operative Therapie sollte spätestens ab der 3. Reluxation in diesem
Alter erfolgen.
Präoperativ diagnostische Abklärung durch Arthro-CT erforderlich.
Operative Indikation auch bei Tuberculum-majus-Abrissen gegeben.

OP-Technik

Lagerung in Beachchair-Position.
Zugangsweg abhängig vom operativen Verfahren.
Meist operative Refixation des ventralen Kapsel-Labrum-Anteils.
Schulterarthroskopie über Standardzugänge.
→ Refixation des abgerissenen ventralen Kapsel-Labrum-Anteils, z.B. mit
Suretac-Dübeln.

Nachbehandlung:

Schulterschema B, Seite 404.

Nachbehandlungsprogramm nach Schulteroperationen

(rekonstruktive Maßnahmen, z.B. Kapsel-Labrum-Refixation, Rotatorenmanschette)

0.–3. Woche:

- Ruhigstellung mit TG-Schlauchverband
- Passive/assistive Bewegungsübungen bis 80 Grad Abduktion (Abd) und
  Elevation (Elev)
- **Keine Außenrotation (AR)** !!!, jedoch AR aus Innenrotationsstellung bis
  zur Neutral-0-Stellung möglich
- Entstauende Maßnahmen (z.B. Schaumstoffball)
- Freihalten der thorako-scapularen Gleitebene, Haltungsschulung

4.–6. Woche:

- Abnahme der Schulterverbandes
- Passive/assistive Bewegungsübungen bis 90 Grad Abd/Elev
- Weiterhin **keine AR** über Neutral-0-Stellung !!
- Ansonsten wie 0.-3.Woche

Ab 7. Woche:

- Freifunktionelle Nachbehandlung, schrittweise Steigerung der AR
- Schmerzabhängig aktive Bewegungsübungen
- Muskelkräftigung mit z.B. Thera-Band, MTT
- PNF
- Manuelle Therapie

Komplikationen:

- Verletzung des N.axillars,
- Verletzung der langen Bizepssehne,
- Postoperative Bewegungseinschränkung,
- Reluxationen.

Sternoclaviculare Luxation

Mechanismus meist Sturz auf den Schultergürtel mit lateralen Krafteinwirkung.

Klinik:

Schwellung im Bereich des Sternoclaviculargelenkes.
Lokaler Druckschmerz.
Bewegungsabhängige Schmerzen bei Adduktion des Armes.

Diagnostik:

Röntgen Zielaufnahmen des Sternoclaviculargelenkes und seitliche Aufnahme.
Meist zusätzlich Tomographie oder CT-Diagnostik erforderlich.

Einteilung in drei Formen.

- Suprasternal
- Retrosternal
- Parasternal.

Behandlung:

Konservative Therapie
ist möglich bei geringer Dislokation.
Hierbei funktionelle Behandlung und symptomatische Analgesie.

Operative Therapie:

Retrosternale Luxation und ventrale Luxation bei körperlich aktiven Patienten.

Technik:

Lagerung auf dem Rücken oder halbsitzende Position.

Zugang: ca. 5 cm langer, bogenförmiger Hautschnitt über der medialen Clavicula und Manubrium sterni.
Operative Technik besteht in Reposition und temporärer Fixierung mittels Zuggurtungsosteosynthese.

Nachbehandlung:

Gilchrist-Verband für 2 Wochen, danach aktiv unterstützte Krankengymnastik mit Pendelübungen bis zur 6.Woche unter strikter Vermeidung von Außenrotation.
Implantatentfernung nach 6 Wochen, anschließend freifunktionelle Nachbehandlung.

Komplikationen:

- Pneumothorax.
- Gefäß-Nerven-Verletzung durch Trauma oder durch Operation.
- Posttraumatische Arthrose.
- Restinstabilität.
- Implantatbruch und Wanderung von Kirschnerdrähten!

Ellenbogengelenksluxation

Als Verletzungsmechanismus findet sich oft ein Sturz auf den gestreckten Arm.
Luxation oft kombiniert mit zusätzlichen knöchernen Verletzungen.

Klinik:

Deutliche Fehlstellung des Ellenbogengelenkes.
Meist Luxation nach dorsal mit deutlich vorstehender Olecranonspitze.

Diagnostik:

Röntgenübersichtsaufnahmen in 2 Ebenen.
Überprüfung der peripheren Motorik und Sensibilität sowie Pulskontrolle.

Behandlung:

Primäre Reposition ggf. unter Analgosedierung oder Narkose.
Reposition des Ellengelenkes in Rechtwinkelbeugestellung (vergl. Abschnitt IV).
Die *operative Therapie* ergibt sich aus den knöchernen Begleitverletzungen bzw. aus der Instabilität nach Reposition und Spontanreluxation.

Abrisse des Proc. coronoideus ulnae bedürfen ebenfalls der operativen Refixierung.

Technik:

Rückenlagerung des Patienten, ggf. Armtisch, beweglich abgedeckt.
Der Zugangsweg richtet sich nach der knöchernen Begleitverletzung.
Bei Rekonstruktion der Seitenbänder getrennter radialer und ulnarer bogenförmiger Zugang.

Die **operative Technik** orientiert sich an den zu rekonstruierenden Strukturen.

Nachbehandlung:

Gipsruhigstellung für 3–4 (6)Wochen.
Beginn der krankengymnastischen Übungsbehandlung ab der 3.Woche aus der Gipsschiene.
Nach 6 Wochen freifunktionelle Nachbehandlung.

Komplikationen:

- Gefäß-Nerven-Verletzungen,
- Reluxation,
- Bewegungseinschränkungen des Ellbogengelenkes,
- periartikuläre Verkalkungen.

47

Hüftgelenksluxationen

Das Hüftgelenk luxiert nur nach erheblicher Gewalteinwirkung meist in axialer Richtung, oft bei gebeugtem Hüftgelenk.

Klinik

Klinisch deutliche Fehlstellung und Verkürzung des Beines.
Massive Schmerzen lokal.
Klinisch Art der Luxation (anterior, posterior, zentral) nicht diagnostizierbar.

Diagnostik:

Röntgen Beckenübersichtsaufnahme und Hüftgelenk in 2 Ebenen.
Ggf. zusätzliche CT-Diagnostik erforderlich.

Behandlung:

Stets primäre Reposition in Narkose (vergl. Abschnitt IV).

Die konservative Therapie
ist bei stabilen Verhältnissen nach Reposition und fehlenden knöchernen Begleitverletzungen gerechtfertigt.
Bettruhe für 8–10 Tage.
Anschließend Entlastung für 6–8 Wochen.

Operative Therapie
indiziert bei knöchernen Begleitverletzungen bzw. instabilen Luxationen oder zentralen Hüftgelenksluxationen.

Technik:

Lagerung: In der Regel Seitlagerung.

Der **Zugangsweg** richtet sich nach den knöchernen Begleitverletzungen, insbesondere im Bereich des Acetabulums bzw. des Hüftkopfes.
Die operative Technik orientiert sich ebenfalls an den verletzten knöchernen Strukturen.

Nachbehandlung:

Nachbehandlung entsprechend dem gewählten operativen Verfahren. In der Regel freifunktionelle Nachbehandlung unter Entlastung für 8–12 Wochen.

Komplikationen:

- Intraoperative Gefäß-Nerven-Verletzung,
- periartikuläre Verkalkungen nach operativen Interventionen,
- Bewegungseinschränkungen,
- Hüftkopfnekrose,
- Coxarthrose (posttraumatisch)

Kniegelenksluxation

Luxation des Kniegelenks bei erheblicher Gewalteinwirkung und fixiertem Unterschenkel.

Klinik:

Offensichtliche Dislokation im Kniegelenksbereich.
Deutliche Fehlstellung, aufgehobene Bewegung.

Diagnostik:

Röntgenübersichtsaufnahmen in 2 Ebenen.
Periphere Pulskontrolle!

Cave: Popliteaverletzung!

Periphere Neurologie.

Behandlung:

Stets primär Reposition in Narkose.

Konservative Therapie
wenig erfolgversprechend, da sämtliche Bandstrukturen des Kniegelenkes zerstört.

Die operative Therapie
ist in der Regel indiziert.
Dringliche OP-Indikation stets gegeben bei begleitender Gefäßverletzung
(A.poplitea!).

Technik:

Lagerung in Abhängigkeit des operativen Vorgehens (Gefäßrekonstruktion/Bandrekonstruktion).
Zugangsweg richtet sich nach dem operativen Ziel.
Die primäre operative Technik besteht neben einer ggf. erforderlichen Gefäßrekonstruktion in
- der temporären gelenküberbrückenden Stabilisierung des Kniegelenkes und
- der Rekonstruktion der wesentlichen Kapselbandanteile – meist sekundär.

Nachbehandlung:

Die Nachbehandlung entspricht dem Behandlungsschema des Abschnittes Kniebandverletzungen (46, S. 415)

Sprunggelenksluxation

Die Luxation des Sprunggelenkes ist meist kombiniert mit knöchernen Begleitverletzungen.

Klinik:

Offensichtliche Fehlstellung im Bereich des Sprunggelenkes.
Lokal Schmerzen, Schwellung, Hämatom.

Diagnostik:

Primär Überprüfung der peripheren Durchblutung.
Ggf. *sofortige Reposition* bei prekärer Weichteilsituation (Spannung).
Röntgenübersichtsaufnahmen in 2 Ebenen.

Behandlung:

Konservative Therapie
meist nicht möglich, da erhebliche knöcherne Begleitverletzungen.

Die operative Therapie
ist in der Regel indiziert.

Technik:

Die operative Versorgung erfolgt in Rückenlagerung des Patienten.
Der Zugangsweg richtet sich nach den zu versorgenden knöchernen Strukturen. Die operative Technik hat zum Ziel,
- die Rekonstruktion der knöchernen Strukturen sowie
- ggf. Versorgung von Bandverletzungen, insbesondere von eingeschlage-
  nen Kapselbandanteilen.

Nachbehandlung:

Die Nachbehandlung richtet sich nach dem Schema bei Frakturen des
Sprunggelenkes.

Komplikationen:

- Posttraumatische Arthrose,
- postoperative Bewegungseinschränkungen,
- persistierende Instabilität des Sprunggelenkes.

Literatur

Fleischmann, W., L. Kinzl, Philosophy of ostheosynthesis in shoulder fractures.
  Orthopedics (1993) Vol. 16, 1, 59
Habermeyer, P., P. Krueger, L. Schweiberer (Hrsg.): Schulterchirurgie. Urban &
  Schwarzenberg, München-Wien-Baltimore 1990.
Rüter, A., A. Kotter, W. Braun: Die Behandlung der frischen sternoklavikulären
  Luxation. Operat. Orthop. Traumatol. 5 (1993) 92.
Tscherne, H., M. Blauth, W. Kasperczyk: Indikationen zur konservativ-funktionellen
  und operativen Therapie von Frakturen am Schultergürtel. In: Rahmanzadeh, R.,
  A. Meißner (Hrsg.) Unfall- und Wiederherstellungschirurgie
  Springer, Berlin-Heidelberg-New York 1992.

47

ICD 9

Luxation Schulter	831.0
Luxation Sternoclaviculargel.	839.6
Luxation Ellengelenk	832.0
Luxation Hüftgelenk	835.0
Luxation Kniegelenk	836.6
Luxation Sprunggelenk	838.0

Notizen

Notizen

48. Verletzungen im Kindesalter

Allgemein

Gegenüber Erwachsenen erweisen sich Verletzungsverläufe bei Kindern häufig different. So ergeben sich Besonderheiten bei

- Verbrühungen/Verbrennungen,
- dem Schädelhirntrauma
- dem Abdominaltrauma
- der Kindesmißhandlung sowie
- den muskulo-skelettalen Verletzungen (Extremitäten, Becken, Wirbelsäule).

Für das Abschätzen des **Alters** stehen folgende Anhaltspunkte zur Verfügung:

- Ein Säugling ohne Zähne ist jünger als 6–8 Monate,
- die große Fontanelle ist nach 12–18 Monaten geschlossen.
- Ein Kind mit Windeln ist jünger als 4 Jahre.
- Die ersten Lücken im Milchgebiß treten zwischen dem 6.–8.Lebensjahr auf.
- Ein Kind das mit einem Fahrrad verunglückt, ist älter als 5–6 Jahre.

Nach dem Abschätzen des Alters gelten folgende Anhaltswerte für das **Körpergewicht:**

- Ein Neugeborenes wiegt 3–4 kg,
- ein 1jähriges Kind wiegt 10–15 kg,
- ein 6jähriges Kind wiegt 20–30 kg,
- ein 12jähriges Kind wiegt 30–40 kg.

Diese groben Alters- und Gewichtseinteilungen werden als Grundlage für die Dosierung von Medikamenten oder Infusionslösungen genommen, ebenso ergeben sich daraus Anhaltszahlen für die Atmung oder Beatmung,

die Herzfrequenz und den Blutdruck oder die Frequenz bei Herzdruck-
massage.

Flüssigkeitsmenge intravenös – gewichtsabhängig!
- 4 ml/kgKG/Stunde für die ersten 10 kg,
- 2 ml/kgKG/Stunde für die zweiten 10 kg,
- 1 ml/kgKG/Stunde für jedes kgKG über 20 kg.
  (Blutvolumen entspricht ca. 80 ml/kgKG).

Physiologische Kenngrößen im Kindesalter

	Neugeborene	Säuglinge	Kleinkinder	Schulkinder
spontane Atemfrequenz (min^{-1})	40–60	30–50	20–30	12–20
Beatmungsfrequenz (min^{-1})	bis 60	20–30	14–20	10–14
Atemzugvolumen $(ml \cdot kg^{-1})$	8–10	8–10	8–10	8–10
Hämatokritwert (%)	45–58	31–42	37–42	38–45
Blutdruck Sys/Dias (mmHg)	75–85/40–50	90–105/55–70	90–105/55–70	90–125/60–80
Herzfrequenz (min^{-1})	120–160	120–140	<120	90
Blutvolumen (ml/kg)	80–90	75–80	70–75	65–70

Der mittlere arterielle Blutdruck sollte beim reifen Neugeborenen nicht unter
50 mmHg, beim Frühgeborenen nicht unter 30 mmHg liegen.

Verbrühung/Verbrennung

Betroffen sind von dieser Art der Verletzung alle Altersstufen.
Abschätzung der Ausdehnung (unter dem 7.Lebensjahr)
- Kopf und beide Arme ca. 30 %
- Rumpf ca. 30 %
- beide Beine ca. 30 %.
- Schema zur Berechnung in Kap. III, 1.

Therapeutische Erstmaßnahmen:

- Kaltwasserbehandlung
- Schmerzbehandlung (Ketamin: 0,5–1,5 mg/kgKG iv.)
- Infusionsbehandlung (Ringerlactat: 20–30 ml/kgKG/Stunde)
- Lokalbehandlung (s.besonderes Kapitel III/1)

Spezielle Probleme

Bei Inhalationstraumen im Rahmen von Verbrennungen empfiehlt sich die Gabe von 1–2 Hüben Auxiloson-Spray.

Ein zunehmender inspiratorischer Stridor oder eine beginnende respiratorische Insuffizienz erfordern eine frühzeitige Intubation und Beatmung.

Schädelhirntrauma

Allgemein

Typische Unfälle sind der Sturz vom Wickeltisch oder aus dem Kinderwagen, das Anschlagen des Kopfes beim Spielen oder Unfälle mit dem Roller/Fahrrad (evtl. auch an Kindesmißhandlung denken!).

Die Autoregulation der kindlichen Hirngefäße ist gegenüber Traumen empfindlicher, so daß es rascher als im Erwachsenenalter zur zerebralen Hyperämie mit einer Volumenzunahme des Gehirns kommt.

Bei Säuglingen ist dabei initial eine größere **Kompensationsbreite** durch die offene Fontanelle und die offenen Schädelnähte möglich.

Typisch für das Kindesalter ist aber die plötzliche Dekompensation ohne eindeutige und frühzeitige Warnzeichen

CRY AND DIE!

Zudem besteht keine generelle Korrelation zwischen der Schwere des Unfalls und dem möglichen Ausmaß des Schädelhirntraumas.

48

Diagnostische und therapeutische Erstmaßnahmen

Orientierende neurologische Untersuchung
Seitenzeichen in Verbindung mit dem Pupillenverhalten und Hinweise auf
mögliche Querschnittsläsionen müssen ebenso erfaßt werden wie der Grad
der Bewußtseinsstörung.

Glasgow-Coma-Scale < 7:

Das ensprechende klinische Bild ist dadurch gekennzeichnet, daß das Kind
- nicht auf Ansprache reagiert,
- weder die Augen öffnet,
- noch auf Schmerzreize mit gezielten Abwehrreaktionen reagiert (schwe-
  res Schädelhirntrauma).

Sofortmaßnahmen

- Sicherung eines suffizienten Kreislaufs
- bei nicht tastbarem Radialis- oder Femoralispuls muß initial durch
  Volumenersatz (5–10 ml/kg KG) der Kreislauf stabilisiert werden.
- Intubation (Ketamin 1–2 mg/kgKG i.v).
  Nach der Intubation wird mit einem O_2-Anteil von 50 % hyperventiliert.
- Bei stabilen Kreislaufverhältnissen wird der Oberkörper 20–30 ° hoch-
  gelagert und der Kopf in Mittelstellung durch Polster fixiert.
- Die Gabe von Kortikosteroiden ist umstritten, eine einmalige Gabe von
  1 mg/kgKG Dexa- oder Betamethason kann initial durchgeführt werden.
- Frühestmögliche CT-Untersuchung des Schädels
  1 CT ist kein CT – Verlaufsbeobachtung!

Narkoseeinleitung

- Diazepam: Valium® 0,1–0,2 mg/kg iv
- Etomidate: Etomidat–Lipuro® 0,15–0,2 mg/kg iv
- Ketamin: Ketanest® 1–2 mg/kg iv, 2–5 mg/kg im
- Methohexital: Brevimytal® 1–2 mg/kg iv, 25–30 mg/kg pr (max. 500 mg,
  100 mg/ ml)
- Midazolam: Dormicum 0,1–0,2 mg/kg iv
- Propofol: Disoprivan® ab 3 Jahre 1,5–2,5 mg/kg iv
- Thiopental: Trapanal® 3–5–7 mg/kg iv

Narkosemedikamente

Inhalationsanästhetika: Enfluran, Isofluran

Opioide:
- Alfentanil (Rapifen®) balancierte Narkose: 25–75 µg/kg 0,25–1µg/kg/min
- Fentanyl: NLA: 5–10 µg/kg iv balancierte Narkose: 1–2–5 µg/kg iv
- Morphin balanciert: 0,05–0,1 mg/kg iv
- Sufentanil: balanciert: 0,5–1 µg/kg iv, 0,4–1 µg/kg/h iv
- Propofol: Disoprivan® ab 3 Jahren initial 2,5 mg/kg, dann 5–10 mg/kg/h, reduzierend

Muskelrelaxanzien

- Atracurium: Tracrium® 0,3–0,6 mg/kg iv
- Panuronium: 0,08–0,1 mg/kg iv
- Succinylcholin: (mit Atropin 10 µg/kg!) 1–2 mg/kg iv, 2–4 mg/kg im
- Vecuronium: Norcuron® 0,05–0,08–0,1 mg/kg iv (Initialdosen, Folgedosen 1/3–1/5 der Initialdosis)

Komaindex >7
- Ein solches Kind reagiert gezielt auf Schmerzreize und öffnet die Augen.
- Bei suffizienter Atmung und stabilen Kreislaufverhältnissen erfolgt lediglich eine Seitenlagerung mit angehobenem Oberkörper.
- Es wird ein venöser Zugang gelegt (Ringerlactat, zurückhaltende Infusionsmenge).
- Frühestmögliche diagnostische Abklärung des Schädels durch CT.
- Zur Behandlung von Krampfanfällen im Rahmen von Schädelhirntraumen eignen sich sowohl Barbiturate (z.B. Thiopental, 3–4 mg/kgKG i.v.) als auch Benzodiazepine (z.B. Diazepam 0,05– 0,1 mg/kgKG i.v.).
Die Dosierung muß ggf. erhöht werden bis die Krampfanfälle sistieren. In solchen Fällen sind immer eine Intubation und eine Beatmung erforderlich.

Weiteres Vorgehen entsprechend der durchgeführten CT-Diagnostik.

Kindesmißhandlung

Für eine Kindesmißhandlung sprechen
- Verletzungen ohne klare Ursache und erkennbaren Hergang,
- Ausreden und Beschuldigungen Dritter,
- familiäre Konfliktsituationen,
- Medikamentenabusus bei Eltern oder Kind,
- Frühgeburt und Hirnschädigung,
- Verhaltensstörungen beim Kind sowie
- Interesselosigkeit der Eltern.

Hämatome und Sugillationen unterschiedlicher Größe und Farben zeigen wiederholte Traumen, wie z.B. Prellungen, Schläge und Bißspuren an.
Es ist wichtig, diese von den alltäglichen Blessuren des Kleinkindes zu unterscheiden: deren *typische Lokalisation* ist Kinn, Stirn, Knie und Ellbogen.

Das Alter der Hämatome kann annähernd geschätzt werden.
- Rot purpur blaue Farbe → 0–3 Tage nach der Verletzung
- grün bis grüngelb   → 7 Tage nach der Verletzung,
- gelb bis gelbbraun   → 7–28 Tage.

Abdominaltrauma

Allgemein

Die Abdominalverletzungen im Kindesalter können ähnlich wie die des Erwachsenen penetrierend durch Schuß oder Pfählung, breitflächig z.B. durch Überrollen oder typisch lokalisiert durch Lenkstangenstoß beim Sturz mit dem Fahrrad beobachtet werden.
Meist weisen die Kinder weitere Verletzungen auf.
Oft steht die Stärke der Gewalteinwirkung in keinem Verhältnis zur Wirkung.

Beim Polytraumatisierten Kind ist ein Bauchtrauma bis zum Gegenbeweis anzunehmen

Milzrupturen sind mit 40 % dabei am häufigsten,
Leberrupturen sind im Kindesalter selten.

Klinik/Diagnostik

Allgemein **körperliche Symptome** (Schock),
- Blässe, Tachykardie, Blutdruckabfall
- Angst, Apathie, Bewußtlosigkeit,
- Erbrechen, rasch entstehendes Fieber.

Abdominelle Symptomatik
- Lokalisierter Schmerz
- linker Oberbauch → Milz
- rechter Oberbauch → Leber
- Abwehrspannung (kann fehlen),
- Zunahme des Bauchumfanges
- Sonographie positiv

Therapeutische Erstmaßnahmen

Der erste Eindruck, den diese Kinder machen, ist oft besser, als es der Wirklichkeit entspricht.
Die Dekompensation erfolgt meist ohne Warnsymptome plötzlich und unvermittelt!

Therapeutische Imperative sind
- Sicherung einer suffizienten Ventilation,
- Schaffung stabiler Kreislaufverhältnisse,
- Maßnahmen zur Schmerzbehandlung.
  Bei fehlenden Schutzreflexen oder bei insuffizienter Spontanatmung muß intubiert werden.
- Das gleiche gilt für ein begleitendes Schädelhirntrauma mit einem Glasgow-Coma-Scale < 7.

Abgesehen davon ist bei mehrfachverletzten Kindern fast immer eine Versorgung in Narkose erforderlich, so daß polytraumatisierte Kinder schon am Unfallort intubiert werden sollten.

Tubusgrößen in der Kinderanästhesie

Alter	Gewicht	Tubusgröße (Char) Außendurchmesser	Tubusgröße (mm) Innendurchmesser
Frühgeborenes	1500 g	12 Char	2,5
Frühgeborenes	>1500 g–3000 g	14 Char	3,0
Neugeborene und Säuglinge bis 6 Monate	3–7 kg	14–16 Char	3,0–3,5
Säuglinge älter als 6 Monate	7–12 kg	16–18 Char	3,5–4,0
1–2 Jahre	12–15 kg	18–20 Char	4,0–4,5

Berechnung der Tubusgröße ab 2. Lebensjahr:

Tubusgröße in Charriere = 18 + Alter
Tubusinnendurchmesser in mm = Alter/4 + 4
Als Anhalt für die Tubusgröße kann auch der Durchmesser des kleinen Fingernagels genommen werden
Bis Tubusgröße 6,0 bzw. 26 Char d.h. bis 8.–10. Lebensjahr ohne Cuff!

Bei tief bewußtlosen Patienten kann ohne weitere Medikamente intubiert werden, ansonsten erfolgt die orale Intubation mit (siehe auch S. 436 f.)
Atropin 0,01 mg/kgKG i.v.,
Ketamin 1,0–2,0 mg/kgKG i.v., oder
Methohexital 1,0–2,0 mg/kdKG i.v.

Notfall- und Reanimationsmedikamente

- Applikationswege: iv
  im Notfall: intraossär = io.
  über den   Tubus = it
- Adrenalin: Suprarenin® zur Reanimation: 10–30 µg/kg/ iv, io, it nur verdünnt
- Atropin: 10–20 µg/kg iv, it, io
- Natrium-Bicarbonat: 1 mval/ml iv, io verdünnt auf 0,5 mval/ml
- Calcium-Chlorid 10 %: 1,36 mval Ca^{++}/ml, 0,1–0,3 ml/kg iv, io max. 10 ml/Dosis
- Calcium-Gluconat 10 %: 0,45 mval Ca^{++}/ml 0,1–0,5 –1 ml/kg iv, io max. 10 ml/Dosis
- Glukose: 0,5–1 g/kg iv, (io) = 1–2 ml/kg Glukose 50 %

- Insulin: Ketoazidose: Altinsulin 0,1 U/kg iv + 0,1 U/kg/h solange BZ > 300 mg/100 ml
  Hyperkaliämie: 0,15 U Altinsulin/kg iv + 0,5 g/kg Glukose iv
- Lidocain: 1 mg/kg iv, it, io
- Methylprednisolon: Urbason® 1–2–5 mg/kg iv
- Defibrillation: 2–4 J/kg extern
- Kardioversion: 0,5–1,4 J/kg extern

Zur Aufrechterhaltung der Narkose kommen Alfentanil (Rapifen®) oder Fentanyl in Verbindung mit Pancuronium zur Anwendung (Dosierung siehe Seite 443).
Die Beatmung erfolgt initial mit 50 % Sauerstoff und Hyperventilation.

Das **Volumendefizit** wird initial mit einem koloidalen Volumenersatzmittel (5–10 ml/kgKG) bzw. Kristalloiden (30 ml/kg Bolus) behandelt.
Ist der Radialis- oder Femoralispuls nicht tastbar, wird zügig so lange infundiert, bis die peripheren Pulse wieder tastbar sind oder ein altersentsprechender Blutdruck meßbar wird.

Volumenersatz/Blutprodukte

- Volumenmangel: 10 ml/kg bei Kolloiden bzw. 30 ml/kg Bolus bei Kristalloiden (Humanalbumin 5 % HAES 6 %, Ringer-Laktat), wiederholen nach Bedarf
- Erythrozytenkonzentrat:
  10 ml/kg $\rightarrow$ Hämatokrit-Anstieg um 3–4 % ml Erythrozytenkonzentrat = geschätztes Blutvolumen $\times$ [Hk(Soll)–Hk(Ist)]/Hk(EK)
- Thrombozytenkonzentrat: 10 ml/kg Thrombozyten oder 0,1 E/kg $\rightarrow$ Thrombozytenanstieg um 25000/µl

Der Transport solcher Kinder sollte immer in das nächstgelegene Schwerpunktkrankenhaus erfolgen, wo eine komplette Akutbehandlung durchgeführt werden kann.

Frakturen im Wachstumsalter

Abgrenzung konservative/operative Behandlung

Frakturen des wachsenden Skeletts sind eher konservativ zu behandeln, da Immobilisationsschäden auch nach längerdauernden Gipsruhigstellungen kaum auftreten.

Frakturen im Kindesalter heilen schneller und bilden kaum Pseudarthrosen und weisen eine erstaunliche *Remodellierungsfähigkeit* auf.
Dabei ist die Wachstumspotenz der einzelnen Epiphysenfugen von Bedeutung.
Wachstum wird von den Germinativzellen des Epiphysenfugenknorpels produziert.
Die sich teilenden Knorpelzellen schieben sich metaphysenwärts vor und werden hier unter Verknöcherung der Interzellularsubstanz aufgebrochen.
Störungen des Längenwachstums sind im Wachstumsalter nach jeder Fraktur möglich.
Meist sind sie stimulativ hemmende Wachstumsstörungen treten lediglich dann auf, wenn die knöcherne Läsion nahe an der Epiphysenfuge liegt und die Germinativschicht zerstört hat.
Spontankorrekturen sind um so wahrscheinlicher, je jünger das verletzte Kind ist. Achsfehler bis 30° werden in den ersten 5 Lebensjahren ausgeglichen.

Proximale Oberarm- und distale Unterarmfrakturen
zeigen gute Korrekturtendenz, wobei Achsenfehler in der Sagittalebene besser korrigiert werden, als solche in der Frontalebene, Varusabkippungen besser als Valgusfehler.

Seitverschiebungen bis zur vollen Schaftbreite werden an allen Lokalisationen des Skeletts bis zum Alter von 10–12 Jahren zuverlässig korrigiert (Ausnahme Radiusköpfchen).
Bei Heilung in Verkürzung erfolgt reaktiv ein ungezielter Längenzuwachs.
Eine Verlängerung hingegen, die meist iatrogen durch Extension entsteht, korrigiert sich nicht!
Spontankorrekturen von **Rotationsfehlern** sind nur begrenzt möglich und müssen deshalb im Rahmen der Primärbehandlung nach Möglichkeit voll ausgeglichen werden.

Die Knochenheilung am wachsenden Skelett erfolgt praktisch immer sekundär über Kallusbildung.

Wenn der Frakturtyp es erlaubt, können beim Kind auch erst- und zweitgradig **offene Frakturen** nach Weichteilversorgung in geschlossene umgewandelt und als solche konservativ behandelt werden.

Da die Konsolidierung kindlicher Frakturen wesentlich rascher als beim Erwachsenen eintritt und die Frakturkrankheit selten ist, kann in 90 % der Fälle problemlos im Gipsverband konservativ behandelt werden.

Operative Behandlung von Frakturen im Wachstumsalter

Auch wenn bei kindlichen Frakturen die konservative Behandlung die Regel ist, ergeben sich folgende

allgemeine OP-Indikationen:

- Primäre ausgeprägte Dislokation (je stärker die primäre Dislokation desto eher ist ein operatives Vorgehen angezeigt, d.h. Reposition in OP-Bereitschaft!).
- Epiphysenfrakturen (allen Frakturen mit Epiphysenbeteiligung müssen exakt reponiert werden, um ein Fehlwachstum zu vermeiden. Dies gilt insbesondere für Frakturen, welche die Germinativzohne des Epiphysenknorpels durchkreuzen – Aitken-Fraktur-Einteilung siehe Seite 450).
- Gelenkfrakturen (alle Gelenkfrakturen werden wie beim Erwachsenen stufenlos offen adaptiert, die Wiederherstellung der Gelenkfläche hat Vorrang vor der Erhaltung der Epiphysenfuge!).
- Traktionsfrakturen (Bestimmte Gelenkfrakturen, bei denen die Dislokation durch Muskelzug aufrechterhalten wird bedürfen wie beim Erwachsenen der primären operativen Behandlung – z.B. Abrisse der Spina iliaca anterior superior, Olecranon).
- Frakturen mit Gefäßverletzungen und Ischämiegefährdung (Das besondere Problem von Frakturen mit Verletzungen der großen arteriellen Gefäße liegt in der häufig verspäteten Diagnose. Besonders muß bei Frakturen im Bereich des Kniegelenkes, des Unterschenkels und des Ellenbogens ein Kompartmentsyndrom ausgeschlossen werden!)
- Offene Frakturen (2.- und 3.gradig offene Frakturen sind wie beim Erwachsenen operativ zu versorgen. Als Osteosyntheseverfahren kommt auch bei Kindern vorzugsweise der Fixateur externe in Frage).
- Pathologische Frakturen (Sie sind die Folge von Systemerkrankungen des Skeletts, von gutartigen und bösartigen Tumoren sowie von Knocheninfektionen).
- Frakturen bei polytraumatisierten Kindern (Es sind vor allem stammnahe Extremitätenfrakturen und Beckenfrakturen bei entsprechender Dislokation und Instabilität operativ zu behandeln).

	Epiphysenlösung		Epiphysenfraktur		
Salter	I	II	III	IV	V
Aitken	0 (I)	II	III	IV	

Klassifikation der Epiphysenfrakturen (nach Salter und Aitken)

Allgemeine Operationstaktik

- *Zeitpunkt* → Notfallmäßig versorgt werden müssen:

- Schenkelhalsfrakturen,
- drittgradig und zweitgradig offene Frakturen
- Frakturen mit Verletzungen der großen arteriellen Gefäße
- Frakturen mit beginnendem Kompartmentsyndrom und
- Amputationsverletzungen.

Alle anderen Frakturen werden innerhalb der ersten Woche versorgt.

- *Zugangswege*

Die Zugangswege entsprechen denen des Erwachsenen. Wenn immer möglich sollte die periostale Bedeckung der Frakturenden erhalten bleiben. Es ist bei Kindern gerechtfertigt, Adaptationsosteosynthesen herbeizuführen und diese durch Gips abzusichern. Nur bei der Versorgung von Oberschenkelschaftfrakturen muß im allgemeinen eine übungsstabile Osteosynthese angestrebt werden.

- *Spongiosaplastik*

Vereinzelt werden insbesondere bei pathologischen Frakturen autologe Spongiosaplastiken notwendig.

Entnahmeort: Beckenschaufel-lnnenseite

● *Metallentfernung*

Kirschnernähte werden zum Zeitpunkt der Gipsabnahme durch Stichinzision entfernt.

Schrauben sollten etwa 3 Monate nach der Fraktur entfernt werden, um einer kallösen Bedeckung zuvorzukommen.

Osteosyntheseplatten werden 6–12 Monate gelassen,

schienende Nägel, z. B. **Prevot-Nagel** sind ebenfalls so früh wie möglich am Oberschenkel beispielsweise nach 4–6 Monaten zu entfernen.

Besonders bei Unterarmschaftfrakturen ist nach der Metallentfernung die Gefahr von Refrakturen gegeben, eine vorübergehende Gipsruhigstellung nach Entfernung kann sinnvoll werden!

Spezielle Frakturen im Kindesalter an der oberen Extremität

Humeruskopffraktur

Durch schwere axiale Stauchung entstehen
● Epiphysiolysen,
● Aitken I-Frakturen und gelegentlich auch
● Aitken II- und III-Frakturen.

Bei letzteren besteht eine generelle OP-Indikation, während bei Epiphysiolysen und Aitken I-Frakturen die Operationsindikation lediglich bei ausgeprägter primärer Dislokation bzw. nach erfolglosem Repositionsversuch in Narkose gestellt wird (eingeschlagenes Periost, lange Bizepssehne).

Lagerung

Rückenlage, Oberkörper leicht erhöht, Unterarm-Tisch.

Zugang

Ventraler Zugang durch den Sulcus deltoi deo pectoralis

Technik

Reposition durch Längszug bei rechtwinklig gebeugtem Ellenbogen und gleichzeitiger Abduktion, Flexion und leichter Außenrotation.

Zwei dünne Spickdrähte von lateral distal nach medial proximal, wenn möglich Naht des Periostes.

Komplikationen
Schwierige Reposition,
Plexusschädigung,
Wachstumsstörung.

Nachbehandlung
Desault oder Gilchrist für 3 Wochen,
Metallentfernung nach 6–8 Wochen, evtl. über Stichinzision
Korrektur einer Wachstumsstörung nach Abschluß des Wachstums.

Oberarmschaftfrakturen

Auch sie werden in der Regel konservativ behandelt.

OP-Indikation sollte gestellt werden bei polytraumatisierten Kindern mit
Schädelhirnverletzungen und drittgradig offenen Frakturen.

Lagerung /Zugang

Wie beim Erwachsenen im proximalen Anteil durch den antero-lateralen
Zugang (Rückenlagerung) und bei Frakturen im mittleren bzw. distalen
Drittel durch einen dorsalen Zugang unter Spaltung des M.trizeps (Bauch-
lage wünschenswert).

Technik
Die Fraktur wird reponiert und je nach Erfordernissen durch eine schmale
5–8–Loch–LCDCP stabilisiert.
Der dorsal kreuzende N.radialis ist sorgsam zu schonen.

Komplikationen
N.radialis-Schaden
Infekt.

Nachbehandlung
Freifunktionell
Metallentfernung nach 9–12 Monaten.

Frakturen des distalen Oberarmdrittels

Suprakondylär

Die suprakondyläre Ellbogenfraktur des Kindes ist nahezu immer eine Extensionsfraktur durch Sturz auf die ausgestreckte Hand, wobei sich das distale Fragment hinter das proximale verschiebt.

Diagnostik

Rö.Ellenbogen mit Oberarm in 2 Ebenen beidseits (Kubitalwinkel 6°, Diaphysen-Epiphysenwinkel 40°). Peripherer neurovaskulärer Status!

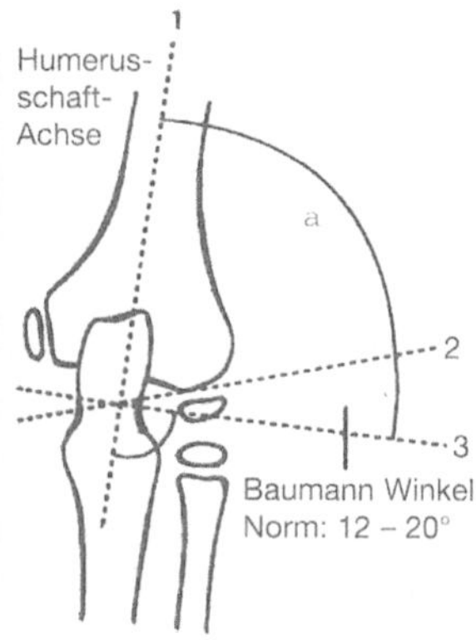

Achsenverhltnisse am kindlichen Ellenbogen

Einteilung der Frakturen

- Gruppe I: Nicht dislozierte Fraktur.
- Gruppe II: Dislokation mit erhaltenem Kontakt der Fragmente.
- Gruppe III: Dislokation um Knochenbreite, kein Fragmentkontakt.

Behandlung

Die Gruppe I wird mit cuff and collar nach Blount behandelt, evtl. gespaltener Oberarmgips bei geringer Schwellung.

OP-Indikation besteht für die Gruppen II und III.

OP-Lagerung: Rückenlagerung.

Zugang

- Lateral:
  Inzision hinter Epikondylus radialis, Eingehen hinter Septum intermus-
  kulare laterale (N.radialis!).
  Fraktur unter Fingerkontrolle in Supination und Beugung reponieren
  (cave: Rotationsfehler!).
  Erster Kirschnerdraht (1,6 mm) von proximal, ausgehend vom Humerusschaft nach distal ulnar (cave: N.ulnaris).
  Zweiter Kirschnerdraht von distal ausgehend vom Epikondylus radialis
  zum Humerusschaft der Gegenseite. Kreuzungspunkt der Spickdrähte
  proximal des Frakturspaltes.
- Medial und lateral (Ausnahme)
  Zwei gekreuzte Kirschnerdrähte, wobei die K-Drähte jeweils vom Epikondylus ausgehen.

Komplikationen
Nervenläsion, vor allem N.radialis,
Verletzung des A.brachialis
Varus-Rotationsfehlstellung (einseitige „Nase"im Röntgenbild).

Nachbehandlung
3–4 Wochen Oberarmgipsschiene, dann Röntgenkontrolle
Metallentfernung nach 6 Wochen postoperativ.
Trotz primärer Bewegungseinschränkung schon nach wenigen Wochen
auch ohne Krankengymnastik volle Funktion!

Kondyläre Frakturen (intraartikulär)

Gleicher Verletzungsmechanismus wie bei den suprakondylären Frakturen
bzw. typische Abrisse oder Abstauchungsfrakturen der Kondylen.

Diagnostik
Röntgenübersichtsaufnahmen beider Ellbogen in 2 Ebenen.

Einteilung

- 1. laterale Kondylenfrakturen
- 2. mediale Kondylenfrakturen
- 3. T- oder Trümmerbrüche.

Behandlung

Konservative Therapie nur bei lokaler oder allgemeiner Kontraindikation, da stets eine Aitken III-Fraktur vorliegt.

Als **Gelenksfraktur** mit oder ohne metaphysärer Verletzung liegt immer *eine dringliche OP-Indikation* vor.
Die Rückenlagerung ist zu bevorzugen.
Als Zugang bietet sich der laterale bzw. mediale Weg an bzw. deren Kombination.
Kondylenabrißfrakturen werden durch Spongiosaschrauben bzw. zwei parallele Kirschnerdrähte retiniert.
T- oder Trümmerbrüche bedürfen einer queren metaphysären Spongiosaschraube sowie zweier gekreuzter Kirschnerdrähte (Prinzip der Erwachsenenversorgung).

Komplikationen

Nervenläsionen, vor allem des N.ulnaris.
Verletzung der A.brachialis.

Nachbehandlung

3–4 Wochen Oberarmgipsschiene, daraus geführte Mobilisationsbewegungen, dann Röntgenkontrollaufnahmen.
Metallentfernung in der Regel 6 Wochen post operationem.
Bewegungseinschränkungen sind zunächst normal, bessern sich nach Metallentfernung jedoch spontan auch ohne wesentlichen krankengymnastischen Einsatz.

Sonderform

Fraktur des Epikondylus ulnaris
Röntgendiagnostik des Ellenbogens in 2 Ebenen ist beweisend.
Oft Kombinationsverletzung mit Fraktur des Olecranons und dann begleitender Luxation.

Behandlung

In der Regel operativ, wenn nicht lokale konservativ zu behandeln
Ursprung der Musculi flexor carpi ulnaris und digitorum (Abrißfraktur).

Lagerung

Bauchlage, Ellenbogen abgewinkelt.

Zugang

- Bogenförmige Inzision über dem Epikondylus ulnaris,
- Darstellung des N.ulnaris bzw. der Fragment,
- anatomische Reposition mit Flexorenmuskelgruppe,
- Retention mittels zweier paralleler Kirschnerdrähte,
- Naht des Periostes.

Komplikationen

Läsion des N.ulnaris (bei präoperativer Störung Vorverlagerung).
Seitenbandinstabilität,
Apophysenverletzung,
Kubitus valgus.

Nachbehandlung

Etwa 3 Wochen Oberarmgips,
Metallentfernung nach 6–8 Wochen post operationem.

Radiusköpfchenfraktur

Meist handelt es sich um Aitken I Verletzungen bzw. Metaphysenfrakturen.
Obwohl die Epiphysenernährung wie beim Hüftkopf durch Kapselgefäße gewährleistet wird, sind Epiphysennekrosen des Radiusköpfchens wesentlich seltener als Hüftkopfnekrosen nach medialen Schenkelhalsfrakturen im Wachstumsalter.

Diagnostik

Röntgenaufnahmen des Ellengelenks in 2 Ebenen (Seitenvergleich).

Behandlung

Bei jüngeren Kindern können Radiusköpfchenabkippungen bis etwa 30° problemlos belassen werden.
Die konservative Reposition mit Daumendruck bei Varusstress im Bereich des Ellenbogengelenkes bringt in vielen Fällen eine genügende Ausrichtung.
Bei **Dislokationen über 30°** sollte offen reponiert werden.

In **Rückenlagerung** ist der Ellbogen auf dem Armbänkchen in mittlerer Flexionsstellung zu lagern.
Der Vorderarm befindet sich in Pronation, der **Zugang** wird dorso-lateral als Längsinzision gewählt.

Das Lig.annulare radii wird ulnar nahe längs durchtrennt, wenn nicht schon unfallbedingt zerrissen.
Hämatomentleerung, danach Reposition des Radiusköpfchens und Retention mittels schräg eingebrachtem Kirschnerdraht.
Evtl. Verwendung resorbierbarer Stifte!

Komplikationen
Köpfchennekrose,
Läsion des N.radialis (Supinatorlogensyndrom).

Nachbehandlung
Funktionell aus dorsaler Ruheschiene in mittlerer Beugestellung.
Frühzeitige Metallentfernung des Kirschnerdrahtes nach 3–5 Wochen.

Cave: Die früher häufig geübte transartikuläre K-Drahtfixation, bei welcher durch das Capitulum radii ein Kirschnerdraht axial in den proximalen Radius eingebracht wurde, ist aufgrund der häufigen Drahtbrüche auch bei exakter Gipsruhigstellung nicht angezeigt.

Radiusköpfchensubluxation (Chassaignac)

Hierbei handelt es sich um eine Einklemmung des Lig.annulare zwischen Capitulum humeri und Radiusköpfchen.
Äthiologisch ist ein abrupter Zug am ausgestreckten pronierten Arm verantwortlich zu machen.

Klinik/Diagnostik

Das Kind schont den betroffenen Arm.
Es findet sich eine schmerzhafte Pronationsbehinderung.
Die **Röntgendiagnostik** muß Ellenbogenfrakturen und Ellenbogenluxationen ausssschließen.

Die Behandlung

besteht in einer schnellen Supination und gleichzeitigen Streckung im Ellenbogengelenk durch den Therapeuten bei evtl. zusätzlicher Kompression des Radiusköpfchens.
Eine Ruhigstellung ist post repositionem nicht erforderlich.
Eine Schädigung des N.radialis ist extrem selten.

Radiusköpfchenluxation

Sie ist als isolierte Verletzung selten, zumeist vergesellschaftet mit einer Ulnafraktur. Es findet sich ein umschriebener Schmerz und eine Fehlstellung des Radiusköpfchens bei lokalem Druckschmerz.

Diagnostik

Röntgenaufnahmen des Ellengelenkes zeigen die Dislokation des Radiusköpfchens, wobei die Verlängerung der Achse des proximalen Radiusendes nicht mehr auf das Capitulum humeri zentriert ist.

Behandlung

Sofortige, meist problemlose Reposition in Regional- oder Allgemeinanästhesie durch Druck auf das Radiusköpfchen bei gleichzeitiger Supination.
In seltenen Fällen können sich Teile des Lig.annulare einschlagen und dann als Repositionshindernis fungieren.
Bei bestehendem Monteggiaschaden wird entsprechend der Erwachsenenversorgung vorgegangen.

Olecranonfraktur

Die unterschiedlich stark dislozierten knöchernen Abrißfrakturen der Trizepssehne sind meist Ausdruck eines direkten Traumas.
Es handelt sich immer um intraartikuläre Metaphysenfrakturen.
Sie müssen wegen persistierender Dislokationstendenz, wie beim Erwachsenen auch, operativ refixiert werden.

Diagnostik

Röntgenaufnahmen des Ellengelenkes in 2 Ebenen.

Behandlung
Operativ durch Darstellung von radial her.

Bevorzugt ist die Seit- bzw. Bauchlagerung.
Die Inzision umfährt radialseitig das Olecranon und muß weit nach proximal geführt werden, um die Kirschnerdrähte spannungsfrei einbringen zu können.
Nach Frakturreinigung und randständiger Deperiostierung wird die Fraktur reponiert und nach vorläufiger Fixation mit spitzen Repositionsklemmen durch 1,4 mm K-Drähte retiniert. Diese werden durch den Trizepssehnenansatz geführt.
Durch die Olecranonmetaphyse und die Trizepssehne wird ein Cerclagendraht in Achtertour gelegt, mit welchem die Fraktur unter lockere Kompression gebracht wird. Die Kirschnerdrahtenden werden anschließend um 180° umgebogen, ihre Enden werden nach ventral gedreht und in der Trizepssehne wie bei einer typischen Zuggurtungsosteosynthese versenkt.

Komplikationen
Schädigung des N.ulnaris.
Die Kompression durch den Cerclagedraht sollte nicht zu kräftig ausfallen, um den Wachstumsknorpel nicht unter Kompression zu bringen.

Nachbehandlung
Postoperative Lagerung des Armes auf dorsaler Oberarmgipsschiene. Aus dieser passive Mobilisation.
Metallentfernung um die 6.postoperative Woche, dann freifunktionelle Nachbehandlung.

Unterarmschaftfraktur

Wie beim Ewachsenen ist auch beim Kind nach einer konservativ behandelten Unterarmschaftfraktur die Gefahr eines Rotationsfehlers gegeben, durch welchen eine unzweckmäßige Spontanstellung bzw. eine Einschränkung der Unterarmumwendbewegung resultiert.
Deshalb ist auch bei Kindern ein **konservatives Vorgehen** im Rahmen der Behandlung nur bedingt sinnvoll.

Bei starker primärer Dislokation oder Fehlschlagen einer konservativen Reposition unter optimalen Bedingungen (Narkose) bzw. schrägverlaufenden oder zertrümmerten Frakturflächen ist ein rechtzeitiges operatives Vorgehen zu favorisieren.

Die Diagnostik
wird durch Röntgenaufnahmen in 2 Ebenen vorgenommen,

die operative Versorgung durch offene Reposition und Plattenosteosynthese bzw. aktuell tendentiell durch dynamische Marknagelung (Prevot-Nägel).

Die Vorgehensweise richtet sich nach vorgegebenem Schema:

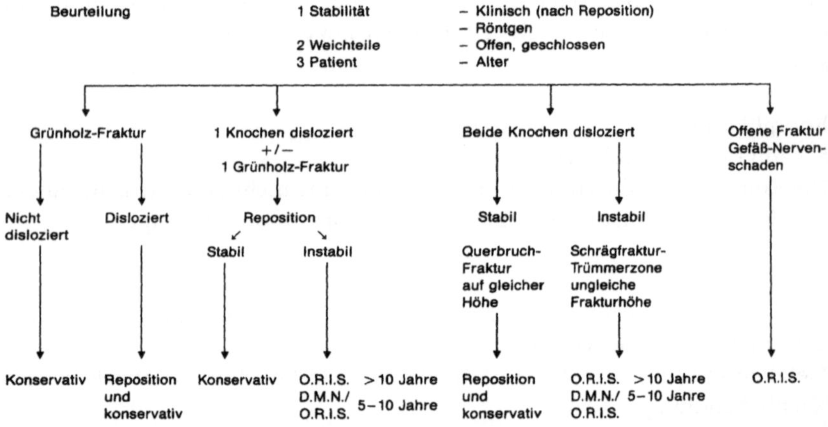

Unterarmfraktur bei Kindern und Jugendlichen. *Konservativ,* OA-Gips; *O.R.I.S.,* offene Reposition und Plattenosteosynthese; *D.M.N.,* dynamische Marknagelung

Die entsprechenden Operationstechniken, inbesondere die dynamische Marknagelung sind der einschlägigen Literatur zu entnehmen.

Komplikationen
Begleitverletzungen des N.medianus
Kompartmentsyndrome,
begleitende Sehnenverletzungen,
Synostosen.

Nachbehandlung
postoperative Hochlagerung des Armes mit ausreichender Analgesie sowie antiphlogistischer Therapie.
Freifunktionelle Nachbehandlung.
Bei Durchführung von Minimalosteosynthesen evtl. zusätzliche Gipsruhigstellung.

Radiusfrakturen
(distale Metaphysenfraktur, Epiphysiolyse, Aitken I-Fraktur)

Radiusfrakturen im Kindesalter sind häufig in der Altersgruppe von 6–10 Jahren. Meist findet sich eine Grünholzfraktur oder ein metaphysärer Stauchungsbruch.
Epiphysenlösungen bzw. Aitken I-Frakturen sind seltener.
Hohe Tendenz zur **Spontankorrektur,** weswegen in der Regel die Reposition geschlossen und Retention im klassischen Gipsverband erfolgen wird.

Bei stark dislozierten distalen Radiusmetaphysenfrakturen kann sich die Reposition schwierig gestalten wegen der Interposition von Periost, Daumenstreckmuskulatur oder der Daumenstrecksehne, weswegen dann rechtzeitig, d. h. nach einer erfolglosen Reposition in Narkose operativ vorgegangen werden sollte.

Die offene Reposition wird ergänzt durch Kirschnerdrahtretention und zusätzliche äußere Fixation durch Unter- bzw. Oberarmgipsschiene.

Die Metallentfernung erfolgt nach 4–5 Wochen, danach in der Regel freifunktionelle Nachbehandlung.

Distale Radiussepiphysenlösungen

sowie Aitken I-Frakturen können stark disloziert sein, lassen sich aber in der Regel gut in Narkose reponieren.
Wegen Redislokationstendenz ist oft die Sicherung mit 1,4 mm K-Drähten das vernünftigste Vorgehen.

Die Nachbehandlung
erfolgt wie für die Metaphysenfrakturen angegeben.

> **Cave:** Bei Frakturen mit Beteiligung der Epiphyse können Wachstums-
> fehler auftreten. Die Eltern sind dahingehend aufzuklären.
> Desweiteren sind die Eltern über Spontankorrekturtendenzen aufzuklä-
> ren, wenn post repositionem Achsabweichungen toleriert wurden!

Spezielle Frakturen an der unteren Extremität

Mediale Schenkelhalsfrakturen

Sie stellen so wie akute Epiphysenlösungen **Notfallindikationen** dar und
sind so schnell wie möglich unter Eröffnung der Gelenkskapsel operativ zu
behandeln (Kopfnekroserate direkt abhängig von OP-Zeitpunkt mit Entlastung des Gelenkhämatoms → intraartikuläre Fraktur!).

Klinik
Unfallmechanismus,
Bewegungsunfähigkeit bzw. Schmerzen im Bereich der betroffenen Hüfte.
Sonographie.

Diagnostik
Beckenübersichtsaufnahme bzw. axiale Aufnahme der betroffenen Hüfte.

Behandlung
Auch bei *undislozierten* Frakturen Hüftgelenkspunktion und Hämatom-
entlastung,
anschließend Anlegen eines Becken-Bein-Gipses für ca. 4–6 Wochen.

Bei *dislozierten Frakturen* offene Reposition und Durchführung einer
Schraubenosteosynthese ohne Verletzung der Epiphysenfuge.

Komplikationen
Hüftkopfnekroe,
Varusfehlstellung,
Wachstumsstörungen,
selten Pseudarthrosen.

Nachbehandlung

Nach Durchführung von Schraubenosteosynthesen freifunktionell.
Das Osteosynthesematerial sollte nach 3–4 Monaten entfernt werden.

Epiphysenlösung

Meist langsames Gleiten bzw. Kippen über Wochen und Monate, **selten akute Lösung** der proximalen Femurkopfepiphyse während der Pubertät durch Bagatelltrauma. Das Gleiten kann auf jeder Stufe stehenbleiben, aber auch plötzlich in ein akutes Abgleiten übergehen
(Zerstörung der Epiphysengefäße → Gefahr der Kopfnekrose).

Klinik

Bei der an sich seltenen akuten Form ist die Diagnose einfach, charakterisiert durch akute Belastungsunfähigkeit der Hüfte.
Die Betroffenen brechen plötzlich zusammen und können nicht mehr laufen.

Diagnostik

Röntgen Beckenübersicht, Axialaufnahme (Lauenstein).

Behandlung

Grundsätzlich *schnellstmögliche* Reposition durch offenes Vorgehen und Entlastung des Hämarthros.
Anschließende Fixation des Repositionsergebnisses mit kräftigen Kirschnerdrähten bzw. entsprechenden Schrauben.

OP-Technik

siehe spezielle Literatur.
Bei einem Gleitwinkel von 50° bzw. mehr Grad kommt die intertrochantere Korrekturosteotomie nach Imhäuser oder die subkapitale Osteotomie zur Anwendung.

Prognose gut bei Frühdiagnose und operativer Therapie mit entsprechender Korrektur, andernfalls und beim Auftreten einer Hüftkopfnekrose droht frühe sekundäre Coxarthrose.

48

Subtrochantere Oberschenkelfraktur

Oft stark disloziert wegen des Muskelzuges von Iliopsoas sowie der Adduktoren.

Die konservative Einstellung unter Extension ist meist unbefriedigend, da sich die Rotation nur extrem schwierig einstellen läßt. Aus diesem Grunde empfiehlt sich die

operative Stabilisation:
Zur Anwendung kommen schmale Platten, die zum Tuberculum innominatum hin etwas aufgebogen werden.
Ein Becken-Bein-Gips wird oft für 4 Wochen zusätzlich notwendig.

Oberschenkelschaftfrakturen

Die Oberschenkelschaftfraktur im Kindesalter wird **üblicherweise konservativ** behandelt.
Je nach Lebensalter kommen
- Overhead-Extensionen,
- Extensionstisch nach Weber bzw
- suprakondyläre Bohrdrahtextensionen in Frage.

Ein Rotationsfehler kann hierbei nicht sicher ausgeschlossen werden, jedoch kommt es im Laufe des Wachstums im Rahmen der physiologischen Derotationsvorgänge häufig zu einem gewissen Ausgleich des Rotationsfehlers.

Die Indikation zur Osteosynthese
am kindlichen Oberschenkelschaft wird besonders bei polytraumatisierten Kindern und bei Kindern mit *drittgradig offener Fraktur* gestellt.
Als Stabilisationsverfahren kommt neben dem Fixateur externe die Plattenosteosynthese in Frage bzw. die dynamische Markraumschienung nach Prevot.
Je nach erreichter Stabilität kann auf eine zusätzliche äußere Fixation verzichtet und freifunktionell nachbehandelt werden.

Distale Femurfrakturen

Bei allen Verletzungen in der Nähe der Knieepiphysen handelt es sich in der Regel um schwere Verletzungen, bei denen immer die periphere Gefäßsituation im Hinblick auf eine Läsion der A.poplitea an allererster Stelle abgeklärt werden muß.

Bei einer *entsprechenden* Gefäßverletzung ist eine unverzügliche Gefäßrekonstruktion anzustreben und die Fraktur evtl. gelenksüberbrückend durch Fixateur externe ruhigzustellen.

Bei der **Epiphysiolyse des distalen Femurs** ist häufig Periost interpositioniert, was ein Repositionshindernis bedeutet.

Eine offene Reposition wird notwendig.

Die Sicherung der Reposition wird über transepiphysär gelegte Kirschnerdrähte erreicht.

Eine zusätzliche Gips-Nachbehandlung für 4–6 Wochen ist notwendig.

Aitken II- und III-Frakturen

sind immer operativ anzugehen.

Nach exakter Reposition und wasserdichter Kompression durch Kleinfragmentspongiosaschrauben wird das Repositionsergebnis retiniert. Die Schrauben sind epiphysär bzw. metaphysär horizontal und parallel zur Epiphysenfuge einzubringen.

Postoperativ **Gipstutor für 4–6 Wochen** sowie frühzeitige Metallentfernung.

Bei allen Formen der Epiphysenverletzung, insbesondere auch bei der Epiphysiolyse und der Aitken I-Fraktur ist mit einem vorzeitigen Epiphysenfugenschluß oder einer einseitigen Epiphysenschädigung mit konsekutivem Fehlwachstum zu rechnen, weshalb zumindest halbjährliche Kontrolluntersuchungen notwendig sind.

Patellafrakturen

Dislozierte Patellafrakturen und knöcherne Ausrisse der Patellarsehne (Eierschalenfrakturen) werden als Traktionsfrakturen **operativ** behandelt.

Spaltbrüche ohne Dislokation mit erhaltener aktiver Streckhebung sind konservativ anzugehen (Vorgehensweise siehe spezielle Literatur).

Bei der sog. Eierschalenfraktur liegt ein Abriß der Patellarsehne vor:
- Das Knochenfragment wird meist durch ein wesentlich größeres ventrales Knorpelfragment begleitet.
- Die Readaptation wird durch transossäre und periostale Nähte mit resorbierbarem Nahtmaterial gewährleistet.
- Eine postoperative Gipsruhigstellung wird für 4–6 Wochen notwendig.

Ausrisse der Eminentia intercondylica des Tibiakopfes

- Sie entsprechen dem knöchernen Ausriß des vorderen Kreuzbandes und werden, wenn eine Dislokation vorliegt, operativ behandelt.
- Meist gelingt es arthroskopisch nach Ausspülen des Hämarthros zu reponieren und das Repositionsergebnis mittels Kirschnerdrähten bzw. transsossären Nähten zu refixieren.

Tibiakopffrakturen

Sie sind meist Ausdruck schwerer Gewalteinwirkungen.

Für die rekonstruktiven Eingriffe gilt:
daß die Erhaltung einer **korrekt stehenden Gelenkfläche** wichtiger ist als die **Schonung der Epiphysenfuge**.
Versorgungsvorgehen wie beim Erwachsenen, wobei allerdings Minimalosteosynthesen mit Kirschnerdrähten und Kleinfragmentschrauben zu favorisieren sind.
Postoperativ erfolgt eine Ruhigstellung in dorsaler Gipsschiene bzw. Gipstutor für 4–6 Wochen.

Ein **Sonderfall** der Aitken II-fraktur ist der Abriß der *Tuberositas tibiae.*

Es handelt sich hierbei um eine Traktionsfraktur, bei welcher mit der um das 10. Lebensjahr knöchern ausgebildeten Apophyse der Tuberositas meist ein größeres epiphysäres ventrales Tibiakopffragment mit herausgerissen wird.
Die Verletzung wird durch laterale, längsverlaufende Inzision neben der Tuberositas tibiae dargestellt.
Die Frakturflächen werden gereinigt, reponiert und mit Hilfe von Kirschnerdrähten readaptiert.
Eine Ruhigstellung im Gipstutor ist notwendig.
Das Osteosynthesematerial ist nach 6–8 Wochen zu entfernen.

Unterschenkelfrakturen

Sie werden bei Kindern nur in Ausnahmefällen operativ behandelt.
Indikationen hierfür sind:
- die drittgradig offene Fraktur,
- die dislozierte Unterschenkelfraktur mit Repositionshindernis sowie
- die Unterschenkelfraktur bei polytraumatisierten Kindern.

Es gelten die gleichen Versorgungsprinzipien wie beim Erwachsenen.
Bei entsprechendem Weichteilschaden wird die externe Fixation vorzuziehen sein.
Im Falle einer internen Stabilisation wird derzeit der dynamischen Markraumschienung der Vorzug gegeben.
Lagerung, Zugangswege und Versorgungstechniken entsprechen denen der Erwachsenen.

Sprunggelenksfrakturen

Die Epiphysenlösungen bzw. Aitken I-Frakturen sind konservativ zu behandeln.

Aitken II- und III-Frakturen nur operativ, da sie exakt reponiert werden müssen und einer wasserdichten Kompression bedürfen.
Dies geschieht in der Regel über epiphysär und metaphysär liegende Schrauben.
Trotz mechanisch stabiler Osteosynthese ist es sinnvoll, einen Unterschenkelliegegips für etwa 3–4 Wochen anzulegen und dann mit einem vorsichtigen Belastungsaufbau zu beginnen.

Das Osteosynthesematerial sollte nie länger als drei Monate belassen werden, um bei der Entfernung von Osteosyntheseschrauben keinen Gewindeabbruch zu riskieren.

Kirschnerdrähte sollten bereits zum Zeitpunkt der Entfernung des Gipsverbandes extrahiert werden.

Übergangsfraktur

Als Übergangsfraktur wird eine Fraktur bezeichnet, die sich am Übergang
von der Wachstumsphase zur Erwachsenenphase ereignet.
Hier liegen häufig unvollständige Epiphysenfugenverknöcherungen vor.

An der distalen Tibia liegt eine restliche Epiphysenfuge häufig an der lateralen distalen Tibiaepiphyse.
Bei Distorsionstraumen des oberen Sprunggelenkes kann dieser Anteil der Epiphyse als Ansatzpunkt der vorderen Syndesmose abreißen. Der Einteilung entsprechend, liegt eine Aitken II-Fraktur vor, die wegen der Nähe des Wachstumsabschlusses durch transepiphysäre Verschraubung rekonstruiert werden darf.
Die Fraktur wird durch Längsschnitt vor dem Außenknöchel dargestellt. Die Gipsruhigstellung wird nach den üblichen Richtlinien durchgeführt.

Beckenfrakturen

Im Rahmen von schweren Verkehrsunfällen kommen auch bei Kindern Beckenfrakturen vor.
Gering dislozierte Fissuren bzw. Symphysenlösungen werden konservativ, ggf. in einer Beckenschwebe behandelt.

Die stark dislozierte Symphysensprengung geht häufig mit Blasen- bzw Urethraverletzungen einher, was entsprechend abgeklärt werden muß und einer operativen Intervention bedarf.
Abklärungsbedürftig ist ebenfalls die Mitbeteiligung beider **Iliosakralfugen bzw. des Os sacrum** (CT).
Eine operative Stabilisierung dorso-ventral wie beim Erwachsenen ist nur mit größter Zurückhaltung und bei stark dislozierten kombinierten vorderen und hinteren Beckenringverletzungen vorzunehmen.
In der Regel sollte zunächst von dorsal, dann von ventral reponiert und stabilisiert werden.
Operatives Vorgehen ähnlich wie beim Erwachsenen, jedoch tendentiell Durchführung von Minimalosteosynthesen, evtl. auch in Kombination mit äußerer Fixation.

Literatur

Bauer, G., O. Gonschorek, Zum Management instabiler Vorderarmsschaftfrakturen bei Kindern. Unfallchirurg (1993) 96, 224
Green, N. E., M. F. Swiontkowski (eds.): Skeletal trauma in children. Saunders, Philadelphia 1994.
Kuner, E.H.: Die Plattenosteosynthese zur Behandlung von Femurschaftfrakturen bei Kindern. Operat. Orthop. Traumatol. 3 (1991) 227.

Laer, L. v.: Frakturen und Luxationen im Wachstumsalter. Thieme, Stuttgart-New York 1991.

ICD 9

Siehe jeweilige Einzelverletzung
Kindesmißhandlung   995.5

Notizen

49. Alterstraumatologie

Allgemein

Alte, über 60jährige Patienten haben eine höhere Morbiditäts- und Mortilitätsrate als jüngere Patienten mit vergleichbaren Läsionen.

Begleitende Erkrankungen, wie:
- Leberzirrhose,
- Koagulopathien,
- kardiovaskuläre Erkrankungen,
- obstruktive Lungenfunktionsstörungen oder
- Diabetes

erweisen sich als besonders belastend und erhöhen signifikant die Mortalität.

Der Sturz aus ungeklärter Ursache sowie der Straßenverkehrsunfall sind die häufigsten Verletzungsursachen (Infarkt und Hypoglykämie abklären!).

Behandlung

Das lebensrettende ABC (Airway/Breathing/Circulation) ist durchzuführen sowie ein lückenloses Monitoring zu organisieren, um schnell Zeichen der **Dekompensation** erkennen zu können.

Besondere Beachtung verdienen:
- Volumensubstitution
  nach Möglichkeit ZVD-gesteuert, evtl. Pulmonarisarterienkatheter
- Lungenfunktion
  Rippenfrakturen erfordern adäquate Schmerztherapie, evtl. Epiduralanästhesie.

- Skelettsystem
  sobald die lebensbedrohende Phase überwunden ist, muß die belastungsstabile Versorgung von Frakturen erfolgen, um frühestmögliche Mobilisation zu gewährleisten.
  Für Gelenksfrakturen gelingt dies über den Einsatz von **Totalendoprothesen**, die langen Röhrenknochen lassen sich durch **Verbundosteosynthesen** belastungsstabil versorgen.
- Der Hämatokrit sollte bei alten Traumapatienten nicht unter 30 abfallen.
- Thrombembolie- sowie Stressulkus-Prophylaxe sind wie bei jüngeren Verunfallten standardmäßig durchzuführen.

Literatur

Hoellen, I., W. Fleischmann, V. Seib, Hüftgelenknahe Frakturen beim alten Menschen. Münchner Med. Wochenschrift (1993) 18, 247
Evans, L.: Risk of fatality from physical trauma versus sex and age. J. Trauma 28 (1988) 368.
Osler, T., K. Hales, B. Baack: Trauma in the elderly. Am. J. Surg 156 (1988) 537.
Pargger, H., D. Scheidegger: Operationsrisiko und Anästhesie beim geriatrischen Patienten. Orthopädie 23 (1994) 16.

ICD 9

Kardiale Komplikationen	997.1
Respiratorische Komplikation	977.3
Komplikation des ZNS	997.0

Notizen

Notizen

50. Spezielle Verletzungen

Schußverletzungen

Schußverletzungen sind in unseren Breitengraden bisher relativ selten.
Um Schußverletzungen zu behandeln, sollten die Grundzüge der Ballistik
bekannt sein.
Die allgemeine Ballistik beschreibt die Flugbahn eines Geschoßes bis zum
Auftreffen auf das Objekt.
Die Wundballistik beschreibt das Verhalten von Projektilen nach dem Auf-
treffen auf der Körperoberfläche.

Wundballistik

Kinetische Energie: Auch die Energie eines Geschoßes berechnet sich nach
der bekannten Formel $E = m \cdot v^2$ (Masse $\times$ Geschwindigkeit^2).

Man unterscheidet drei Geschwindigkeitskategorien :
- Low velocity   <300 m/sec. (Pistolen),
- Medium velocity   300–600 m/sec.,
- High velocity   > 600 m/sec. (Gewehre).

Die Gewebszerstörung ist proportional der kinetischen Energie, die zwischen dem Eintritt in den Körper und dem Austritt aus dem Körper freige-
setzt wird.
Wenn das Geschoß den Körper nicht verläßt, wird die gesamte kinetische
Energie umgesetzt im Körper.

Die Abgabe der kinetischen Energie wird verstärkt durch die Flugbahn des
Geschoßes.

Kugeln, die eine instabile Flugbahn haben, d.h. taumelnd fliegen oder beim Auftreten fragmentiert werden, geben eine höhere Energie ab als gerade durch den Körper durchtretende Geschoße.

Sekundär-Geschoße

Projektile, die durch das Gewebe treten, können von Knochen oder Zähnen zusätzliche Fragmente absprengen. Diese übernehmen einen Teil der kinetischen Energie und verhalten sich dadurch selbst wie Geschoßteile. Dieses Absprengen weiterer Fragmente kann zu einem massiven zusätzlichen Schaden führen.

Kavitation

Unter Kavitation versteht man eine vorübergehend auftretende Höhle im Körper, die durch die Energieabgabe nach vorne und seitlich des Geschoßes verursacht wird.
Diese temporäre Wundhöhle existiert nur für Millisekunden. Die Größe ist abhängig von der Geschoßenergie.
Man unterscheidet zwischen
- einer **permanenten Wundhöhle**, welche dem Einschußloch bzw. der Projektilgröße entspricht, und einer
- **vorübergehenden Wundhöhle**, welche im Millisekundenbereich aufgrund der Energieabgabe entsteht.

Das Verhältnis permanenter zu vorübergehender Wundhöhle kann je nach Geschoßenergie 1:14 betragen:
Low velocity-Geschoße verursachen in der Regel nur einen Wundkanal, der ihrem Durchmesser entspricht.
High velocity-Geschoße erzeugen vorübergehende Wundhöhlen, die dem 14fachen ihres Durchmessers entsprechen.

Durch diese vorübergehende Wundhöhle können auch Organe, die dem Schußkanal benachbart liegen, schwer zerstört werden, ohne daß sie direkt von dem Geschoß getroffen werden.

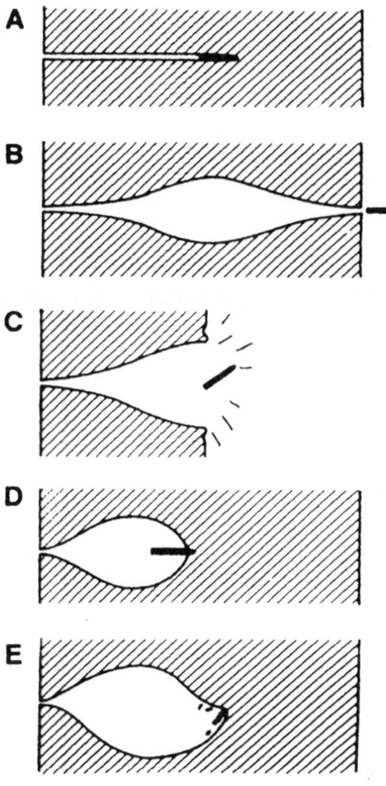

Abbildung

a: Low velocity-Geschoß, keine Kavitation, Eintritt und Austritt klein.

b: Geschoß mit kleiner Eintritt- und Austrittöffnung, jedoch temporärer Wundhöhle.

c: Hochgeschwindigkeitsgeschoß, kleine Eintrittsöffnung, große Austrittsöffnung.

d: Hochgeschwindigkeitsgeschoß, kleine Eintrittsöffnung, große Kavitationswirkung.

e: Hochgeschwindigkeitsgeschoß mit instabiler Flugbahn und Fragmentation im Körper → große sekundäre Wundhöhle.

Klinik

Die klinische Untersuchung bei Schußverletzungen umfaßt zunächst die Anamnese hinsichtlich der Art der Waffe und des Kalibers der Waffe.
Neben der Lokalisation der Eintrittsstelle ist immer nach einer Austrittsstelle zu suchen. Findet sich nur eine Eintrittstelle, muß das Projektil radiologisch lokalisiert werden.

Cave: Lage des Projektils oft weit entfernt von Eintrittsstelle durch sekundäre Ablenkung an Knochen.

Aufgrund der vermuteten Geschoßbahn im Körper kann indirekt auf Verletzungen benachbarter Organe durch den Kavitationseffekt geschlossen werden.

> Besonders bei High velocity-Geschoßen Gewebszerstörung meist größer als der Einschuß es vermuten läßt!

Therapie

Die Therapie richtet sich nach den begleitenden Organverletzungen und Frakturen.

Bei Schußverletzungen der Extremitäten mit Frakturen ist das Behandlungsziel
- primäre Ruhigstellung durch externe Fixation,
- Sichern der Vaskularisation der Extremität,
- zweizeitig Nervenrekonstruktionen.

Bei Thoraxschußverletzungen
- kein primäres Abdichten der Wunde → Spannungspneumothorax!

Komplikationen

Meist sekundär aufgrund der mitverletzten Organe.

Literatur

Emergency war surgery, Eds.Boven, TE, Belami, RF, 2.Auflage 1988, Washington DC
Feliciano, DV: Patterns of Injury. In: Moore, EE, et al: Trauma Ed.2, East Norwork, CONN 1991, Apleton & Lange, pp 93–88

Bißverletzungen

Menschliche Bißwunden

Die Ursache humaner Bißverletzungen ist in der Regel ein Faustschlag gegen das Gesicht. Dabei trifft die geschlossene Faust den Mund und wird durch die Schneidezähne verletzt.
Bei diesem Unfallmechanismus ist die Bißverletzung oft vergesellschaftet mit Metacarpale-Frakturen oder Strecksehnenläsionen.

Frische Verletzung:

- Reinigen, Spülen, Debridieren.
- Keine Naht!
- Desinfektion und Fettgazeverband, Gipsschiene,
- Hochlagern und Kühlen,
- Tetanusschutz überprüfen,
- Antibiose (oral, Breitspektrumantibiotikum).

Alte Bißwunde:

- Abstrich bei Infekt,
- Drainage von Abszedierungen,
- Hochlagern und Kühlen,
- Gipsruhigstellung,
- Tetanusschutz vervollständigen,
- intravenöse Antibiose.

Tierische Bißverletzung

Tollwut

Die Übertragung der Tollwut erfolgt durch tierischen Speichel.
Die Hauptvektoren in unseren Breiten sind Fuchs, Hund und Katze.
Bei Bißverletzungen durch Haustiere unterscheidet man:
- provozierte Bißverletzung (Tollwut eher unwahrscheinlich),
- nicht provozierte Bißverletzung (oft bei Tollwut).

- Bei bekanntem Tier:
  Impfstatus des Tieres überprüfen bzw. Quarantäne für 10 Tage.

- Bei unbekanntem Tier:
  Tollwutimmunisierung.
  Simultanimpfung, Tollwutimpfstoff und Tollwutimmunglobulin.
  Titerkontrolle initial und nach 3 Wochen.
  Ein Titer von 1:16 wird als ausreichender Schutz betrachtet.

Hundebisse:

Bißwunden von Hunden sind sehr unterschiedlich, sie können variieren von einer kleinen, lokalen, tiefen Perforation (Stanzverletzung) bis hin zur ausgedehnten Gewebszerstörung.
Im allgemeinen unterscheidet man drei Formen:
- Lokale kleine, tiefe Perforationen (Stanzverletzung):
  Diese Form hat die höchste Infektionsrate, da Keime durch die spitzen Schneidezähne sehr tief eindringen können. Gefahr der Osteitis.
- Gewebszerreissung und
- Ausgedehnte Gewebsquetschung.

Beide Bißformen können zu einer exzessiven Gewebszerstörung führen, da der Unterkiefer des Hundes eine hohe Bißkraft erzielen kann (200–400 PSI).

Die Infektrate bei Hundebissen liegt zwischen 6 und 13 %.
Häufigste Keime sind:
Pasteurella multocida,
Streptococci
Staphylococcus aureus und Bacteroides species.

Behandlung:
- Reinigung, Spülen, Debridement.
- Unter Umständen Adaptation über Drainage (Gesichtsbereich),
- Tetanusimmunisierung, ggf. Tollwutimpfung,
- Antibiose (oral (Breitspektrumpenicillin),
- Hochlagern, Kühlen und Ruhigstellung in Gipsschiene.

Katzenbißverletzung

Katzenbisse verursachen weitaus geringere Gewebszersstörung als beim Hund.
Aufgrund der spitzen Zähne und der damit tiefen Imprägnation der Keime deutlich **höheres Infektionsrisiko** als bei Hundebissen.

Häufigste Erreger sind:
- Pasteurella multocida,
- Streptococcen und
- Staphylococcus aureus.

Katzenbisse können auch Tularämie übertragen.

Die **Behandlung** entspricht der bei Hundebissen.

Schlangenbisse:

Schlangenbisse sind relativ häufig, Vergiftungen aber dabei eher selten.
Die Symptome bei Schlangenbissen sind abhängig von der Art des Giftes.

Beispiel Viper.
Giftwirkung lokal und systemisch!
Gift-Mischung aus:
- proteolytischen Enzymen
- Hyaluronidasen,
- Kollagenasen,
- Prokoagulasen und Phospholipase A.

Befund:

Lokal sofort
- Schmerzen,
- Schwellung,
- punktförmige Blutung.

Systemisch
- Übelkeit,
- Erbrechen,
- Schwächegefühl,
- Hypotonie.

Einteilung der Schlagenbißvergiftungen:
- Grad O: Kein Giftübertritt, keine lokale oder systemische Reaktion.
- Grad I: Geringe Giftwirkung, lokale Schwellung, keine systemi-schen Symptome.
- Grad II: Mäßiger Giftübertritt, Schwellung im Umkreis von 10 cm zur Bißstelle.
Keine systemische Wirkung.
- Grad III: Schwere Giftwirkung, ausgeprägte lokale Nekrosen sowie systemische Folgen.

Therapie:
- Grad 0 und I: Kein Antiserum
- Grad II und III: spezifisches polyvalentes Antiserum, lokale Nekrosektomie.

Primärmaßnahme:
- Ruhigstellung der gebissenen Extremität sowie des Patienten.
- Abbinden ca. 5–10 cm proximal der Bißstelle (arterielle Zirkulation muß erhalten bleiben),
- Inzision der Bißstelle (ggf. kreuzförmig),
- lokaler Sog (cave: Giftübertritt bei Mundschleimhautverletzung des Helfers),
- sofortiger Transport ins Krankenhaus.

Stationäre Therapie:
Bei starker Giftwirkung allgemeine Wiederbelebungsmaßnahmen,
klinische Einstufung des Schweregrades:
- Grad O/I: Kein Antiserum
- Grad II/III: Primär subkutane Hauttestinjektion des Antiserums 1:10 verdünnt.
  Falls lokale Allergie → Vorbehandlung mit Kortison, dann Antiserumgabe.
  Keine Reaktion → Gabe des Antiserums.
  Bei Schock Torniquet belassen.
  In übrigen Fällen Torniquet entfernen.
  Tetanusimmunisierung, Wundrevision und Debridement.
  Systemische Antibiose.

Replantation

Obere Extremität

Die häufigste Verletzungsursache von Amputationen im Bereich der oberen Extremitäten sind Verletzungen durch Maschinen, landwirtschaftliche Geräte oder Sägen.
Da es keinen adäquaten prothetischen Ersatz der menschlichen Hand gibt, ist die Indikation zur Replantation wann immer möglich gegeben.

Die **Entscheidung zur Replantation** folgt folgenden Punkten:

Anamnese:

Alter des Patienten und Allgemeinzustand,
dominierende Hand,
Beruf,
Mechanismus
Zeitintervall zwischen Verletzung und Replantationsmöglichkeit.

Klinik:

Lokalisation und Art der Verletzung.
Begleitverletzungen.
Ausmaß der Schädigung am Knochen sowie Schädigung im Bereich der Sehnen, Gefäße und Nerven.

Röntgen:

Extremität proximal der Amputation und Amputat.
Bei Ausrißverletzungen des Armes Röntgen der Halswirbelsäule.
Ggf. Myelographie (Wurzelausrisse).

Auswahlkriterien zur Replantation:

	Guter Erfolg	Schlechter Erfolg
Alter	jung	alt (über 50 Jahre)
Gesundheitszustand	gut	chron.Erkrankungen (insbesondere Gefäßerkrankungen)
Höhe der Amputation	distal	proximal
Art der Verletzung	scharf	Ausrißverletzung, Quetschverletzung
Ischämiezeit proximal des Handgelenkes	< 4–6 Stunden	4–6 Stunden
distal des Handgelenk	<18–24 Stunden	18–24 Stunden
Wunde	sauber	stark kontaminiert

Falls nicht eine absolute Kontraindikation besteht, erfolgt die Replantation in folgenden Fällen immer:
- Kinder (meist sehr gute Ergebnisse, normales Längenwachstum der replantierten Extremität).
- Ganze Extremität,
- mehrere Finger oder
- Verlust des Daumens.

Absolute Kontraindikation zur Replantation:
- Lebensbedrohliche Begleitverletzungen,
- schwere Gewebszerstörung (Avulsion, handschuhartiges Abstülpen der Haut und schwere Quetschung),
- chronische Erkrankungen mit massivem Narkoserisiko.

Präoperative Behandlung:
- Ausschluß von lebensbedrohlichen Begleitverletzungen,
- lokale Blutstillung durch Kompression (keine Klemmen!),
- Tetanusimmunisierung,
- i.v.-Antibiose,
- Verwahrung des Implantates in trockener Plastiktüte auf Eis,
- bei Extremitätenamputationen Kreuzblut.

Operative Therapie

Replantationen proximal des Handgelenkes,

- in der Regel Vollnarkose,
- lokales Spülen und Debridement,
  Stabilisierung des Knochens,
  Kompressionsplatten für Humerus, Radius und Ulna und Metacarpale.
  Kirschnerdrähte und Schrauben für Handgelenk und Finger.
- Fixateur externe bei lokal stark zerstörten knöchernen Strukturen.
  Gefäßanastomose,
  Faustregel: 2 Venen für jede anastomosierte Arterie.
- Unter Umständen autogene Venentransplantate.
- Nervenrekonstruktion.
- Rekonstruktion von Muskeln und Sehnen.
- Fasziotomien erforderlich (Ischämie, Reperfusionsschaden).
- Adaptative Hautnaht, ggf. Vakuumversiegelung.

Replantation im Handbereich

- Plexusanästhesie oder ITN,
- Reihenfolge der Rekonstruktion siehe proximale Amputationen.
- Längere Ischämietoleranz im Bereich der Hand, da geringe Muskelmasse.

Nachbehandlung:
- mäßiges Hochlagern der Extremität, lockerer Verband,
- Rheologische Maßnahmen (ASS 100, Dextran i.v., Heparinisierung),
- Antibiose für 3–5 Tage, regelmäßige Kontrolle der Durchblutung.
- Bei Makroreplantationen: Urinausscheidung und Elektrolyte (Crushsyndrom).

Komplikationen:

- Bei Makroreplantationen: **Schock** nach Reperfusion aufgrund der langdauernden Ischämie des großen Muskelmantels,
- Infektionen,
- Gefäßthrombosierung.
- Langfristig Muskelkontrakturen (Volkmann-Kontraktur),
- Sehnenadhäsionen,

- Gelenkversteifung,
- Pseudarthrosen,
- persistierendes sensorisches Defizit
- und Kälteempfindlichkeit.

Replantationen der unteren Extremität:

Meist Makroreplantationen.
In der Regel **schlechtere Ergebnisse** als an der oberen Extremität aufgrund der größeren Muskelmasse.
Indikation meist bei scharfer Amputation distaler Unterschenkel oder Knöchelbereich.

Prothetische Versorgung möglich!

Trauma in der Schwangerschaft

Das Polytrauma ist die häufigste Verletzungsursache junger Frauen unter 35 Jahren. Die Verletzungshäufigkeit in der Schwangerschaft steigt vom 1. zum 3. Trimenon an. Meist finden sich als Ursache Verkehrsunfälle.

> Beachte:
> Die verletzte schwangere Patientin ist in Wirklichkeit zwei Patienten und bedarf der Zusammenarbeit von Unfallchirurgie, Anaesthesie, Gynäkologie sowie Pädiatrie bzw. Neonatologie.

Anatomische und physiologische Veränderungen während der Schwangerschaft

Kardiovaskulär
- Anstieg der kardialen Auswurfleistung um 40 %,
- Hypotonie in Rückenlagerung (Kompression der Vena cava durch den Uterus nach der 20.Woche und damit Rückflußstörung und Absinken der kardialen Auswurfleistung)
- Anstieg des gesamten Blutvolumens um 50 %
- Anstieg der Herzfrequenz um 15–20 Schläge/Min.
- Abfall des Blutdruckes um 5–15 mmHg.
- Im EKG Drehung der Herzachse nach links und Abflachung der T-Welle.

Pulmonal:

- Minutenvolumenanstieg um 50 %.
- Gesamtvolumenanstieg um 40 %.
- Erhöhter Sauerstoffverbrauch,
- reduzierte funktionelle Residualkapazität (prädisponierend für Atelektasen und Hypoxie sowie Hyperkapnie),
- niedriger CO_2-Partialdruck (PCO_2 27–32 mmHg)
- erhöhter Sauerstoffpartialdruck (PO_2 100–108 mmHg)

Hämatopoetisches System

- Anstieg der Erythrozyten um 25 %,
- Anstieg des Plasmavolumens um 50 %,
- erhöhte Leukozytenzahl,
- erhöhtes Fibrinogen,
- erhöhter Spiegel an Gerinnungsfaktoren.

Gastrointestinal

Verzögerte Magenentleerung,
erhöhter gastroösophagealer Reflux, Übelkeit und Erbrechen,
Verlagerung der Abdominalorgane nach kranial,
herabgesetzte Schmerzempfindlichkeit des Peritoneums.

Primärmaßnahmen

Da der Fetus vollständig von der Mutter abhängig ist, ist die beste Chance für das Überleben des Fetus die rasche und adäquate Therapie der Mutter.

Atemwege:

Ausreichende Oxygenation!
Hypoxie gefährlich für den Fetus.

Zirkulation:

Die Hypovolämie während der Schwangerschaft bewirkt, daß erst bei Verlust von 30 % des Gesamtblutvolumens sich der Schock manifestiert.
Dennoch können kleinere Blutverluste zu Zirkulationsstörungen in der Plazenta führen und die fetale Blutversorgung kompromittieren!
Aufgrund des erhöhten Gesamtblutvolumens in der Regel **höhere Volumensubstitution** zur Reanimation erforderlich.

Ab der 20. Schwangerschaftswoche sollte die Schwangere **in einer Linksseitenlage** positioniert werden, um eine Cavakompression zu vermeiden.

Diagnostik:

- Anamnese.
- Körperliche Untersuchung einschließlich gynäkologischer Untersuchung.
- Abschätzen des Altes der Schwangerschaft durch Messen der Fundushöhe:
  Abstand Fundus vom Os pubis in der Mittellinie gemessen in cm entspricht Alter des Fetus in Wochen nach der 20. Schwangerschaftswoche.
- Markieren der Fundushöhe bei Aufnahme zur weiteren Verlaufskontrolle.
- Fokale Verhärtungen des Uterus beim Tasten Hinweis auf Verletzung des Uterus.
- Registrieren der fetalen Herztöne (normal 120–160 Schläge/Min.).

Gynäkologische Untersuchung (Speculumuntersuchung) erforderlich.

Nach Anamneseerhebung und körperlicher Untersuchung können weitere diagnostische Maßnahmen durchgeführt werden.
In der Regel sonographische Untersuchung.
Diagnostische Peritoneallavage nur als offene Methode möglich (Minilaparotomie)!

Röntgen:

Röntgenuntersuchungen sollten, wenn zwingend indiziert, durchgeführt werden. Übersehene Verletzungen, die die Mutter gefährden, gefährden den Fetus mehr als die Strahlenbelastung durch notwendige Röntgenbilder.
Wenn immer möglich sollte jedoch der Uterus beim Röntgen geschützt werden.

Labor:

Neben den normalen Schockraum-Laborentnahmen kann bei
- **Verdacht auf fetomaternale Blutung** ein Blutausstrich angefertigt werden.

Die Färbung nach Kleinhauer-Bethke ermöglicht die Identifizierung fetaler Erythrozyten.

Operative Therapie:

- Indikation zur Laparotomie ist in gleicher Weise zu stellen wie üblich, unabhängig von der Schwangerschaft.
- Bei kardiovaskulär stabilisierter Mutter kann der Fetus in der Regel den Operationsstress und die Anästhesie überstehen.
- Während der operativen Exploration des Abdomens kann der Uterus bewegt werden. Der Blutzustrom ist in der Regel nicht gefährdet.

Indikation für Sectio:
- Ruptur des Uterus,
- drohender Tod der Mutter,
- Disseminierte intervasale Gerinnungsstörung der Mutter (DIC),
- traumatisches Risiko für den Fetus größer als Risko der Unreife,
- Uterus interferiert mit der Versorgung lebensbedrohlicher Verletzungen der Mutter.
- Instabile thorakale, lumbale oder sakrale Wirbelsäulenverletzung.
- Dislozierte mütterliche Beckenfraktur mit Verlegung des Geburtsweges.

Besondere Verletzungen bei Schwangeren:

Schwangere Patientinnen haben ein erhöhtes Risiko der **Milzverletzung**. Bei verzögerter Diagnose Letalität bis zu 15 % für die Mutter während der Schwangerschaft.
Beckenfrakturen führen zu einem größeren Blutverlust während der Schwangerschaft, da die Durchblutung im Bereich des Beckens gesteigert ist. Erhöhtes Risiko für Blasen-, Urethra- und vaginale Verletzungen.
Direkte Verletzung des Fetus ist selten, da der Uterus und die Amnionflüssigkeit eine gute Dämpfung bewirken.
Dennoch sind fetale Schädelfrakturen häufig bei mütterlichen Beckenfrakturen.

Traumatische Uterusruptur ist selten, insbesondere vor der 12. Schwangerschaftswoche.

Bei starkem Dezelerationstrauma häufigste Rupturhöhe des Uterus im Bereich des Fundus oder im Bereich der Plazentaanheftung.

50

Uterusruptur

klinisch meist manifester Schock und intraabdominale Blutung.
Bei Uterusruptur Notfall-Laparotomie.
Nach Bergen des Fetus Rekonstruktion des Uterus.
Hysterektomie nur bei unstillbarer Blutung.

Traumatische Plazentaablösung

Hohes Risiko für disseminierte intervaskuläre Gerinnungsstörung (DIC).
Ursache: Thromboplastinfreisetzung aus der Plazenta in die mütterliche Zirkulation.
DIC entwickelt sich meistens innerhalb von 6 Stunden nach der Verletzung.

- Bei mäßiger DIC normale Entbindung möglich.
- Bei schwerer DIC sofortige Kaiserschnittindikation gegeben.

Stationäre Aufnahmekriterien:

Jede schwangere Patientin mit Abdominaltrauma sollte vor allem ab der 20. Schwangerschaftswoche für 24 Stunden stationär aufgenommen und überwacht werden.
Die Überwachung sollte auch fetales Monitoring umfassen.

HIV-Infektion und Trauma

Unfallopfer haben meist **eine höhere Prävalenz** von HIV-Seropositivität als die allgemeine Bevölkerung.
Bei Homosexuellen muß mit einer HIV-Positivität von bis zu 36 % gerechnet werden.
Drogenabhängige haben eine HIV-Positivität bis zu 18 %.
Da in der Notfallsituation die Risikofaktoren nicht immer bekannt sind oder evaluiert werden können, muß der Schutz der Behandelnden immer im Vordergrund stehen.

Größtes Risiko für die Behandelnden sind die Stichverletzungen durch Nadeln oder Instrumente.
Die Notwendigkeit der raschen Therapie im Schockraum führt oft dazu, daß Vorsichtsmaßnahmen vernachläßigt werden.

> Schutzmaßnahmen müssen auch im Schockraum überwacht werden, um das Risiko der Infektion für jeden Behandelnden so gering wie möglich zu halten.

Das Risiko der Serokonversion nach Nadelverletzung bei HIV-positiven Patienten beträgt 0,4 %:
- 33 % der Nadelstichverletzungen ereignen sich beim Wiederaufsetzen der Kappe,
- 20 % durch herumliegende Nadeln und nur
- 12 % der Stichverletzungen ereignen sich beim direkten Behandeln des Patienten.

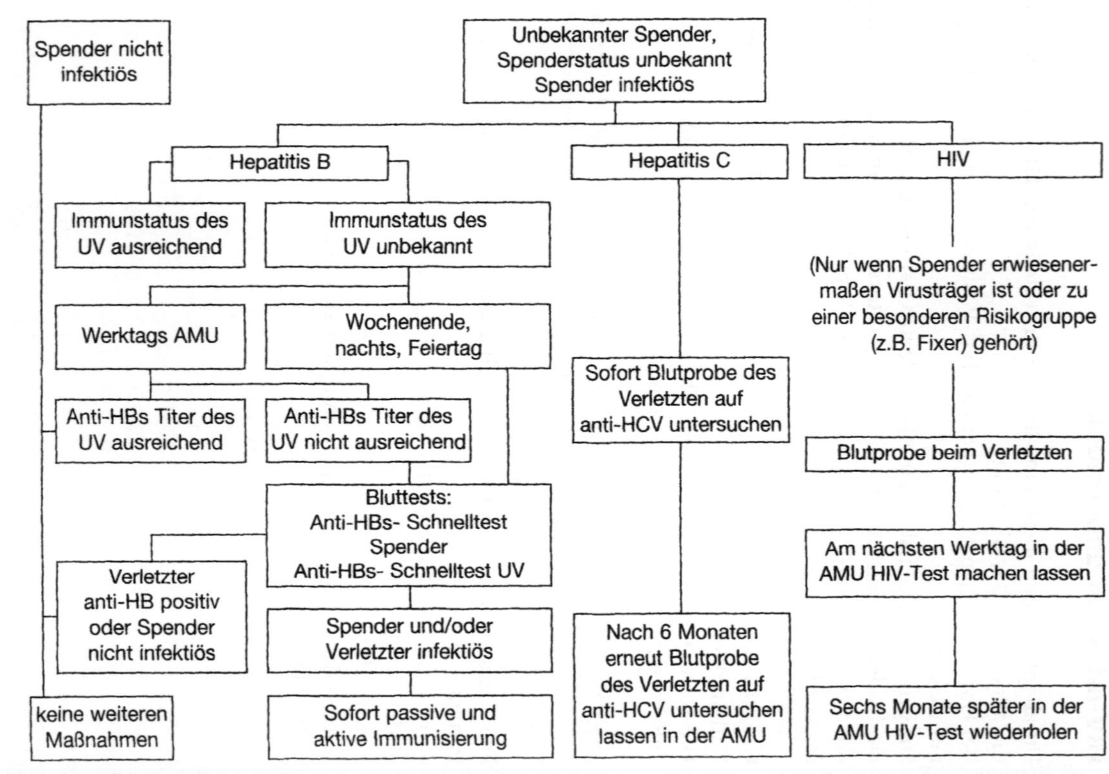

Vorgehen bei Nadelstichverletzungen
Spender nicht infektiös
Unbekannter Spender, Spenderstatus unbekannt Spender infektiös
Hepatitis B
Hepatitis C
HIV
Immunstatus des UV ausreichend
Immunstatus des UV unbekannt
Werktags AMU
Wochenende, nachts, Feiertag
Anti-HBs Titer des UV ausreichend
Anti-HBs Titer des UV nicht ausreichend
Bluttests: Anti-HBs- Schnelltest Spender Anti-HBs- Schnelltest UV
Verletzter anti-HB positiv oder Spender nicht infektiös
Spender und/oder Verletzter infektiös
keine weiteren Maßnahmen
Sofort passive und aktive Immunisierung
Sofort Blutprobe des Verletzten auf anti-HCV untersuchen
Nach 6 Monaten erneut Blutprobe des Verletzten auf anti-HCV untersuchen lassen in der AMU
(Nur wenn Spender erwiesenermaßen Virusträger ist oder zu einer besonderen Risikogruppe (z.B. Fixer) gehört)
Blutprobe beim Verletzten
Am nächsten Werktag in der AMU HIV-Test machen lassen
Sechs Monate später in der AMU HIV-Test wiederholen

Literatur

Buncke, H.J. (ed.): Microsurgery: Transplantation – Replantation. Lea & Febiger, Philadelphia -London 1991.

Hamand J.F., et al: HIV, Trauma and Infection Control: Universal precautions are universally ignored. J Trauma 30:551–561, 1990

Johansen, K., M. Daines, T. Howey, D. Helfet, S.T. Hansen Jr.: Objective criteria accurately predict amputation following lower extremity trauma. J. Trauma 30 (1990) 568.

Kissinger, DP et al: Trauma in pregnancy: Predicting pregnancy outcome. Arch Surg 126:1079, 1991

Manktelow, R.T.: Mikrovaskuläre Wiederherstellungschirurgie. Springer-Heidelberg 1988.

Ramez, S., W. Strecker, S. Suger, H. Karim, Primäre Behandlung von Schuß- und Explosionsverletzungen der Extremitäten mit dem Ringfixateur nach Ilisarow. Unfallchirurg (1993) 96, 438

Wiener, St. L., J. Barrett: Trauma management for civilian and military physicians. Saunders, Philadelphia 1986.

ICD 9

Amputation Daumen	885.0
Amputation Finger	886.0
Amputation Zehen	895.0
Amputation Fuß	896.0
Amputation Unterschenkel	897.0
Amputation Oberschenkel	897.2
Schock in d. Schwangerschaft	639.5

Notizen

Diagnostische und therapeutische Notfallmaßnahmen

1. Thoraxdrainage

Indikation

Pneumothorax und Hämato-Pneumothorax.

Technik:

Als Standardvorgehen wird das Legen der Thoraxdrainage über eine Mini-
thorakotomie empfohlen:
Bei ansprechbaren Patienten
- Lokalanaesthesie über der 6.Rippe in der mittleren Axillarlinie (5. ICR).
- Hautinzision über der Rippe.
- Präparation auf der Rippe und
- Durchtrennen der Interkostalmuskulatur am Oberrand der Rippe.
- Stumpfes eröffnen der Pleura parietalis.
- Exploration des Pleuraraumes mit dem Finger (ggf. Lösung von Ver-
  wachsungen).
- Einführen einer 36 Charriere Thoraxdrainage mit zurückgezogenem
  Führungsspieß über den liegenden Finger.
- Einführungsrichtung nach dorsal.
- Wundverschluß und Annaht der Drainage.

Austritt von Blut oder Beschlagen der Drainage signalisiert die richtige
Lage.
Verbinden der Thoraxdrainage mit Wasserschloßsystem.
Pflasterfixation der Ansatzstücke (Diskonnektion!).
Abschließend Röntgenkontrolle (Lage der Drainage)

Komplikationen:

Verletzung der Interkostalarterie bei Operation am Unterrand der Rippe.
Verletzung von Lungengewebe bei blindem Einführen mit Führungsspieß.
Verletzung von intrathorakal gelegenen Abdominalorganen bei Zwerchfell-
rupturen.
Bei zu tiefer Punktion
→ rechtsseitig Leberverletzung.
→ Linksseitig Herzverletzung.

Merke: Drainage nicht tiefer (caudaler) als Mamillenhöhe einlegen.

Notizen

Notizen

2. Peritoneallavage

Indikation:

Ausweichmethode/Alternative wenn Ultraschalldiagnostik nicht möglich/
verfügbar ist.
Ziel: Ausschluß einer intraabdominellen Blutung.

Technik:

Primär legen eines Blasenkatheters (Leeren der Blase).
- Stichinzision 2 QF unterhalb des Nabels mit Skalpell in der Mittellinie.
- Setzen zweier Backhausklemmen beidseits der Inzision und
- Hochhalten der Bauchdecken.
- Einführen des Spülkatheters mit Mandrin unter drehenden Bewegungen.
- Nach Durchtritt durch die Faszie (Widerstandsverlust) Zurückziehen
des Mandrins und weiteres Vorschieben des Katheters.

Sofortiger Blutaustritt: Keine weiteren Maßnahmen notwendig.

Kein Blutaustritt: Vorschieben des Katheters bis zu der Markierungsstelle.
Anschließend Instillation von 300–500 ml Ringer-Lösung.
Bei Kindern: 10 ml/kg.
Absenken der Infusionsflasche und Beobachten der rückfließenden Spüllösung.

Leseprobe: Peritoneallavage ist positiv wenn durch den Schlauch mit rückfließender Spülflüssigkeit normale Schrift nicht mehr gelesen werden kann.

Labordiagnostik (Grenzwerte) der Spüllösung

über 100 000 Erythrozyten/mm³
über 500 Leukozyten/mm³ und Amylasewerte über 175 U/100ml.

Komplikationen:

Punktion der Blase, daher primär Blasenkatheter.
Darmverletzungen.
Gefäßverletzungen (insbesondere bei Patienten mit starker Lordosierung der LWS (Stichrichtung!).

Cave: Keine Peritoneallavage bei Zustand nach Laparotomie (Verwachsungsbauch). Keine Punktion bei Schwangerschaft.

Notizen

Notizen

3. Notfallkoniotomie/Tracheotomie

Indikation:

Schwerste Gesichtsschädelverletzung oder -Verbrennung mit Glottisödem und nicht durchführbarer orotrachealer Intubation.

Notkoniotomie als Ultima ratio.

Technik:

Notkoniotomie:

- Reklinierter Kopf
- Tasten Übergang Schildknorpel/Ringknorpel
- querer, ca. 3 cm langer Hautschnitt
- Stabilisieren des Kehlkopfes mit der linken Hand
- quere Stichinzision mit großer Skalpellklinge (oder Taschenmesser), Drehen der Klingen um 90°
- Offenhalten des Spaltes durch das 90° gedrehte Skalpell oder durch Spreizen einer parallel eingeführten Klemme
- Einführen des Tubus oder eines Behelfs
- Stabile Fixation.

Tracheotomie:

Geplante Maßnahme unter klinischen Bedingungen:
- Lagerung mit rekliniertem Kopf,
- Hautschnitt längs oder horizontal,
- Darstellung der Trachea nach Längsspalten der prätrachealen Muskulatur

- Anheben des Schilddrüsenisthmus nach kranial
- Gegebenenfalls Ligatur prätrachealer Venen.
- Vor Inzision der Trachea tieferschieben des liegenden Tubus (Cave: Stichinzisionen in Cuff!).
- H-förmiges Öffnen der Trachea zwischen 3. und 4.Trachealring.
- Türflügelartiges Hochnähen des kranialen und kaudalen Lappens.
- Zurückziehen des Tubus und Einführen der Trachealkanüle.
- Fixation mit Bändchen um den Hals.
- Schlitzkompressenverband.

Komplikationen:

Verletzung der prä-/paratrachealen Gefäße.
Verletzung der Schilddrüse.
Cave: Elektrokauther → Explosionsgefahr bei austretenden Narkosegasen.

Notizen

Notizen

4. Trepanation/Hirndrucksonde

Indikation:

Trepanation

Epidurales Hämatom:	Intracerebrales Hämatom:	Subdurales Hämatom:
Neurologische Herdsymptome Dicke über 1 cm Einklemmungs-erscheinungen	Strenge Indikations-stellung! Mittelhirnsyndrom ICP über 30–45 mmHg	Neurologische Herdsymptome Dicke über 1 cm Einklemmungs-erscheinungen

Hirndrucksonde:

Intubierter Patient mit pathologischem CT (Oedem!/Hämatom).
Neurologisch nicht beurteilbarer Verletzter oder kontinuierliche Verlaufs-verschlechterung.
Polytraumatisierter mit SHT ohne Möglichkeit der Abklärung durch CT.

Technik

Trepanation

Lagerung:

- Frontale, temporale, parietale Trepanation:
- Kopfhöhe über Herzniveau, Unterpolsterung der Schulter
- Vollständige Rasur
- Markierung der Mittellinie (Nasenwurzel, Bregma, Protuberantia occipitalis ext.) durch Klebetuch, Tuchfixierung, Stift,
- Während der Hautinzision werden die Hautränder komprimiert

- Bei frontaler, fronto-temporaler und parietaler Trepanation partielles Abschieben der Haut/Galea
- Die Galea wird mit Stille/Dandy Klemmen versorgt, Kölner Klammern auf den Hautrand des Hautlappens mit Tuch eingesetzt.
- Anlegen der Trepanationslöcher im Abstand von 3–4 cm
- Mobilisation der Dura ausgehend von den Bohrlöchern, danach Einführen der Gigli Säge.
- Strecken über der A. meningea media und nahe des Sinus durae matris zuletzt.
- Bei frontal und temporal gestieltem Lappen erfolgt basisnah die partielle osteoklastische Trepanation zwischen den basalen Trepanantionslöchern, um den Knochendeckel hier zu brechen. Dieser bleibt dann gestielt am Muskel.
- Vor Eröffnung der Dura wird diese mit 2 Durahochnähten pro gesägte Strecke am Knochen oder Periost fixiert,
- Bohrlöcher für die Refixation des Knochendeckels müssen angelegt werden.
- Duraverschluß wasserdicht, ggf. Erweiterung mit Faszie des M. temporalis
- bei subduralem Hämatom kann ein Ventrikelkatheter subdural eingelegt werden.
- Bei erfolgtem sicherem Duraverschluß wird eine 10er Redondrainage unter den Knochendeckel plaziert.
- Einlage einer epiduralen Drucksonde vom Trepanationsdefekt aus.
- Fixierung des Knochendeckels mittels resorbierbarem Faden
- Einlage einer subcutanen Redondrainage.
- Galeanaht – Hautnaht.

Postoperativ: CT Kontrolle nach 12 Stunden oder nach ICP.

Hirndrucksonde:

Epidurale Hirndruckmessung

Vorteil: Infektgefahr gering, technisch einfach durchführbar.

Nachteil: Methodische Meßfehler.

Großzügige Rasur,

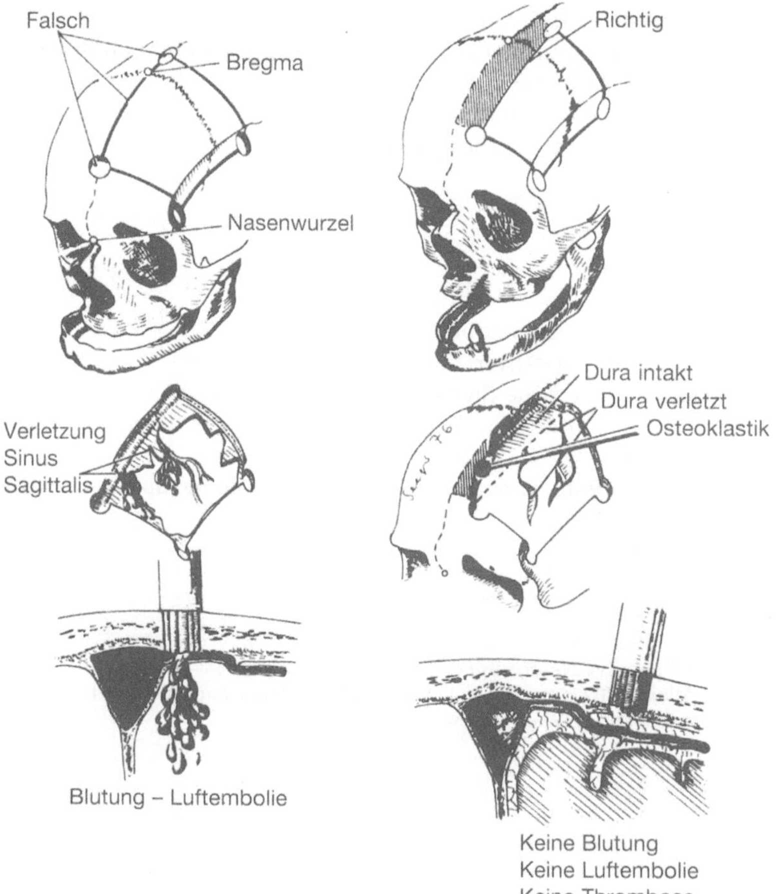

Hinweise auf Trepanationslokalisationen

- Inzision 2 QF lateral der Mittellinie, beginnend an der Stirnhaargrenze parallel zur Mittellinie ca. 3 cm in Richtung Occiput (immer vor der Kreuznaht!),
- Implantation auf der Seite der größten intracraniellen Läsion (soweit bekannt).
- Abschieben des Periostes,
- Bohrloch mit einem 11 mm Trepan,
- Abrunden scharfer Knochenkanten und Ablösen der Dura um 1,5 cm in Richtung Sondenvorschub (weicher Dissektor),
- Überprüfung der Sonde auf Dichtigkeit, Nullabgleich und Einführen mit der Membranseite durawärts,
- Ableitung durch die Wunde,
- Fixation des Kabels in dieser Position,
- Hautnähte.

Komplikationen:

Falsche Bohrlage (z. B. Stirnhöhle)
Sinusverletzung, Duragefäßverletzung.
Bei Hirndrucksonde falsche Eichung.
Zu geringe Duraablösung und falsche Fixierung des Kabels, dadurch Kabelbruch, Undichtigkeit der Sonde,
Verkippung der Sonde und artifizielle Druckerhöhung durch Duravorspannung.

Literatur:

Kempe, L.G.: Operative Neurosurgery Vol. 1 ISBN 0-318-55798-3
Seeger, W.: Atlas of Topographical Anatomy of the Brain and Surrounding Structures. Springer Verlag Wien – New York 1978

Notizen

5. Venae sectio

Indikation:

Wenn bei Punktionsversuchen peripherer oder zentraler Gefäße kein Zugang geschaffen werden kann,
→ Indikation zur Venae sectio gegeben.
Oft bei Säuglingen oder Kleinkindern als Notfallmaßnahme erforderlich.

Geeignete Venen:

Vena basilica in der Ellenbeuge,
Vena saphena magna vor dem Innenknöchel.

Technik:

- Hautinzision in den Spaltlinien.
- Subkutanes Längspräparieren über dem zu erwartenden Gefäßverlauf.
- Darstellen des Gefäßes und Anschlingen proximal und distal.
- Drosselung des Blutrückstromes durch Anziehen der distalen Ligatur.
- Mit der Schere tangentiale Inzision der Vene und Einführen des Katheters.
- Sicherung des Katheters durch Knoten der proximalen Ligatur.
- Abschließend Knoten der distalen Ligatur.
- Hautnaht
- Ggf. Ausleiten des venösen Katheters entfernt von der Veneneintrittsstelle durch subkutanes Tunnel.

Komplikationen:

Falsches Gefäß (Arterie)
Verletzung von Begleitnerven.

Notizen

6. Halofixateur/Crutchfieldextension

Indikation:

Crutchfieldextension:

Notfallmaßnahme bis Operation oder Anlegen eines Halofixateurs.

Halofixateur:

- Zur konservativen Therapie instabiler Verletzungen der Halswirbelsäule.
- Als temporäre Maßnahme bis Operabilität gegeben ist.

Technik:

Crutchfieldextension,

- Stichinzision biparietal vor der Ohrlinie in Lokalanästhesie,
- Anbohren der Tabula externa,
- Einsetzen der Extensionszange,
- Extension unter Sedation.
- Extensionsgewicht:
  Bei guter Reposition 4 kg,
  bei unbefriedigender Reposition vorübergehend 8–10 kg.

Halofixateur:

- Rückenlagerung,
- Abmessen des Kopfumfanges am Äquator (Größe des Haloringes)
- temporäre Fixation des Haloringes mit Kunststoffdistanzhaltern.

- Festlegen der Pineintrittsstellen 1 QF oberhalb der Augenbraue sowie dorsal/kranial der Ohrregion.

Cave: Nervi supraorbitales. Mastoidperforation.

- Rasur im Bereich des behaarten Schädels.
- Lokalanästhesie.
- Eindrehen der Pins bei **geschlossenen Augen** des Patienten.

Cave: Lidschluß nicht möglich nach liegendem Haloring.

- Eindrehen der Pins mit dem Drehmomentschraubenschlüssel unter simultanem Zuziehen der vis a vis gelegenen Pins.
- Abschließend unter kontinuierlichem Längszug Anlegen der Haloweste.
- Röntgenkontrolle,
- ggf. Durchleuchtungskontrolle und Ausrichten des Halorings in entsprechender Stellung der Halswirbelsäulenfrakturen (Alignement).

Komplikationen:

- Mastoidperforation retroaurikulär.
- Verletzung Nervi supraorbitales.
- Fehlender Lidschluß nach angelegtem Halofixateur.

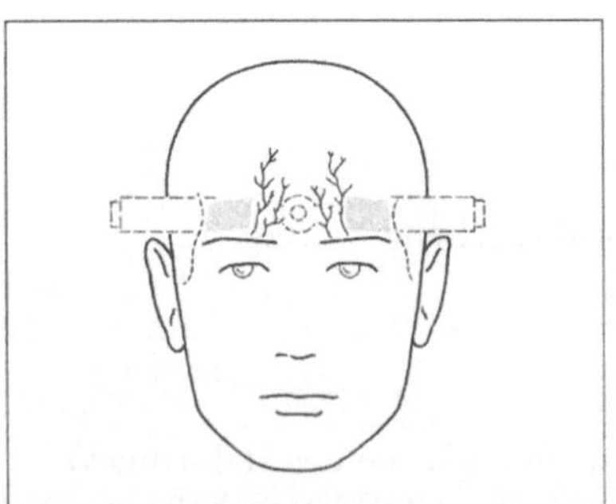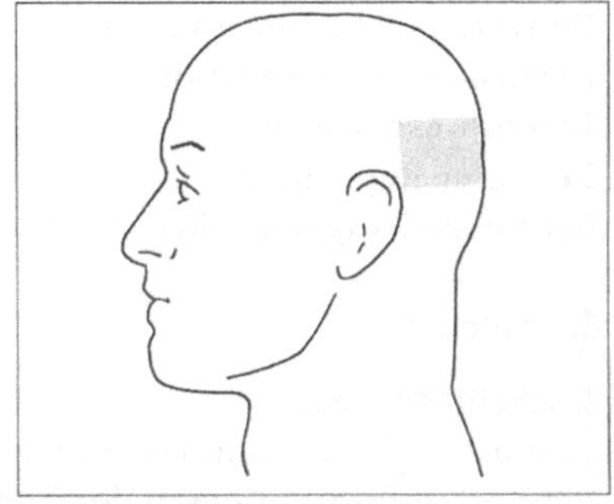

Sichere Zone für Pins

Notizen

7. Extensionen

Indikation:

Extension als temporäre Maßnahme bis zur definitiven operativen Versorgung.

Ausnahme Kinder:
Pflasterextension bei Oberschenkelfrakturen im Säuglingsalter. Weberbockextension bei Oberschenkelfrakturen im Kleinkindalter.

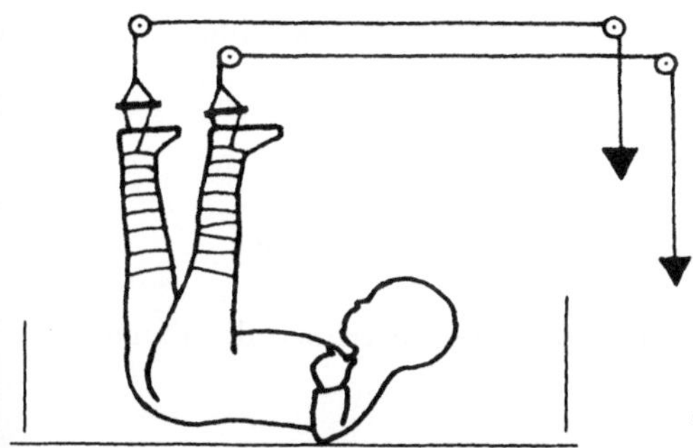

Technik:

Allgemein

- Desinfektion des Operationsgebietes,
- Lokalanästhesie,
- Stichinzision der Eintritts- und Austrittsstelle.
- Durchbohren mit Kirschnerdraht.

- Einklemmen des Kirschnerdrahtes in den Spannbügel.
- Spannen des Kirschnerdrahtes und Anhängen des Gewichtes.

Nach Lokalisation:

Suprakondylär:
Bohrrichtung von medial nach lateral (Kniegelenksrecessus!).

Tibiakopf:
Bohrrichtung von lateral nach medial (Peronaeus!)

Kalkaneus:
Bohrrichtung von medial nach lateral (Gefäß-Nerven-Bündel am Innen-knöchel!).

Extensionsgewichte:

Unterschenkel 3–4 kg,
Femur   8–10 kg.

Bei Lagerung auf **Rechtwinkelstellung** im Sprunggelenk achten.

Komplikationen

- Gelenkperforation bei suprakondylärer Femurextension,
- Gefäß-Nerven-Verletzung.
- Tangentiales Durchbohren und sekundäres Ausreissen des Extensions-drahtes.

Notizen

Notizen

8. Fixateur externe

Indikation:

Vergleiche hierzu auch Kapitel offene Frakturen.
Rasche und weichteilschonende Maßnahmen zur primären Stabilisierung von Frakturen.
Stabilisierung entweder temporär bis zur definitiven Osteosynthese oder Ausbehandlung im Fixateur externe.

Technik:

In der Regel unilaterale Montage als primäre Notfallmaßnahme
- Einbringen je zweier Pins proximal und distal der Frakturzone.
- Verbinden der Pins mit einer Querrohrstange.
  Reposition ad axim durch Manipulation an den beiden Rohrstangen
- Definitives Fixieren durch Verbinden der beiden Rohrstangen: Tube-to-Tube.
- Zusätzliche Stabilisierung durch paralleles Anbringen eines zweiten Rohrsytems.

Komplikationen

Gefäß-Nerven-Verletzungen durch falsches Einbringen der Pins (N.radialis am Oberarm, N.peronaeus am Unterschenkel).

Notizen

9. Perikardpunktion

Indikation

Die Ausbildung eines Hämatoperikards führt zum kardiogenen Schock. Punktion des Perikards nicht zu diagnostischen Zwecken sondern als temporäre Notfallmaßnahme.

Technik:

Notfallmaßnahme!
- Punktion in Rückenlage.
- 10 cm lange Nadel.
- Einstichstelle im Winkel zwischen Xiphoid und linksseitigem Rippenbogenrand.
- Punktionsrichtung schräg nach kranial (30–45° zur Frontalebene geneigt).
- Zielrichtung Claviculamitte.
- Falls möglich Punktion unter EKG-Kontrolle:
  Verbinden der Nadel mit Brustwandableitungskabel.
  Bei Berühren des Myokards entsprechende EKG-Veränderungen (massive ST-Hebung).
- Bei positiver Punktion sofortige chirurgische Therapie erforderlich.

Komplikationen:

Pneumothorax.
Myokardverletzung, Koronargefäßverletzung.

Notizen

10. Repositionen

Indikation

Grundsätzlich gilt für die Primärversorgung von Frakturen und Luxationen:
Reposition und Ruhigstellung.

Bei Frakturen ist das Ziel der Primärmaßnahme nicht die exakte anatomische Reposition, sondern vielmehr die Wiederherstellung der Gliedmaßenachse.
Ziel der Reposition bei Luxationen ist die weitgehende Wiederherstellung der kongruierenden Gelenkflächen.

Technik:

Grundprinzip der Reposition ist die Wiederherstellung der Gliedmaßenachse bzw. des Gelenkes durch axialen Längszug und Gegenzug.

Vor jeder Reposition sind Motorik und Sensibilität der verletzten Extremität zu überprüfen.

Obere Extremität

Frakturen:
- Reposition von Oberarmfrakturen zunächst unter Längszug, dann Beugung des Ellenbogengelenkes auf 90°.
- Reposition von Unterarmfrakturen stets bei rechtwinklig gebeugtem Ellenbogengelenk und meist Supinationsstellung des Unterarmes.
- Frakturen im Bereich des Ellenbogengelenkes werden grob ausgerichtet und in Rechtwinkelstellung ruhiggestellt.

● Frakturen im Handwurzel- und Mittelhand- sowie Fingerbereich werden nur bei starker Dislokation primär achsengerecht reponiert.

Luxationen:
Reposition des Schultergelenkes nach Arlt oder Hippokrates.

Methode nach Arlt.

Lagern der Achsel der luxierten Schulter auf gepolsterte Stuhllehne
● Kontinuierlicher Längszug bis zur spontanen Reposition,
● ggf. Drehung unter Längszug.

Methode nach Hippokrates:

● Reposition in Rückenlagerung des Patienten.
● Längszug am luxierten Arm,
● wobei der unbeschuhte Fuß des Reponierenden sich in der Achselhöhle des Patienten abstützt.
● Kontinuierlicher Längszug bis zur spontanen Reposition, ggf. Benutzen des Fußes als aktives Hypomochlion.

Untere Extremität

Hüftgelenksluxation

Die Reposition des Hüftgelenkes muß stets in Narkose erfolgen.
Rückenlagerung des Patienten, Becken fixiert auf der Liege.
● Reposition unter Längszug in Femurschaftrichtung und Hüftgelenksbeugung von 90°
● Ggf. unter Durchleuchtungskontrolle Rotation bis zur spontanen Reposition.
● Der Operateur steht erhöht neben dem Patienten.
● Der Zug wird erreicht durch ein um den Oberschenkel des Patienten und den Nacken des Operateurs achtertourförmig geschlungenes Tuch.
● Nach Reposition Stabilitätsprüfung des Hüftgelenkes, ggf. unter
● Durchleuchtungskontrolle.

Bei Repositionshindernissen (z.B. Einklemmen von Kapselanteilen, Weichteilinterponaten wie Muskel oder Limbus) Indikation zur offenen Reposition gegeben.

Wirbelsäulenfrakturen:

Ziel der Reposition von Wirbelsäulenfrakturen bei konservativer Behandlung ist in sagittaler Richtung die zu erwartende Endstellung im Sinne der Kyphosierung

- im Bereich des thorakolumbalen Überganges von unter 20°,
- im Bereich der mittleren und unteren Lendenwirbelsäule von deutlich unter 10°

zu halten.

Prinzipiell Reposition so früh als möglich.

In der Regel Reposition in Narkose und Operationsbereitschaft.

Repositionstechnik an der Wirbelsäule

Atlasfraktur mit Dislokation der Gelenkmassive	Längszug	Kontrolle mit BV transoral; schwierig zu retinieren
Transdentale Luxationsfrakturen	In Umkehrung der Luxationsrichtung Inklination oder Reklination, kombiniert mit leichtem Längszug	Meist problemlose Reposition
Traumatische Spondylolyse (Hangman Frakturen)	Hyperreklinationsbewegung des Kopfes; Hypomochlion durch Druck auf den Dornfortsatz des 2. HWK	Anatomische Reposition bei höhergradigen Läsionen meist nicht zu halten und für Ausheilung auch nicht unbedingt erforderlich
Luxationsfrakturen mit Kompressionskomponente	Beseitigung der kyphotischen Fehlstellung durch Reklination der HWS. Dosierter Längszug. Rotationskompenente nur durch Längszug zu beseitigen!	„Entfaltung" der eingestauchten Wirbelkörper wie an der LWS meist nicht möglich. *Cave:* Längszug bei kompletter Instabilität!
Reitende Verrenkung	Reklinationsbewegung ohne wesentlichen Längszug	Meist problemlose Reposition
Einseitig verhakte Verrenkung	Längszug, Neigung des Kopfes auf die der Verrenkung entgegengesetzte Seite, dann Drehen des Kopfes zur Seite der Luxation.	Beim wachen Patienten manchmal schwierig zu reponieren! Kontrolle durch Schrägaufnahmen mit dem BV.
Beidseitig verhakte Verrenkung	Vorwiegend durch Längszug mit leichter Inklination Überführung in reitende Verrenkung, dann Reklinationsbewegung zur Reposition. Ev. Druck auf das Kinn nach hinten.	In der Regel problemlos, aber: *Cave:* traumatische, luxierte Diskushernie! Vor Reposition CT oder MRT! Bei Nachweis, erst Diskektomie, dann offene Reposition

Notizen

11. Wundversorgung

Indikation:

Jede Wunde mit Ausnahme von oberflächlichen Schürfwunden bedarf einer chirurgischen Wundversorgung.

Technik:

- Überprüfung des Tetanusschutzes.
- Überprüfen der Sensibilität
- Auschluß peripherer Nerven-, Sehnen- und Gefäßverletzungen.
- Ggf. Rasur (Cave: Keine Rasur der Augenbraue).
- Lokalanästhesie, Leitungsanästhesie (Meaverin 1 %).
- Steriles Arbeiten (Mundschutz, sterile Handschuhe, steriles Abdecken)
- Grobes Reinigen der Wunde.
- Entfernung von Fremdkörpern.
- Überprüfen verletzter Strukturen in der Tiefe (Sehnen, Gefäße, Nerven, Muskeln).
- Debridement, falls erforderlich Einlage einer Drainage.
- Schichtweiser Wundverschluß.
- Steriler Verband.

Cave: Kein Verschluß von Bißverletzungen (Ausnahme Gesichtsbereich: adaptierende Nähte).

Komplikationen:

- Sekundäre Infektion.
- Übersehene Begleitverletzungen (Sehnen, Nerven, insbesondere im Handbereich),
- in situ verbliebene Fremdkörper.

Notizen

Notizen

12. Grundlagen der Gipstechnik

Es bestehen grundsätzlich zwei Formen der Ruhigstellung:
1. Gipsschiene – meist zur primären Versorgung
2. Zirkuläre Gipse – zum definitiven Ausheilen nach Abschwellen.

Grundprinzip der Gipsschiene:

* Falls erforderlich primär Reposition.
* Ruhigstellung meist in anatomischer Stellung.
* Dreilagige Polsterung:
  Schlauchverband,-Watte,-Papierbinde.

Polsterung im Gelenkbereich stärker, über Weichteilen geringer.
Gipsschiene meist 6–8lagig,
Anwickeln und Modellieren in feuchtem Zustand, anschließend Aushärten.
Bei Frakturen Röntgenkontrolle nach Aushärten des Gipses.

Zirkulärer Gips:

Grundaufbau wie bei Gipsschiene,
nach Polsterung zirkuläres Wickeln der Gipsbinde **locker** und ohne Zug.

Cave: Druckstellen!

Falls erforderlich Röntgenkontrolle nach Fertigstellung des Gipses.

Als Materialien
für Schienen werden in der Regel konventionelle Gipsbinden (Longuetten)
verwendet.

Zirkuläre Gipse je nach Lokalisation und geplanter Dauer der Gipsruhigstellung meist heutzutage als Kunststoffgips.

Häufige Gipsschienen:

- Unterarmgipsschiene bei Radiusfrakturen,
- Unterarmgipsschiene mit Daumeneinschluß bei Kahnbeinfrakturen, dabei auf Funktionsstellung des Handgelenkes und geringgradige Radialabduktion im Handgelenk achten („Anhalterposition"),
- Oberarmgipsschiene bei Unterarmfrakturen, dabei auf Supinationsstellung achten (der Patient muß in die Hohlhand „spucken" können),
- Oberarmgipsschiene mit Schulterteil bei Oberarmfrakturen,
- Oberschenkelgipsschiene bei Unterschenkelfrakturen oder Kniegelenksverletzungen, dabei auf leichte Beugung (20°) im Kniegelenk achten sowie Rechtwinkelstellung im Sprunggelenk,
- Unterschenkelgipsschiene bei Frakturen im Sprunggelenks- und Mittelfußbereich (auf Rechtwinkelstellung achten),
- Unterschenkelsteigbügelgips bei Bandverletzungen im Sprunggelenksbereich.

Cave: Gipsruhigstellung im Bereich der unteren Extremität sollte mit ambulanter Thrombose-Prophylaxe verbunden werden.

Häufige zirkuläre Gipse:

- Unterarmgips ohne Daumeneinschluß bei distalen Radiusfrakturen,
- Oberarm-/Unterarmgips mit Daumeneinschluß in Radialabduktionsstelung („Anhalterposition") bei Kahnbeinfrakturen,
- Oberarmgips bei Unterarmfrakturen,
- Oberarmbrace bei Humerusfrakturen, die zirkuläre Gipshülse erstreckt sich vom Schultergelenk bis zum Ellengelenk.

Zirkuläre Gipse im Bereich der unteren Extremität werden meist als Gehgipse angelegt.

Dabei können eingegipste Fersenstollen benützt werden oder, meist bei Kunststoffgipsen, anschnallbare Laufsohlen.

Besondere Gipse:

- Minervagips bei Verletzungen der Halswirbelsäule (Alternative zum Halofixateur),
- Thoraxabduktionsgips bei Verletzungen der Rotatorenmanschette und des Oberarmkopfes,
- Sarmientogips, am Tibiakopf abstützender zirkulärer Unterschenkelgips zur Entlastung bei Unterschenkelfrakturen.

Notizen

13. Grundlagen der Osteosynthese

Prinzip:

Offene Reposition und interne Stabilisierung (ORIF)

Es sollten folgende Grundregeln beachtet werden:

- Zugangsweg schonend, anatomiegerecht und der Fraktur angepaßt.
- Weichteilschonendes Präparieren in den vorgegebenen anatomischen Strukturen,
- kein Deperiostieren und Devastieren der Fragmente,
- anatomiegerechte Reposition bei einfachen Frakturen,
- achsengerechte Adaptation bei Trümmerfrakturen,
- Stabilisierung großer Fragmente mit interfragmentären Zugschrauben,
- Sicherung des Repositionsergebnisses durch Neutralisierungsplatten.

Ziel der Osteosynthese ist die Übungsstabilität.

Mögliche Osteosyntheseverfahren:
- Zugschraubenosteosynthese,
- Plattenosteosynthese,
- Zuggurtungsosteosynthese,
- intramedulläre Stabilisierung (Marknagel),
- Überbrückungsosteosynthese.

Äußere Stabilisierung:
Fixateur externe, Ringsysteme, Hybridsysteme.

Literatur:

AO-Manual für Osteosynthesen, Hrsg.Allgöwer, Müller. Springer-Verlag 1995.
AO-Manual der peripheren Osteosynthesen, Hrsg. Heim, Pfeiffer. Springer-Verlag 1992.

Notizen

Klassifikationen

1. Obere Extremität

AC Gelenksverletzungen

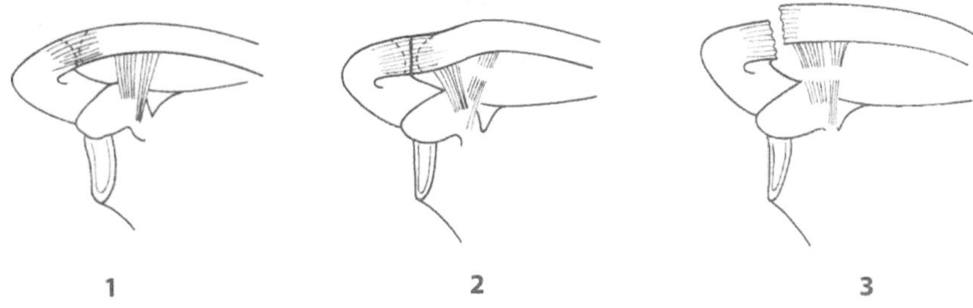

1: Tossy I,   Dehnung der Bänder
2: Tossy II,   Teilzerreißung der Bänder
3: Tossy III,   Komplette Ruptur der Bänder „Klaviertastenphänomen"

Skapulafrakturen

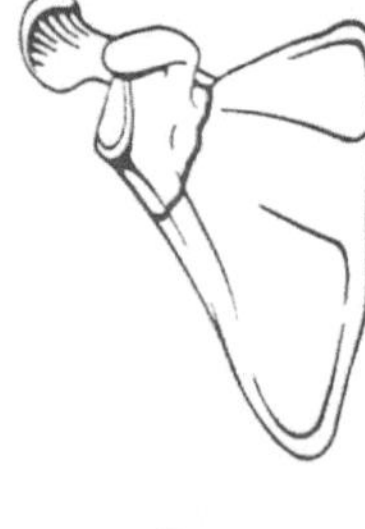
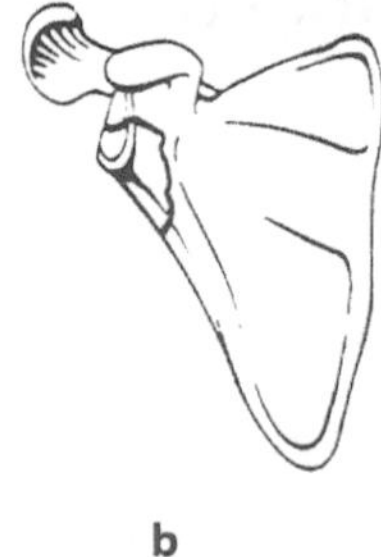

a   b

A: Extraartikuläre Frakturen, hier Kollumfraktur
B: Intraartikuläre Frakturen, hier Pfannenfraktur
C: (ohne Abb.) Mehrfragment-Frakturen mit Gelenkbeteiligung

Proximale Humerusfraktur

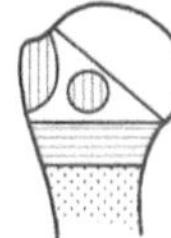
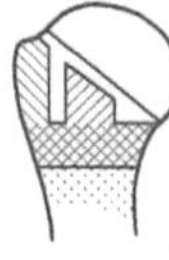
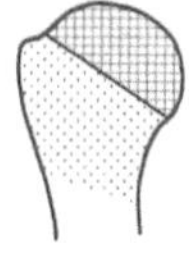

A: Extraartikulär unifokal, mit oder ohne Impaktion
B: Extraartikulär bifokal, mit oder ohne Impaktion
C: Artikuläre Fraktur, unterschiedliche Dislokation

Proximale Humerusfrakturen

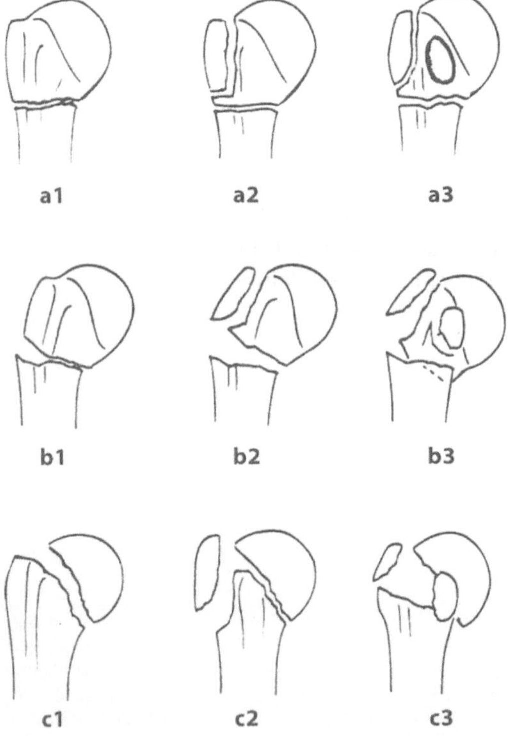

A: Frakturen mit 2–4 Fragmenten, extrakapsulär, nur gering disloziert
B: Frakturen mit 2–4 Fragmenten, extrakapsulär, disloziert
C: Frakturen mit 2–4 Fragmenten, intrakapsulär, mit oder ohne Dislokation

Humerusschaft-Fraktur

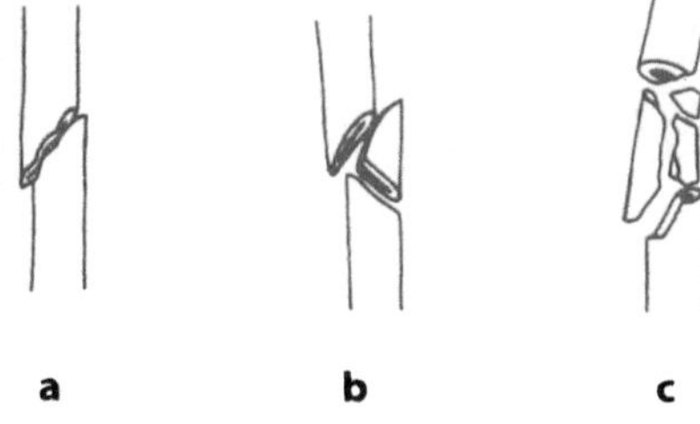

A: Einfache Fraktur, spiralförmig, schräg, quer
B: Keilfraktur, Dreh- oder Biegungskeil
C: Komplexe Frakturen

Distale Humerusfrakturen

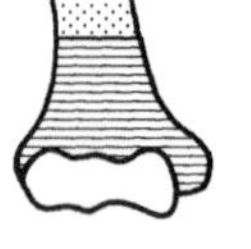
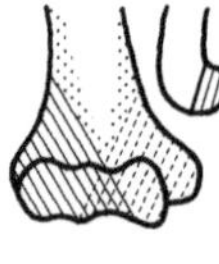
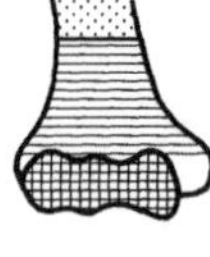

a   b   c

A: Extraartikulär; apophysär, metaphysär
B: Partiell artikuläre Fraktur; lateral-sagittal, medial-sagittal, frontal
C: Vollständig artikuläre Fraktur; einfach, mehrfragment

Proximale Frakturen Radius/Ulna

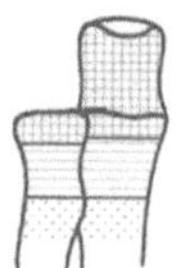 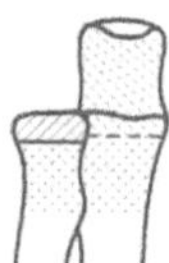 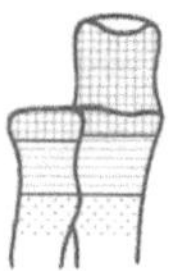

a   b   c

A: Extraartikuläre Fraktur, Radius oder Ulna bzw. kombiniert
B: Artikuläre Fraktur; Radius oder Ulna bzw. Kombination mit **extra**artikulärer Fraktur
C: Artikuläre Fraktur beider Knochen, einfach, mehrfragment

Olecranonfrakturen

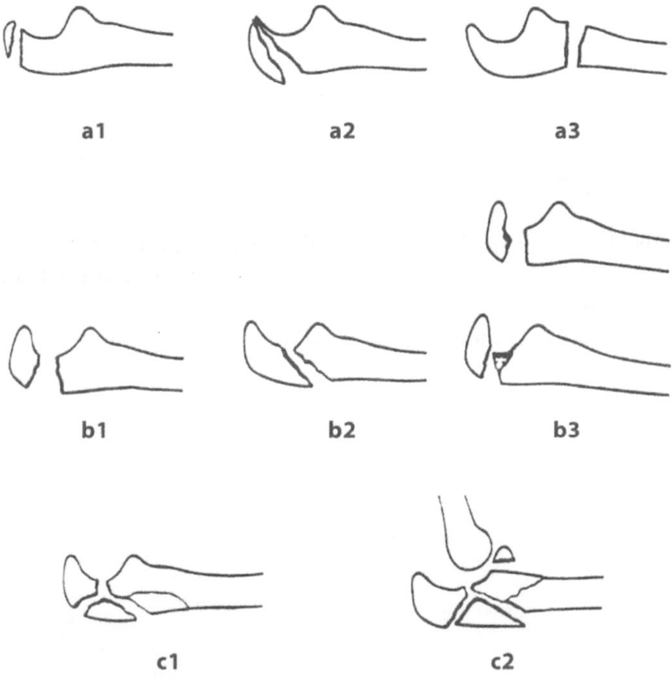

A: Ohne Gelenkbeteiligung
B: Gelenkfrakturen, mit Impression (b3)
C: Mehrfragment-Frakturen mit Gelenkbeteiligung, mit Abscherung proc. coronoideus (c2)

Radiusköpfchenfrakturen

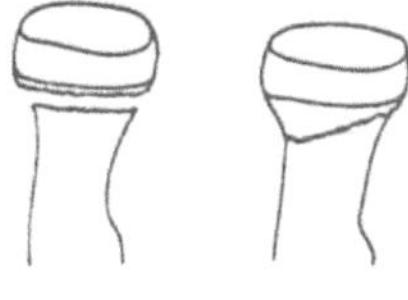

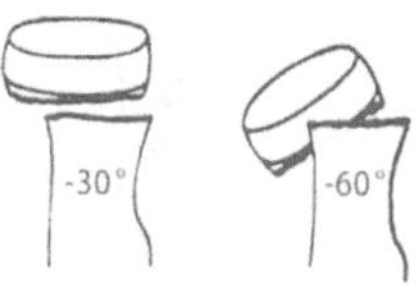

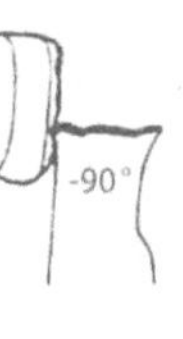

a   b   c

A: Nicht disloziert, ohne Beteiligung der Gelenkfläche
B: Disloziert, mit Beteiligung der Gelenkfläche (o. Abb.)
C: Luxationsfrakturen

Schaftfraktur Radius/Ulna

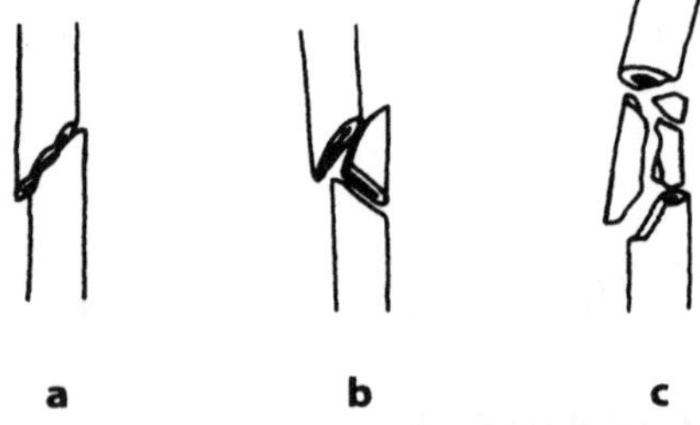

A: Einfache Fraktur; Radius oder Ulna bzw. kombiniert
B: Keilfraktur; Radius oder Ulna bzw. Kombination mit einfacher Fraktur
C: Komplexe Frakturen; Radius oder Ulna bzw. kombiniert

Distale Frakturen Radius/Ulna

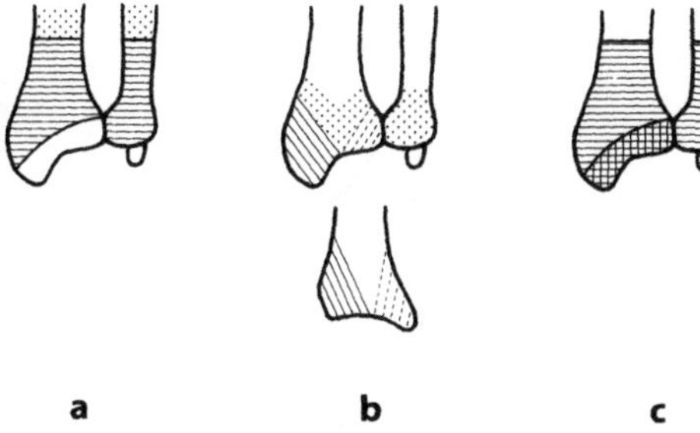

a   b   c

A: Extraartikuläre Fraktur; Radius oder Ulna, auch mehrfragment
B: Partiell artikuläre Fraktur Radius; sagittal, dorsale od. palmare Kante
C: Vollständig artikuläre Fraktur; einfach bis mehrfragment

Frakturen os scaphoideum

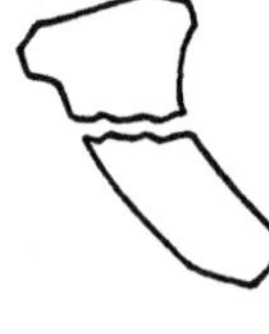 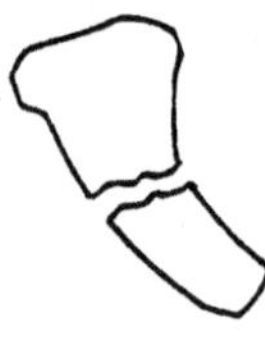 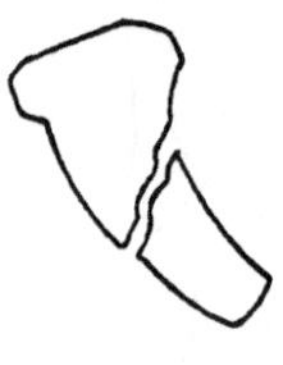

a   b   c

A: Horizontale Schrägbrüche
B: Querbrüche
C: Vertikale Schrägbrüche

2. Untere Extremität

Femurkopffraktur

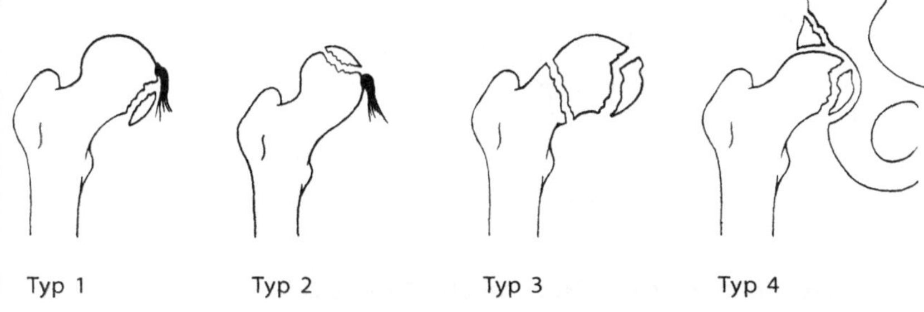

1: Kalottenfraktur kaudal der Fovea, außerhalb der Belastungszone
2: Kalottenfraktur cranial der Fovea, innerhalb der Belastungszone
3: Typ 1 oder 2, kombiniert mit Schenkelhalsfraktur
4: Typ 1 oder 2, kombiniert mit Acetabulumfraktur

Schenkelhalsfraktur

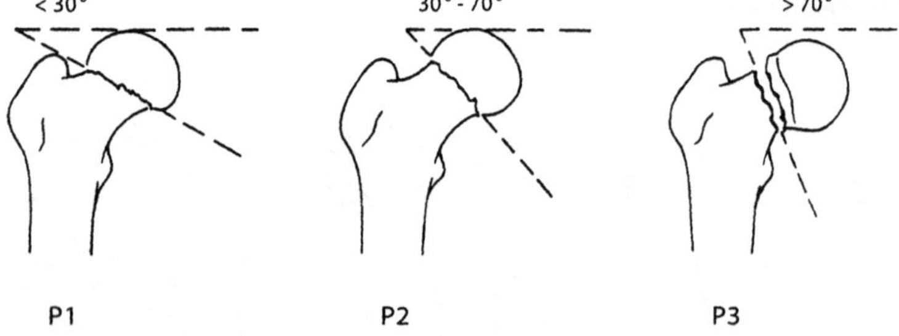

P1: Winkel Frakturebene – Horizontale < 30°, stabil
P2: Winkel Frakturebene – Horizontale 30–70°
P3: Winkel Frakturebene – Horizontale > 70°, instabil

Schenkelhalsfrakturen

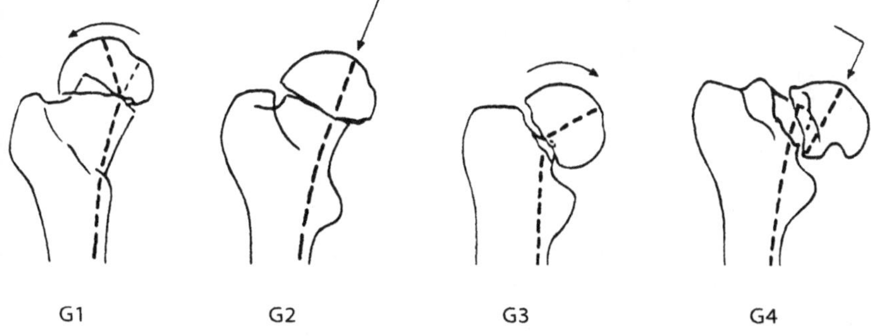

1: Subkapitale Fraktur, Trabekelverlauf nach lateral abgeknickt
2: Subkapitale Fraktur ohne Verschiebung, stabil, Trabekel durchlaufend
3: Subkapitale Fraktur mir Verschiebung, laterale Rotation des Fragmentes, instabil
4: Subkapitale Fraktur mit Dislokation

Proximale Femurfraktur

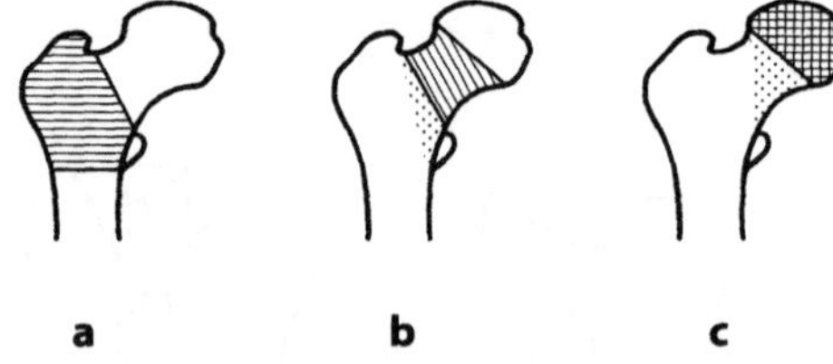

A: Fraktur der Trochanterregion; einfach bis multifragmentiert
B: Schenkelhalsfraktur; wenig bis stark disloziert
C: Kopffraktur

Femurschaftfraktur

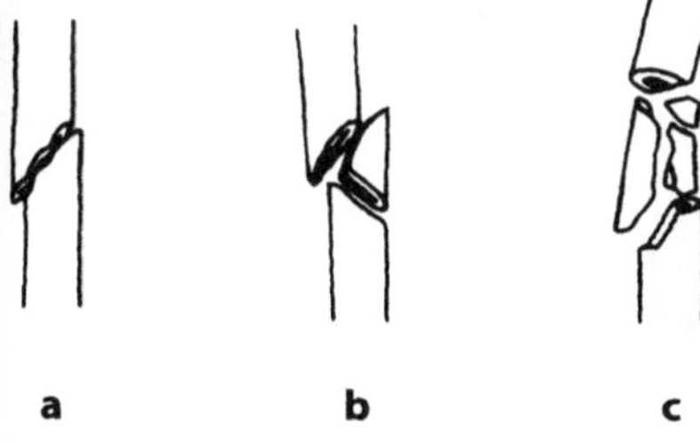

A: Einfache Fraktur; spiralförmig, schräg, quer
B: Keilfraktur; Dreh- oder Biegungskeil
C: Komplexe Frakturen

Distale Femurfraktur

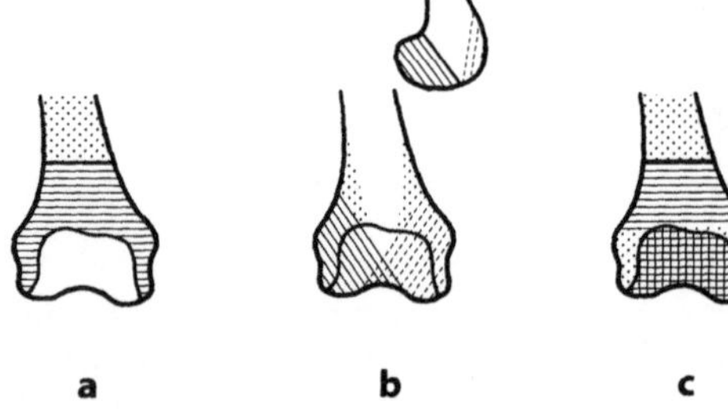

A: Extraartikuläre Fraktur; einfach bis metaphysär komplex
B: Partiell artikuläre Fraktur; lateraler/medialer Kondylus, frontal
C: Vollständig artikuläre Fraktur; einfach bis mehrfragment

Patellafraktur

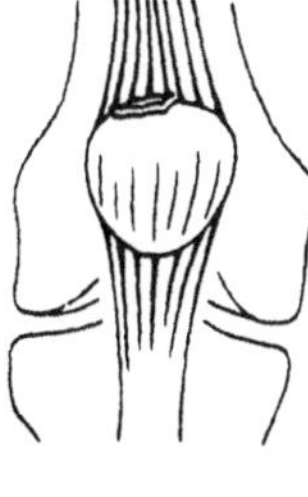 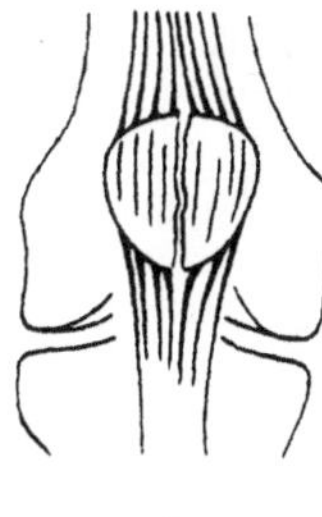 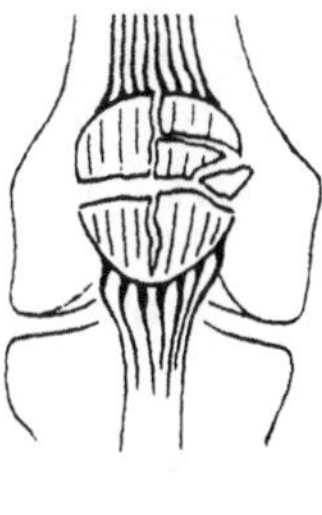

a   b   c

A: Proximale oder distale Polfraktur
B: Längsfraktur oder Querfraktur
C: Mehrfragmentfraktur, ohne oder mit Gelenkflächenimpression

Proximale Frakturen Tibia/Fibula

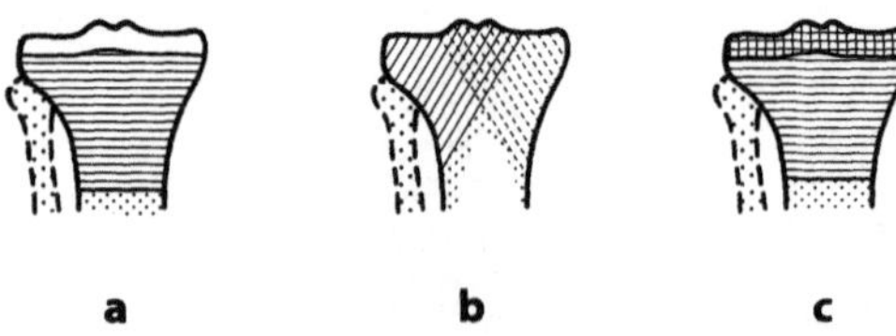

A: Extraartikuläre Fraktur; metaphysär einfach bis mehrfragment
B: Partiell artikuläre Fraktur; Spaltung oder mit Impression
C: Vollständig artikuläre Fraktur; einfach bis mehrfragment

Schaftfraktur Tibia/Fibula

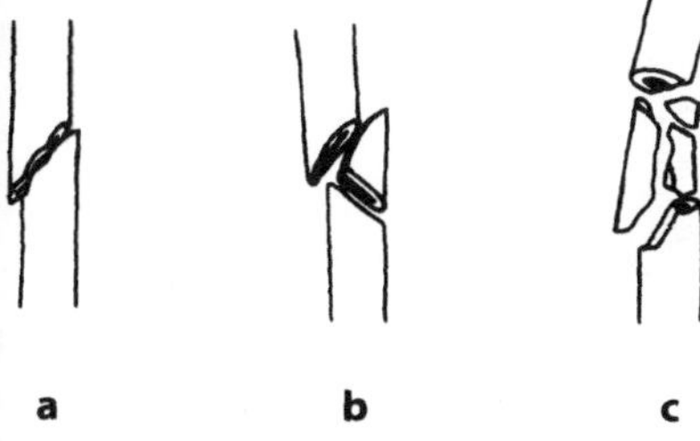

A: Einfache Fraktur; spiralförmig, schräg, quer
B: Keilfraktur; Dreh-/Biegungskeil
C: Komplexe Frakturen

Distale Frakturen Tibia/Fibula

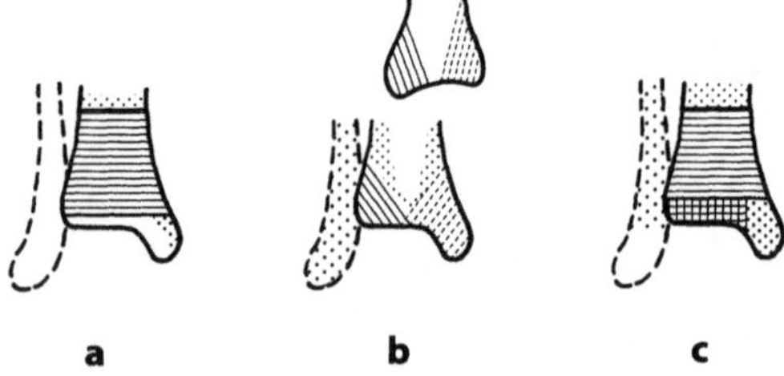

A: Extraartikuläre Fraktur; metaphysär einfach bis komplex
B: Partiell artikuläre Fraktur; Spaltung oder mit Impression
C: Vollständig artikuläre Fraktur; einfach bis mehrfragment

Frakturen des Knöchelbereiches

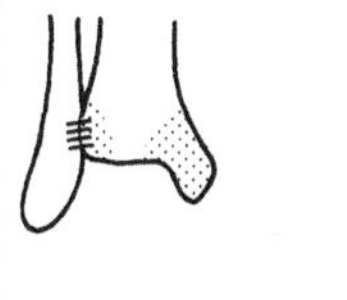
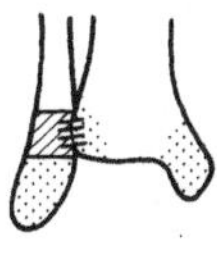
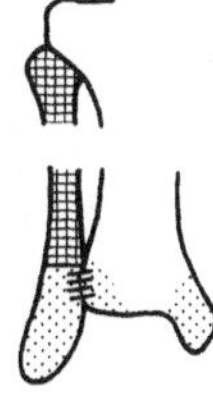

a   b   c

A: Frakturen der Fibula unterhalb der Syndesmose, Frakturen des mall. medialis

B: Frakturen der Fibula in Syndesmosenhöhe, Innenknöchelfrakturen mit Volkmann-Fraktur

C: Frakturen der Fibula oberhalb der Syndesmose, Innenknöchelfraktur, Fibulamehrfragmentfraktur

Talusfrakturen (Randkante)

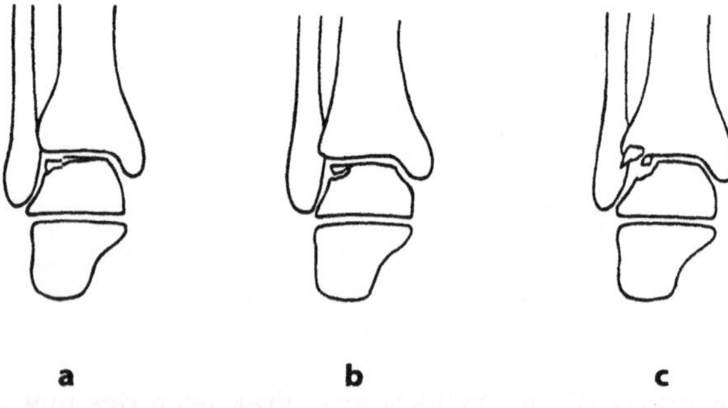

A: Impaktierung anterolateral oder posteromedial
B: Osteochondraler Flake, teilweise im Verbund, wenig disloziert
C: Osteochondraler Flake, disloziert

Talusfrakturen (Korpus)

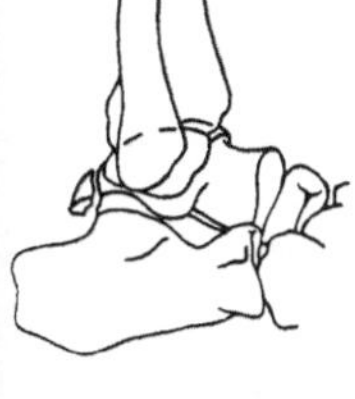
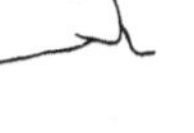
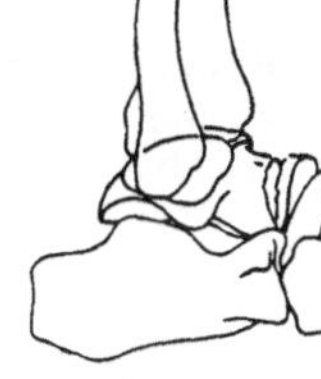
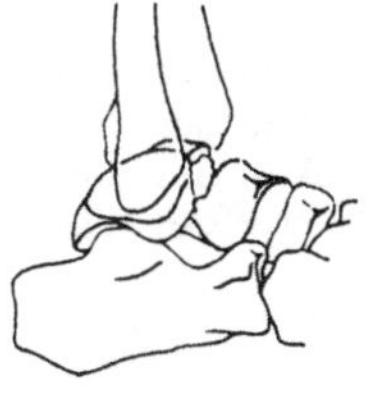

abc

A: Periphere Frakturen, hier processus posterior tali
B: Gering dislozierte Frakturen, hier Taluskopf
C: Dislozierte Frakturen, hier Talushalsbereich

Kalkaneusfrakturen

a

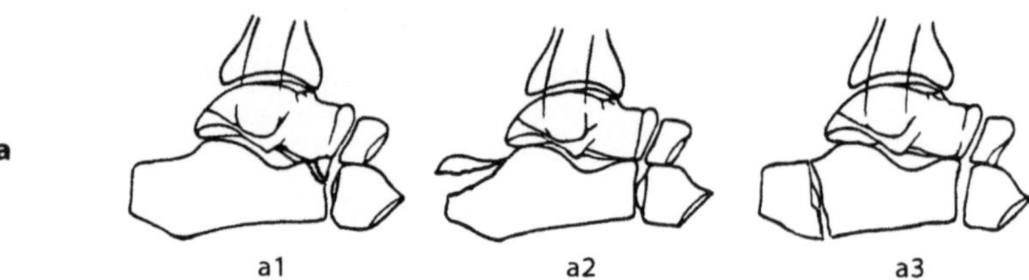

a1   a2   a3

Periphere Kalkaneusfrakturen und extraartikuläre Frakturen
  a1: Fraktur des Processus anterior calcanei
  a2: Fraktur des Tuber calcanei (Entenschnabel)
  a3: Fraktur des Tubermassivs

b unverschobene Gelenkbrüche

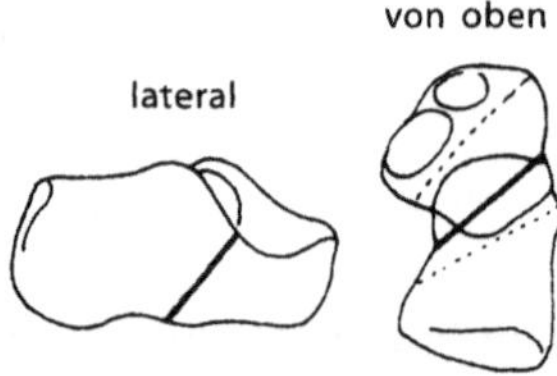

c dislozierte Gelenkbrüche

Hauptfragmente

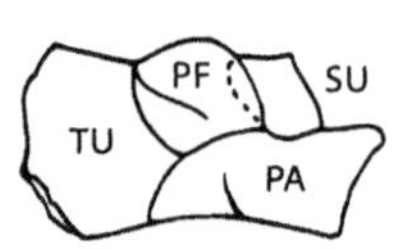

2 Fragment ○

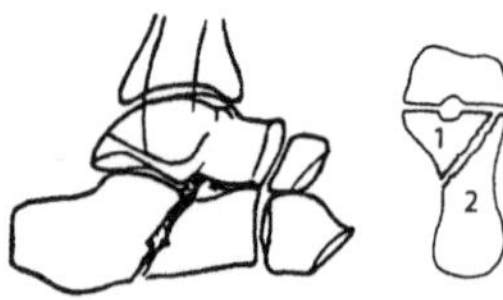

3 Fragment ●

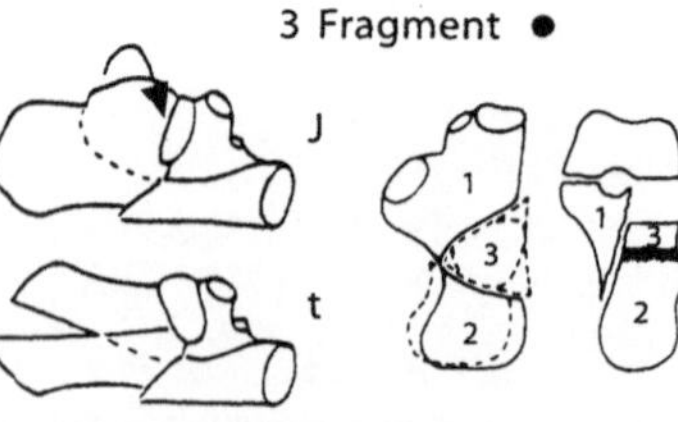

4 Fragment ●

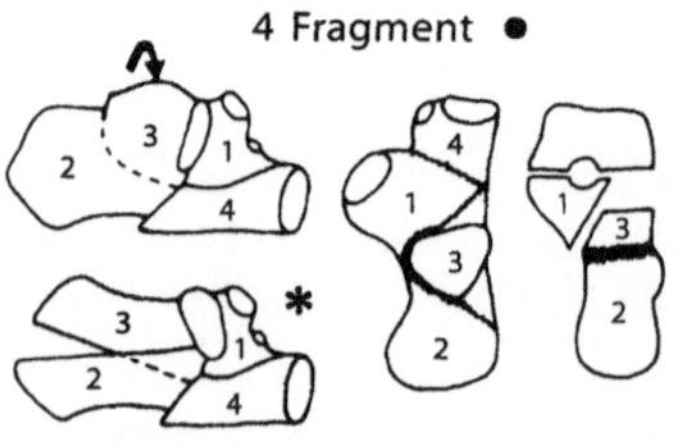

Frakturmechanismus
t = tongue type
J = joint depression type
u = unklassifizierbar

Beteiligung des Kalkaneokuboid-Gelenks
a = nein
b = ja

Fraktur os naviculare

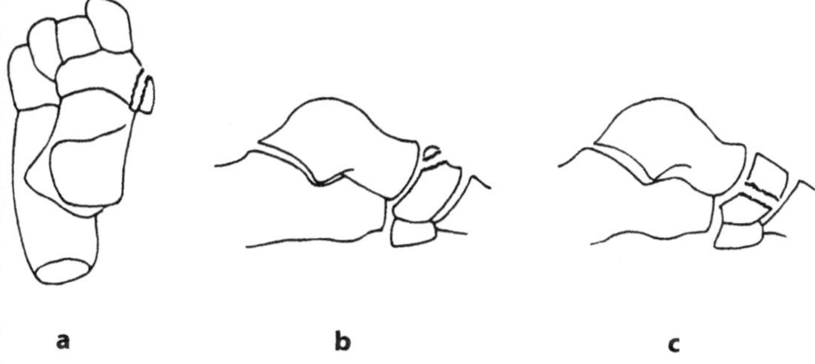

a   b   c

A: Abriß der Tuberositas navicularis
B: Dorsale Randkanten-Absprengung
C: Querfraktur

Notizen

3. Becken

Beckenringfrakturen

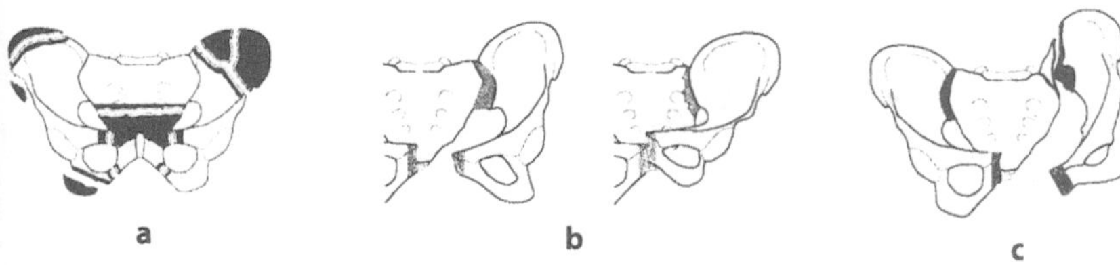

A: Hinterer Bogen intakt. Stabile Frakturen
B: Inkomplette Verletzung des hinteren Bogen. Rotationsinstabil in vertikaler und transversaler Richtung.
C: Komplette Verletzung des hinteren Bogens. Instabile Frakturen

Acetabulumfrakturen

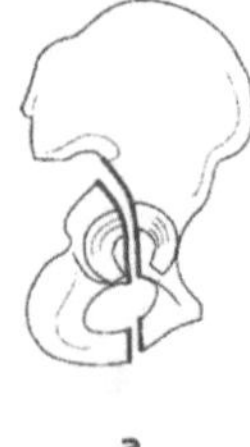 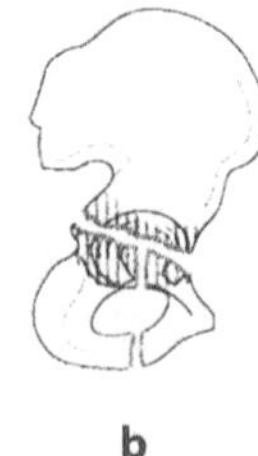 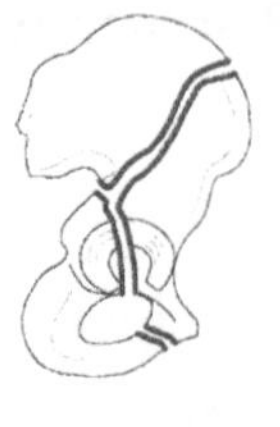

a   b   c

A: Entweder vordere oder hintere Säule beteiligt
B: Transversale Frakturkomponente. Teil der Gelenkfläche in Verbindung
    zum os ilium
C: Beide Säulen. Keine knöcherne Verbindung von Gelenkflächenanteilen
    zum os ilium. Fakultativ Mitbeteiligung des Iliosacralgelenkes

Acetabulumfrakturen

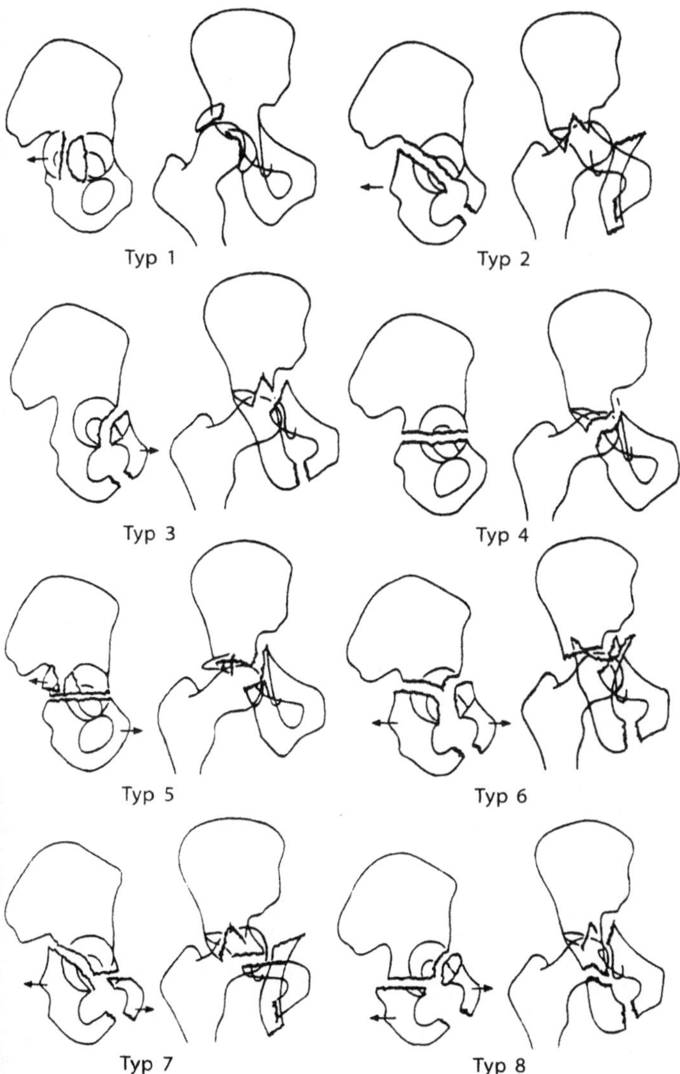

Typ 1–4: Einfache Frakturen
Typ 5–8: Kombinierte, komplexe Frakturen

Notizen

4. Wirbelsäulenverletzung

Typ-A-Verletzungen:
Wirbelkompression – Kompressionsverletzungen

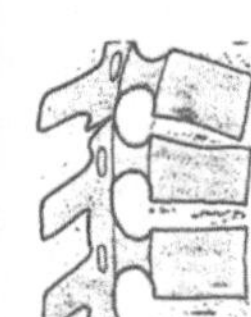

A1: Impaktionsbrüche

- Verdichtung der Spongiosa
- Hinterwand intakt
- Spinalkanal frei
- kein oder nur geringer Stabilitätsverlust
- selten Neurologie

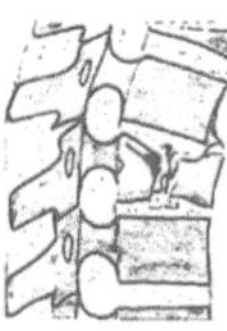

A2: Spaltbrüche

- Spaltung des Wirbelkörpers
- Hinterwand intakt
- Dors. Ligamente intakt

Kneifzangenfraktur (A2.3):
- Neigung zur Pseudarthrose
- Zentraler Anteil des Wirbelkörpers zertrümmert und mit Bandscheibe gefüllt

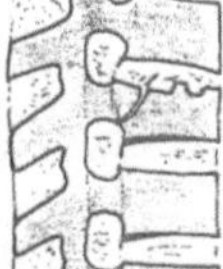

A3: Berstungsbrüche

- ein Teil des Wirbelkörpers geborsten (meist radikal)
- obere Bandscheibe mitverletzt
- untere Wirbelkörperhälfte u.- dorsale Säule intakt
- Hinterwand mitverletzt
- häufig neurologische Komplikationen

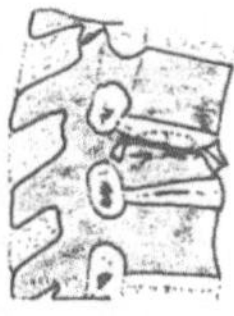

Typ-B-Verletzungen:
Verletzungen der vorderen und hinteren Wirbelelemente mit Distraktion, Distraktionsverletzungen

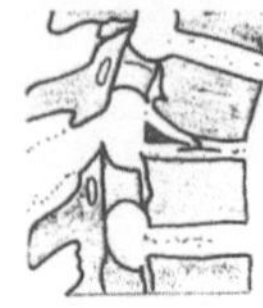

B1: Dorsale Zerreißung durch die Intervertebralgelenke (Flexionsdistraktion)

- Zerreißung des dorsalen Ligamentkomplexes oder symmetrische Fraktur der Gelenkfortsätze
- ventral Zerreißung der Bandscheiben oder Typ-A-Kompressionsfraktur

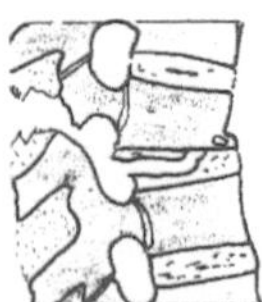

B2: Dorsale Zerreißung durch den Wirbelbogen (Flexionsdistraktion)

- Zerreißung der dorsalen Säule durch den Wirbelbogen
- ventral Zerreißung der Bandscheiben oder Typ-A-Kompressionsfraktur

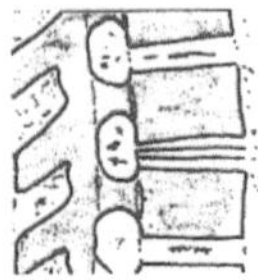

B3: Ventrale Zerreißung durch die Bandscheibe (Hyperextensionsscherverletzung)

- selten!
- Zerreißung der vorderen Säule durch die Bandscheibe, teilweise bis in die hintere Säule reichend

Typ-C-Verletzungen:
Verletzungen der vorderen und hinteren Wirbelelemente mit Rotation (Rotationsverletzungen)

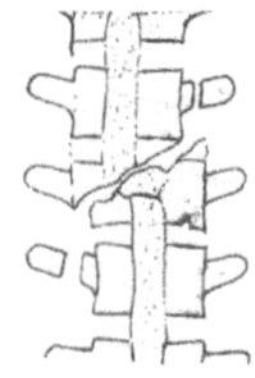 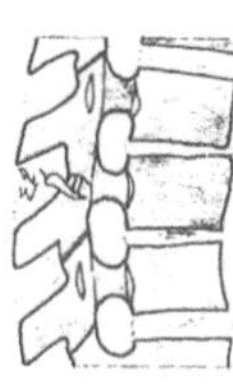 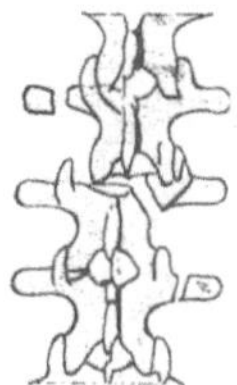

C1: Typ A mit Rotation

Für alle Rotationsverletzungen

- immer Verletzung beider Säulen
- rotatorische Fehlstellung
- Translation in der Horizontalebene in jeder Richtung möglich
- Zerreißung aller längsverlaufenden Bänder, häufig auch der Bandscheibe
- Abbrüche von Querfortsätzen und Rippen

C2: Typ B mit Rotation

Verletzung der unteren Halswirbelsäule

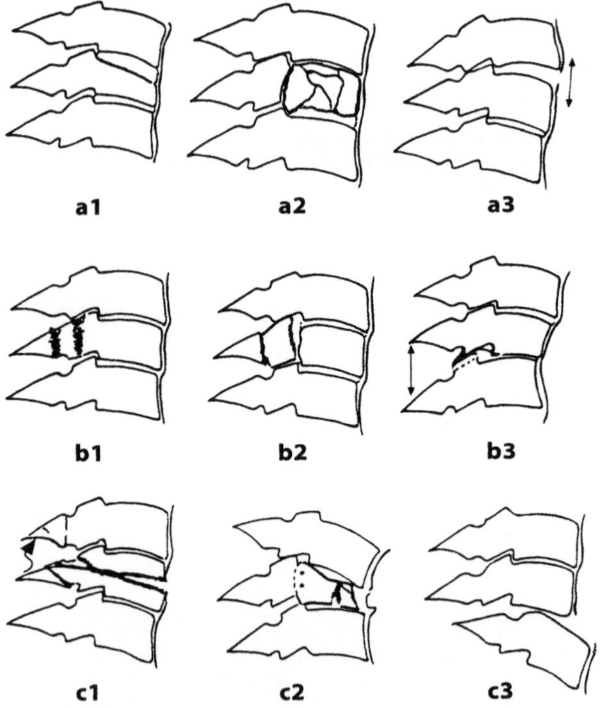

A: Flexions-/Distraktionsverletzung der ventralen Säule
B: Flexions-/Distraktionsverletzung der mittleren und dorsalen Säule
C: Kombinationen aus A und B, sowie Luxationen

Notizen

Notizen

5. Berufsgenossenschaften

Badischer GUV, Karlsruhe
Binnenschiffahrts BG, Duisburg
Unfallkasse Post und Telekom, Tübingen
Bau-BG, Bayern und Sachsen, München
Bau-BG, Bremen
Bau-BG, Frankfurt
Bau-BG, Hannover
Bau-BG, Wuppertal
Bayerischer GUV, München
Bergbau-BG, Gera
Bundesausführungsbehörde für Unfallversicherungen, Wilhelmshaven
Druck- und Papierverabeitungs-BG, Nürnberg
Druck- und Papierverabeitungs-BG, Wiesbaden
Edel- und Unedelmetall-BG, Nürnberg
Edel- und Unedelmetall-BG, Stuttgart
Eigenunfallversicherung der Landeshauptstadt München
Eisenbahn-Unfallkasse, Frankfurt
Fleischerei-BG, Mainz
GUV Thüringen, Gotha
Gartenbau-BG, Kassel
Großhandels- und Lagerei-BG, Essen
Großhandels- und Lagerei-BG, Hamburg
Großhandels- und Lagerei-BG, Mainz
Großhandels- und Lagerei-BG, Mannheim
Großhandels- und Lagerei-BG, München
Hessischer GUV, Frankfurt
Holz-BG, München
Holz-BG, Stuttgart
Landwirtschaftliche BG Baden, Karlsruhe

Landwirtschaftliche BG Schwaben, Augsburg
Landwirtschaftliche BG Württemberg, Stuttgart
Landwirtschaftliche BG, Bayreuth
Landwirtschaftliche BG, Berlin
Maschinenbau und Kleineisenindustrie, Düsseldorf
Nahrungsmittel- und Gaststätten-BG, Düsseldorf
Nahrungsmittel- und Gaststätten-BG, Germering
Nahrungsmittel- und Gaststätten-BG, Hannover
Nahrungsmittel- und Gaststätten-BG, Mannheim
Norddt. Metall-BG, Hannover
Papiermacher-BG, Mainz
See-BG, Hamburg
Steinbruch-BG, Bonn
Steinbruch-BG, Hannover
Steinbruch-BG, Karlsruhe
Steinbruch-BG, Nürnberg
Sächsischer GUV, Meißen
Süddt. Metall-BG, München
Süddt. Metall-BG, Nürnberg
Süddt. Metall-BG, Stuttgart
Südwestl. Bau-BG, Karlsruhe
Süddt. Metall-BG, Mainz
Textil- u. Bekleidungs-BG, Augsburg
Tiefbau-BG, München
Verwaltungs-BG, Hamburg
Verwaltungs-BG, Ludwigsburg
Verwaltungs-BG, München
Westfälischer GUV, Münster
Württ. Bau-BG, Böblingen
Württ. GUV, Stuttgart
BG Gas- und Wasserwerke, Düsseldorf
BG Gesundheitsdienst u. Wohlfahrtspflege, Hamburg
BG Gesundheitsdienst u. Wohlfahrtspflege, Karlsruhe
BG Gesundheitsdienst u. Wohlfahrtspflege, München
BG Hütten- und Walzwerke, Dortmund
BG Straßen-U-Bahnen u. Eisenbahnen, Hamburg
BG Straßen-U-Bahnen u. Eisenbahnen, Reutlingen
BG der Lederindustrie, Mainz
BG der chemischen Industrie, Berlin

BG der chemischen Industrie, Frankfurt
BG der chemischen Industrie, Hamburg
BG der chemischen Industrie, Heidelberg
BG der chemischen Industrie, Nürnberg
BG der keramischen und Glasindustrie, Würzburg
BG für Fahrzeughaltungen, München
BG für Fahrzeughaltungen, Wuppertal
BG für Fahrzeughaltungen, Hamburg
BG für Fahrzeughaltungen, Hannover
BG für Fahrzeughaltungen, Wiesbaden
BG für Feinmechanik und Elektrotechnik, Köln
BG für Feinmechanik und Elektrotechnik, Nürnberg
BG für Feinmechanik und Elektrotechnik, Stuttgart
BG für den Einzelhandel, Bonn
BG für den Einzelhandel, München
Staatl. Ausführungsbehörde für Unfallversicherung, München

Sachverzeichnis

Fettgedrucke Seitenzahlen verweisen auf die Hauptinformationen

Springer
und
Umwelt

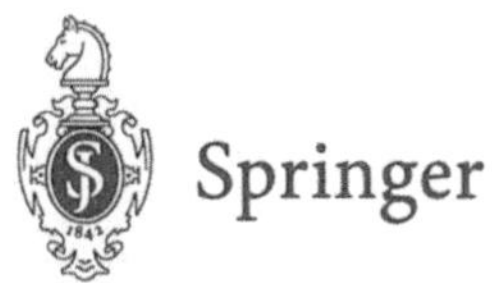

Springer